残疾预防科普丛书

孕期保健与出生缺陷预防

—主编—

郑黎强　李　觉

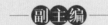
—副主编—

尹胜菊　欧阳一芹　王光花

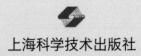
上海科学技术出版社

图书在版编目（CIP）数据

孕期保健与出生缺陷预防 / 郑黎强，李觉主编.
上海 ：上海科学技术出版社，2025. 1. --（残疾预防科
普丛书）. -- ISBN 978-7-5478-6942-0

Ⅰ. R715.3；R726.2

中国国家版本馆CIP数据核字第2024DE3007号

孕期保健与出生缺陷预防

主编　郑黎强　李　觉

上海世纪出版(集团)有限公司
上 海 科 学 技 术 出 版 社　出版、发行
（上海市闵行区号景路 159 弄 A 座 9F - 10F）
邮政编码 201101　www. sstp. cn
常熟市华顺印刷有限公司印刷
开本 720×1000　1/16　印张 16.5
字数：241 千字
2025 年 1 月第 1 版　2025 年 1 月第 1 次印刷
ISBN 978 - 7 - 5478 - 6942 - 0/R·3163
定价：88. 00 元

内容提要

　　本书作者团队结合国内外相关前沿研究成果和临床实践,从孕前保健(婚检孕检)、孕期保健、新生儿保健、出生缺陷防治概述、出生缺陷风险因素及预防、出生缺陷重点防治、出生缺陷康复与关爱七个方面,为广大育龄期夫妇提供详细的孕前、孕期、新生儿保健与出生缺陷预防的知识和方法,旨在预防出生缺陷,生育健康宝宝,促进国内优生优育工作的进一步发展!

　　本书内容实用、可靠,可供广大育龄夫妇,以及从事出生缺陷防治和康复工作的相关人员阅读参考,也可供国内各级医学院校相关专业师生阅读参考。

编　委　会

主　编　郑黎强　李　觉

副主编　尹胜菊　欧阳一芹　王光花

编委会（按姓氏笔画排序）

季玉琴　上海市浦东新区妇幼保健中心

郑黎强　上海交通大学医学院

赵勇锋　同济大学附属第十人民医院

姜艳蕊　上海交通大学医学院附属上海儿童医学中心

姚燕丽　南通大学附属常州儿童医院

贾　楠　复旦大学附属妇产科医院

夏卫萍　上海交通大学医学院附属新华医院

晏紫君　上海交通大学医学院附属儿童医院

高玉平　同济大学附属第十人民医院

郭　琪　上海市闵行区疾病预防控制中心

郭玉珠　上海交通大学医学院

黄　琴　上海市杨浦区妇幼保健院

章玲丽　上海交通大学医学院附属新华医院

焦　宇　上海交通大学医学院附属上海儿童医学中心

颜　妍　上海交通大学医学院附属同仁医院

秘　书　郭玉珠

助　理（按姓氏笔画排序）

马如意　付德政　白　鹤　吴亚妮

贺艨瑶　钱明霞　康　宁　彭睿恒

序

近年来，随着社会经济的快速发展和人民生活水平的不断提高，各界对母婴健康的重视程度也与日俱增，特别是孕前、孕期保健作为保障母婴健康的重要环节，已成为准父母们关注的焦点。然而，尽管科学技术的进步使得医疗水平大幅提升，出生缺陷问题依然是国内乃至全球范围内威胁儿童健康的主要问题之一。

出生缺陷不仅影响新生儿的健康与生活质量，还会给家庭和社会带来沉重的负担。因此，预防出生缺陷，保障每一个新生儿的健康，是我国各级政府的重要公共卫生目标之一。国家相关主管部门相继发布政策文件，强调加强出生缺陷的三级预防工作，并将其纳入国家公共卫生体系建设规划的重点环节。这些政策和文件的出台，进一步明确了各级卫生健康主管部门、医疗机构和相关人员在预防出生缺陷中的责任与义务。

三级预防是出生缺陷预防的核心。首先，一级预防重在孕前和孕早期，旨在减少出生缺陷的发生。通过遗传咨询、婚前检查、孕前保健和孕早期筛查等措施，能够最大限度地降低遗传性疾病、环境因素以及营养不良对胎儿健康的影响。其次，二级预防是在孕中期及孕晚期进行产前筛查和诊断，发现潜在的胎儿异常，并在必要时采取干预措施。三级预防则包括对已经发生出生缺陷的新生儿乃至婴幼儿进行早期干预和治疗，帮助他们尽可能恢复正常功能，提高生活质量。这一系统的预防策略，为出生缺陷的综合管理提供了全面的框架。

孕前、孕期保健贯穿整个三级预防体系，起着至关重要的作用。通过系统的孕前、孕期保健，不仅可以早期发现并干预潜在的风险，还能了解胎儿的发育状况，降低出生缺陷发生的概率。为此，妇产科医生和其他相关医务人员需要不断更新和提升自己在孕前、孕期保健与出生缺陷预防方面的知识和技能，为优质的医疗服务做好准备。

本书是一本实用性极强的健康指南，内容涵盖出生缺陷防与治的各个方面，系统介绍了从孕前准备到孕产期、新生儿期各阶段的保健知识，并详细解读了出生缺陷三级预防的核心理念。希望通过本书，能帮助更多的育龄夫妇及其家庭了解如何科学应对孕产期前后的各种挑战，并为预防出生缺陷、保障儿童健康作出贡献。

我们相信，在国家政策的引领下，在全社会的共同努力下，通过科学的孕产期前后保健与三级预防体系，更多健康的婴儿将顺利诞生，为国家和家庭带来更多幸福和希望。

是为序。

段 涛

2024 年 12 月

前　言

　　出生缺陷是指婴儿出生前发生的身体结构、功能或代谢异常，是导致早产、死胎、新生儿乃至婴幼儿死亡和先天残疾的主要原因。出生缺陷病种多，病因复杂，目前全世界已知的出生缺陷已超过 8 000 种，基因突变等遗传因素和环境因素均可导致出生缺陷的发生。出生缺陷的发生，将会给患儿及其家庭带来巨大痛苦和经济负担，同时也严重影响儿童的生存和生活质量。据估算，我国出生缺陷总发生率约为 5.6%。其中，先天性心脏病、唇腭裂、神经管缺陷、脑积水、先天性甲状腺功能低下、苯丙酮尿症和唐氏综合征等，是较常见的出生缺陷类型。先天性心脏病每年新发约 13 万例，累计发生率非常高。

　　我国政府一直以来都非常重视出生缺陷防控工作，相继颁布了《中华人民共和国母婴保健法》并制定了以 10 年为周期的《中国妇女发展纲要》和《中国儿童发展纲要》，从法律法规层面和总体规划层面对出生缺陷防控工作提出了具体要求。与此同时，各级主管部门也相继出台了出生缺陷防控相关实施条例和细则。国家卫生健康委员会发布的《出生缺陷防治能力提升计划（2023—2027 年）》提出：到 2027 年，一批致死致残重大出生缺陷将得到有效控制，全国出生缺陷导致的婴儿死亡率、5 岁以下儿童死亡率将分别降至1.0‰、1.1‰以下，给我国出生缺陷防治工作提出了具体的防治目标。

　　众所周知，孕前保健和孕期保健对降低孕产妇和围产儿并发症发生率及死亡率、减少出生缺陷十分重要。孕前保健被列为世界卫生组织推荐的先天畸形干预措施，在孕前保健中进行健康教育、优生检查和咨询指导等综合干预，是预防出生缺陷的第一道"防火墙"，可以有效降低出生缺陷等不良生育结局的发生风险。孕期保健也是保证孕产妇健康的重要因素，系统的孕期保健及相关健康教育工作可以减少不良妊娠结局的发生率，提高孕产妇生活质量,对减少孕产妇死亡和提高婴儿健康度具有重要作用。现在更多的是提倡从产前-围生期保健预防模式转变为孕前-围孕期保健预防模式,这也是提高人口素质、降低出生缺陷风险、改善孕产妇和围产儿健康水平的经济、有效策略之一。

健康教育是覆盖范围最广、成本-效益比最佳的疾病防控手段,通过宣传科普知识,可以有效提升公众健康素养、改善人口健康状况,是根本也是较有效的防控措施。但是,目前我国出生缺陷防控健康教育方面存在覆盖范围不全面、教育体系不完善、内容针对性不强、核心信息更新不及时、施教人员专业化程度低等问题,亟待规范出生缺陷防控相关健康教育的内容、技术和流程,扩大教育覆盖范围以及提高从教人员的专业水平。因此,将专业的知识通过科普化的形式去指导相关医疗保健机构和医疗社会团体开展全新的、规范的出生缺陷防控健康教育,以降低出生缺陷风险、提高人口素质,就显得非常重要。

妇女儿童健康是全民健康的基石,是衡量社会文明进步的标尺,也是人类可持续发展的基础和前提。守护好妇女儿童的健康,关系着祖国的希望、民族的未来。中国是世界上人口较多的发展中国家之一,有着全世界规模较大的妇女儿童群体,但国内目前仍面临着覆盖范围不够广、妇幼健康发展不平衡、服务不充分等诸多挑战,还不能充分满足我国广大妇女儿童日益增长的多元化健康需求。

进入新时代,踏上新征程。妇幼健康工作者站在新起点,更要顺应时代和人民的需求,抓住机遇,迎接挑战,去努力解决广大妇女儿童健康的新问题,响应她们的新需求,为实现妇幼健康事业发展新愿景而奋斗!

郑黎强

2024 年 12 月

目　录

第一章　孕前保健

"有备无患"，优生优育的起点在孕前。本章我们将从婚检孕检的重要性、内容开始，向大家介绍孕前保健的重要性、孕前基础疾病控制的重要性、孕前如何调整到最佳生活方式和习惯等。

第一节　婚检孕检与优生健康检查

孕育出健康聪明的后代，是每个家庭都关心的话题。我国建立了婚前保健、孕前保健、孕产期保健制度，目的就是防止或者减少出生缺陷，提高出生婴儿健康水平。本节我们给大家介绍的是婚检孕检的意义、内容及孕前检查前需做的准备。

病案小故事

在筹备一生难忘的婚礼时，大家最容易忽视的就是婚检。笔者就遇到过一对来自偏远地区的夫妻，他们婚后1年未孕。当他们为求子而来就诊时，医生检查才发现这位妻子患有生殖道发育畸形，无法生育，这对他们而言真的是晴天霹雳。

大家如果见过唐氏综合征（21-三体综合征）患儿的话，你一定会发现他们面容有一些不同。同时，你可能不知道，他们除特殊面容外，还会伴有智能落后、生长发育迟缓，以及先天性心脏病、消化道畸形等异常。

这只是临床上众多案例中的两个,由此我们可以看出婚检及孕检对于优生优育的重要性。

一、什么是婚检孕检

婚检孕检即婚前检查及孕前检查,这两项检查都属于自愿检查,并非强制,因此很多新婚或者备孕夫妇对它们并不熟悉。

婚前检查是指在办理结婚登记手续之前,由婚姻登记机构委托或认可的医学机构对结婚男女双方可能患有的、影响结婚和生育的心身疾病进行筛查的医学检查。婚前检查对防止传染病和遗传性疾病的蔓延,保障婚姻家庭的幸福美满,保障后代的健康有重要意义。

孕前检查是指国家认可的正规医疗机构通过评估计划妊娠夫妇的健康状况,以减少或消除导致出生缺陷等不良妊娠结局的风险因素,进而预防出生缺陷发生,提高出生人口素质而进行的检查。它不限于初婚初育的夫妻,是孕期保健的前移。

二、婚检孕检的意义

1. 有利于普及婚育健康知识　通过全面的咨询、体格检查、辅助检查及心理评估,可以及时发现一些异常情况和疾病,进而及早诊断、积极矫治。如检查中发现暂时或永久影响结婚或生育的疾病,可在专业医生的指导下,作出对双方和下一代健康都有利的决定和安排。婚检不仅仅是一项健康检查,更重要的作用是传播有关婚育健康的知识,进行健康婚育指导。比如,向准新人播放婚前医疗卫生知识、婚后生育保健等方面的宣传片,发放宣传材料,开展有关咨询和指导,等等。

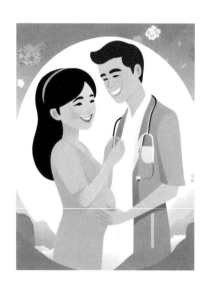

2. 有利于优生优育,预防出生缺陷　婚检医生通过询问家族史、调查和分析家

系家谱，并结合体检、实验室检查、影像学检查等，对某些遗传缺陷作出明确诊断，并根据其遗传规律，推算出"影响下一代优生"的风险程度，从而帮助制订合理的婚育决策，以减少或避免不适当的婚配和遗传病患儿的出生。孕前检查更是对计划妊娠的夫妇进行孕前健康检查及生活指导，排除或预防非传染性疾病（NCDs）。如果检查结果发现异常情况应该暂缓怀孕，积极治疗孕前基础疾病后再怀孕，减少或消除妊娠期并发症、合并症、出生缺陷等不良妊娠结局的风险因素，保障母子健康。

3. 有利于掌握受孕时机和避孕方法　医生会根据夫妻双方的健康状况、生理条件和生育计划，为他们提供最佳受孕时机或避孕方法的指导。对近期有生育要求的夫妻，提供指导，提高计划受孕的成功率。对近期无生育要求、需要避孕者，提供避孕方法咨询及指导，以减少计划外怀孕和人工流产，为保护妇女儿童健康提供保证。

三、婚前检查内容

婚前检查内容包括病史询问、体格检查及辅助检查。

（一）病史询问

1. 是否近亲关系。

2. 现患疾病和既往疾病史、用药史。

3. 了解双方个人生活史，询问近期工作和居住生活情况、烟酒嗜好等。

4. 女方月经史和男方遗精情况。

5. 了解双方家族有无先天重度残疾，重点询问与遗传有关的病史。了解有无较严重的精神病，如躁狂症、精神分裂症等。

6. 再婚者，应询问以往婚育史。

（二）体格检查

包括生殖器检查、内外科体格检查。

1. 生殖器检查　目的在于发现影响婚育的生殖器疾病。例如女性有无处女膜闭锁、阴道缺如或闭锁、子宫缺如或发育不良等；男性有无包茎、阴茎硬结、阴茎短小、尿道下裂、隐睾、睾丸过小、精索静脉曲张和鞘膜积液等。

2. 辅助检查　包括血常规、凝血常规、血糖、肝肾功能、心电图、腹部超声、胸部 X 线片等大家耳熟能详的常规体检项目，以及以下一些有针对性的特殊疾病筛查。

（1）法定传染病：包括艾滋病、淋病、梅毒、麻风病等。

（2）生殖系统畸形：此类疾病直接影响夫妻性生活及生育，其中一些疾病由男科和妇科医生通过简单的体格检查诊断，但有些如子宫发育异常、隐睾等需要借助B超检查。

（3）先天性遗传疾病：如白化病、原发性癫痫、软骨发育不良、强直性肌营养不良、遗传性视网膜色素变性等。遗传性疾病的排查一般需要检测染色体。

从以上检查项目的介绍，大家不难看出，婚前检查的目的就是给准夫妇提供婚后健康和谐生活的体质保证。

四、孕前检查内容

对于没有进行或错过了婚前检查的夫妻，孕前检查无疑是"雪中送炭"；对于已经进行过婚前检查的夫妻而言，无疑是"锦上添花"。我国幅员辽阔，不同的地区有不同的人群结构特点和疾病分布特点，因此各地医疗机构提供的孕前检查项目会因地制宜，但一定会包括以下几个方面。

（一）健康教育及指导

孕前检查时，医护人员遵循普遍性指导和个体化指导相结合的原则，对计划妊娠的夫妇进行孕前健康教育及指导。主要包括：如何改变不良的生活

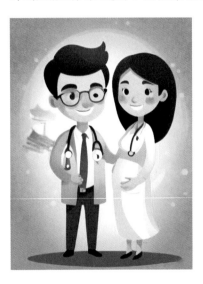

习惯（如吸烟、酗酒、吸毒等）及生活方式，避免高强度的工作，远离高噪声环境，进行有准备、有计划地备孕。保证合理营养和维生素微量元素的补充，例如补充叶酸0.4～0.8毫克/日或含叶酸的复合维生素防止胎儿神经管缺陷（NTDs）。养成规律运动的习惯利于控制正常体重，防止肥胖。对有遗传病、慢性疾病和传染病而准备妊娠的妇女，进行评估并指导合理用药，避免使用可能影响胎儿正常发育的药物。避免接触生活及职业环境中的有毒

有害物质(如放射线、高温、铅、汞、苯、砷、农药等),避免密切接触宠物。

(二) 体格检查

全面体格检查,测量血压、身高、体重、体质指数(BMI),常规男科、妇科检查。

(三) 辅助检查

包括:血常规、尿常规、血型(ABO 和 Rh 血型)、肝功能、肾功能、空腹血糖水平及乙肝病毒、艾滋病病毒、梅毒筛查。在部分地中海贫血高发省区市(如广东、广西、海南、湖南、湖北、四川、重庆等)进行地中海贫血筛查。针对女性进行子宫颈细胞学检查、TORCH 筛查、阴道分泌物检查(常规检查及淋球菌、沙眼衣原体检查)、甲状腺功能检测、血脂水平检查、妇科超声检查、心电图检查。

五、婚检、孕检前的准备

(一) 婚检前准备

1. 心理准备 大家从婚检的项目中就能看到,检查的内容属于医学隐私的范畴。因此,国家也将婚检由强制转为自愿,大家在检查前要对自己有一个小小的心理建设。

2. 时间准备 婚检要尽量与婚期拉开时间距离,一旦检出问题,能争取时间治疗。婚检证明的有效期是 3 个月。

3. 身体准备 婚检前一天要休息好,不能太劳累,别喝酒,否则可能影响化验结果。因有的检查项目需要空腹进行,婚检当天早晨建议禁食禁水。

(二) 孕检前准备

1. 检查时间一般安排在准备怀孕前 3～6 个月,以便在发现异常或不适合怀孕的问题时,能够及时进行治疗和矫治。要注意保证规律的生活方式,要避免熬夜,要劳逸结合,适当进行体育锻炼。饮食要注意营养全面、均衡,多吃富含优质蛋白质的食物,尽量避免吃高脂、高糖、高蛋白的食物。在计划怀孕之前的 3～6 个月戒烟戒酒,因为吸烟、饮酒均影响受孕和胚胎发育。

2. 孕检前 3 天内女性不要有性生活或阴道冲洗。女性在进行孕检时要注意避开月经期,最好选择月经停止后 3～7 天。体检前 3～5 天清淡饮食,不宜饮酒,注意休息。婚检当天早晨建议禁食禁水。经腹妇科超声检查时,建议提前憋尿。尿液检查以晨尿为宜。

虽然婚前及孕前检查看起来和我们常规体检没有太大差别，但其最大的不同就是针对个人基础疾病史、家族史、既往生育史的一个询问和分析。最后，由专业医生针对这些基础情况进行分析评估和对症处理，这是优生优育的关键哦！

六、婚检孕检中哪些异常需要进一步检查或治疗

（一）法定不宜结婚的疾病

1. 法定传染病　这包括《中华人民共和国传染病防治法》（1989 年 9 月 1 日起施行）中规定的艾滋病、淋病、梅毒、麻风病等医学上认为可能影响结婚和生育的法定传染病。

2. 严重遗传性疾病　这类疾病是由于遗传因素先天形成的，可能导致患者全部或部分丧失自主生活能力，后代再现风险高的遗传性疾病。如果被诊断为严重遗传性疾病，医生会向男女双方说明情况并提出医学意见。在这种情况下，除非双方同意采取长效避孕措施或者实行结扎手术，否则不应结婚。

3. 精神病　这里指的是精神分裂症、躁狂抑郁型精神病及其他重型精神病。如果当事人患有这类精神病，医生也会提出医学意见，并建议暂缓结婚。

4. 性发育异常或性功能障碍　不能进行正常性生活，且无法履行夫妻义务的不建议结婚。

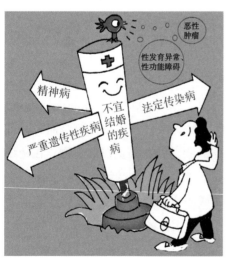

5. 恶性肿瘤　如果发现一些重大的癌症相关疾病，建议双方慎重考虑。

此外，中华人民共和国《母婴保健法》还规定，对于患有上述疾病的个体，如果在传染期内或者在发病期内，医师应当提出医学意见，并建议双方暂缓结婚。但是，如果经过男女双方的同意，采取了相应的医学措施（如长效避孕或结扎手术），

并且得到法律允许,那么这部分人可以结婚。需要注意的是,即使在这些情况下,除法律规定禁止结婚的情况外,因疾病禁止结婚的情况,疾病控制好之后可以结婚。

(二) 孕前检查异常

1. 体重或者营养异常　在全球范围内,育龄女性的肥胖率迅速上升,预计到 2025 年,全球将有近 21% 的女性被确诊为肥胖。随着中低收入国家营养状况的转变,超重和肥胖的流行率正在增加,例如在我国、南非和巴西,肥胖人群也在增加。因此,现在超重孕妇增加,而这些孕妇有更高的妊娠并发症发病风险,如子痫前期、妊娠糖尿病和巨大儿。她们的孩子出现肥胖的风险也增加。同样,怀孕前营养不良(体重不足或微量营养素缺乏)可导致不良后果,如低出生体重和胎儿宫内生长受限、神经管缺陷和早产。

针对营养异常,国际妇产科联盟(FIGO)建议如下。

(1) 测量身高和体重:计算体质指数(BMI)=体重(kg)÷$[身高(m)]^2$。所有女性在怀孕前的 BMI 都要尽可能接近正常范围(18.5～23.9)。

(2) 所有 BMI≥30 的女性:她们应该知道,肥胖会对她们和胎儿的健康造成风险。妊娠前的体重管理策略可以包括饮食、锻炼、医疗和手术方法。在妊娠前和妊娠期间,饮食和锻炼是体重管理的基石。建议 BMI≥30 渴望妊娠的女性应该每天补充叶酸,至少从受孕前 1～3 个月开始,并持续到妊娠3 个月。剂量应至少为每天 0.4 毫克,依情况可酌情增加,因为肥胖是神经管缺陷的一个危险因素。

(3) 怀孕前体重不足的妇女(BMI<18.5):应该被告知在怀孕期间体重不足对她们和胎儿的健康造成风险,如低出生体重和胎儿宫内生长受限、神经管缺陷和早产。体重不足的妇女应该进行饮食结构咨询和调整,必要时需要进行治疗。

(4) 孕前、孕期和产后:如果没有禁忌,每位妇女应每天至少适度运动 30分钟,每周 5 天。或实现每周至少 150 分钟的适度运动。

(5) 已知患有糖尿病的妇女:在怀孕前控制好血糖(糖化血红蛋白水平<6.5%),并咨询最佳的体重管理方法和饮食建议。同时,还应进行甲状腺功能障碍和腹腔疾病的筛查。

(6) 慢性疾病:如高血压、心脏病和多囊卵巢综合征患者应在怀孕前使用适当的药物治疗。有心脏基础疾病者,应评估心脏功能后再备孕。

（7）患神经管缺陷风险较高的女性:如服用过抗惊厥药物,有孕前糖尿病,以前的孩子或家族成员有神经管缺陷,BMI≥30,建议到营养科及产科医生处评估,酌情增加叶酸作为膳食补充剂,怀孕前至少 1～3 个月开始服用,直至怀孕满 3 个月。

（8）针对营养缺陷:如铁、碘和维生素 D 等缺乏,应该进行评估和治疗。

2. 感染性疾病　感染人类免疫缺陷病毒（HIV）的女性,在产前应找专业医师寻求指导,查询减少垂直传播的干预措施和了解服用抗逆转录病毒药物对胎儿发育的潜在影响。妊娠前 3 个月不应停止用药,并应定期随访 HIV检测。

未感染 HIV 的女性与已知感染 HIV 的男性性伴侣应被列为暴露前预防对象,目前每日口服暴露前预防药物对于妊娠期和哺乳期的影响研究有限,但是替诺福韦和恩曲他滨联合用药在妊娠期的使用相对安全。

（三）用药指导

高血压患者,妊娠期禁用血管紧张素转换酶抑制剂（各种普利类降压药）和血管紧张素受体阻滞剂（各种沙坦类降压药）。雄激素与男性无精症和不孕有关,停止使用雄激素可逆转无精和不孕症状。因此,孕前应对男性伴侣使用雄激素情况进行评估,如睾酮。孕前如果促甲状腺激素水平高于正常值上限,应进行药物治疗至正常水平。

（四）疫苗接种

不推荐孕期接种人乳头瘤病毒（HPV）疫苗,有生育计划的女性应提前接种。如 HPV 疫苗接种开始后才发现妊娠,剩下的疫苗应推迟至妊娠结束后接种。风疹或者水痘疫苗最好在孕前 28 天前完成接种。在流感流行季节,备孕女性最好都能接种流感疫苗。

（五）推荐生育间隔

两次妊娠间隔时间过长或过短,与母体并发症及不良妊娠结局相关。

针对足月活产分娩的女性,推荐生育间隔 18～23 个月。针对分娩早产的女性,推荐生育间隔 18～24 个月。

自然流产后再次备孕的推荐生育间隔≥6 个月。人工流产后再次备孕的推荐生育间隔并不是越长越好,主要取决于妇女的意愿。针对有过死胎的女性,推荐生育间隔应≥6个月。剖宫产术后的生育间隔推荐>18个月。

超过35岁的女性,再次妊娠的推荐间隔是12~24个月。选择辅助生殖技术受孕的不孕症患者,6个月<两次妊娠间隔时间<18个月。

(六)遗传咨询

如果已知夫妻一方或双方有遗传性疾病,有生育地中海贫血和镰状红细胞贫血患儿风险的夫妇应进行孕前遗传咨询,选择合适的受孕方式。

"少年强则国强",心身健康的宝宝不仅是每个家庭的宝贝,更是祖国的未来。我们国家提供的婚检、孕检都是为了保证更多的准夫妻和准父母能孕育出健康的宝宝,希望大家能从本节的介绍中对两种检查有一定认识,也期待大家积极参与相关检查并从中受益。

（撰稿：欧阳一芹、陈孝聪；审校：季玉琴）

第二节 孕前遗传咨询与风险评估

随着遗传性疾病诊断技术的进步和人类对遗传性疾病认识的不断深入,遗传咨询在出生缺陷干预中的作用越来越重要。孕前遗传咨询是帮助育龄夫妇理性而明智地决定孕产计划的有效手段。

一、孕前遗传咨询

(一)定义

孕前遗传咨询是指医生通过了解夫妇双方的种族、年龄、家族史、疾病史和妊娠史等情况,选择适当的遗传相关检测方法,对未来的妊娠结局进行风险评估,给出建议和指导。目前我国非计划内妊娠仍占很大一部分比例,该类夫妇没有孕前遗传咨询的意识,错失了至少在胎儿器官发育形成的关键时期(孕12周以前)前的干预机会。

(二)对象

遗传咨询是优生优育的重要措施之一。需要进行遗传咨询的对象包括存在出生缺陷高风险的人群,主要有以下几方面。

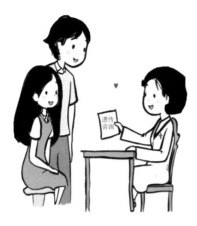

1. 夫妇双方或直系或三代以内旁系家系成员患有某些遗传病或先天畸形者。

2. 婚后多年不育的夫妇。

3. 夫妻一方或者双方不明原因智力低下或先天畸形。

4. 曾生育过先天畸形或者患有遗传病的夫妇。

5. 常规检查或常见遗传病筛查发现异常者。

6. 不明原因的反复流产或有死胎死产等情况的夫妇。

7. 职业长期接触不良环境因素的育龄青年男女。

8. 35 岁以上的高龄孕妇。

9. 其他需要咨询的情况。

（三）时机

建议夫妇双方备孕前进行遗传咨询（推荐孕前 3～6 个月）。初次咨询时，遗传咨询师会问及夫妻双方既往病史及各自家族史，夫妇双方应尽可能带齐相关材料。遗传咨询师绘制夫妇双方遗传家系图，参考家系图上的亲属病史及夫妇双方既往病史，评估疾病遗传风险，并给予相应建议和指导。

二、孕前遗传风险评估

一般通过家族史、种族、年龄、既往不良孕产史及其他病史，来确定遗传性疾病的潜在风险。

（一）家族史

案例 1：赵女士曾有个弟弟患有进行性假肥大性肌营养不良（DMD），在幼儿时不幸夭折。赵女士婚后备孕前应约来做遗传咨询，在医生的建议下做了相关基因检测，发现自己是 DMD 基因隐性携带者。该病为 X 连锁隐性遗传，如若赵女士生育男孩，有 50% 概率患病，生女孩也有 50% 概率是携带者。医生建议赵女士可以通过"三代试管婴儿技术"，挑选不携带 DMD 基因胚胎生育健康婴儿。赵女士听从医生建议，最终如愿以偿抱得健康宝宝，避免了悲剧重演。

家族史是孕前遗传咨询的基础,通过对家族史进行仔细分析及日益精准和完善的遗传性疾病检测技术,分析遗传性疾病的潜在风险。在孕前进行遗传咨询风险评估,可以在没有怀孕的压力和时间限制的情况下讨论所有相关的问题。如果存在很大的遗传风险,夫妻双方可以考虑其他选择,如供卵、供精、"三代试管婴儿技术"等,平时也要做好避孕措施。

(二) 种族

案例 2:地中海贫血(简称地贫)又称海洋性贫血,是我国南方大部分省区,尤其是两广地区最常见且造成巨大家庭和社会负担的遗传病。王先生在孕前遗传咨询基因检测中发现,自己是该病的隐性基因携带者,所幸太太不携带该病基因,因此不会生出重症地贫患儿,可放心备孕。

虽然家族史是遗传咨询的核心,但是对于许多遗传性疾病,特别是常染色体隐性遗传,往往发生在没有阳性家族史的夫妇上。由于已知某些基因突变在特定种族的人中更频繁地发生,评估一对夫妇的种族将有助于识别他/她可能面临增加风险的基因突变(如囊性纤维化常见于白人,泰-萨克斯病常见于德系犹太人)。如果准父母都是相同常染色体隐性疾病的携带者,他们有 25% 的风险生育该病患儿。

(三) 高龄

案例 3:国家全面三孩政策实施以后,45 岁的翁女士计划加入高龄产妇行列,但又担心生出"傻孩子",前来做遗传咨询。医生充分告知高龄生育的遗传风险,要求孕后按时产检,做好唐氏筛查＋无创 DNA 产前筛查。必要时,进行羊水穿刺进一步确定染色体异常风险及后续一系列检查。这些检查都正常后,可以保证生育健康宝宝。

国际妇产科联盟将年龄＞35 岁的妊娠认定为高龄妊娠。2021 年《柳叶刀》(The Lancet)在线发表《柳叶刀中国女性生殖、孕产妇、新生儿、儿童和青少年健康特邀重大报告》,该报告依据乔杰院士团队的最新监测数据及调查结果指出,中国孕产妇中的高龄妊娠比例已升至 17% 左右。高龄妊娠已成为我国当前围产保健领域不容忽视的重要问题。

高龄不仅生育力降低,自然流产率也更高。这些流产胎儿的染色体既有三倍体也有非整倍体,值得一提的是,孕 8 周前流产占了绝大部分。全球流产发生率约为 15%,约 1/10 的女性在一生中将经历至少一次流产。但是研究发现,各个年龄组别自然流产预期风险相差很大,30 岁以后逐年递增,35～39 岁自然流产预期风险是 30 岁以前的 2 倍,40～44 岁增至 4～5 倍,45 岁以后高龄妊娠自然流产风险高达 93%。并且高龄女性染色体分离机制的失常或受损易使染色体错聚(特别是在减数分裂 Ⅰ 中),并导致非整倍体发生率很高,使得子代发生出生缺陷和发育异常的概率增加。导致的遗传缺陷主要也是染色体病,比如 21 -三体综合征、18 -三体综合征等。因此,高龄育龄妇女非常有必要在孕前进行遗传咨询。

(四) 不良孕史

案例 4:95 后的李女士不幸遭遇了 3 次自然流产。在第四次备孕前,李女士吸取教训,在遗传咨询师的建议下,夫妇双方做了染色体核型分析。结果发现李女士存在染色体平衡易位,自然妊娠健康胎儿的概率仅有 1/18。在遗传咨询师的建议下,李女士最终通过"三代试管婴儿技术"(PGT)选择染色体正常的胚胎植入体内,避免了复发性流产的风险。

婚后多年不孕或不明原因的反复流产(尤其是孕早期)或曾生育畸形胎儿的育龄夫妇,均应进行孕前遗传咨询。有研究发现,早期流产胚胎往往存在染色体异常。普通人群中,染色体异常的比例约为 0.2%,而在反复自然流产的夫妇中,染色体异常携带者占 3%～8%,常见的有染色体平衡易位、罗伯逊易位嵌合体、染色体数目异常。因此,此类患者应该格外重视孕前遗传咨询。

咨询时,应尽可能详细地告知咨询师:有否遗传病家族史、既往流产时间及流产具体情况(流产周数,孕检是否及时,流产物或流产胎儿是否进行染色体核型分析及其他遗传学检测)。夫妇双方应进行染色体核型分析,对于核型异常者,医生应根据异常类型建议双方做进一步遗传学检查,并告知下次妊娠流产风险,并对该类患者妊娠方式(自然受孕或辅助生殖)给出科学合理建议。

(五) 近亲婚配

近亲是三代以内的直系、旁系亲属。我们法律禁止近亲婚配。随着人们法律意识的提高,近亲婚配越来越少。三代旁系血亲有 12.5% 相同基因,而普通夫妇的遗传距离约等于九代旁系血亲。单从科学角度来看,在双方均没有常染色体隐性遗传病家族史的前提下,近亲结婚对后代的遗传风险影响还是比较小的。但是如果近亲结婚的夫妇从共同祖先那里遗传到同一基因,恰巧该基因按照常染色体隐性遗传的方式遗传,其后代很有可能因纯合突变而不幸发病。当然,这种遗传风险与亲缘关系程度密切关联,该类夫妇需详细告知医生先天性遗传病家族史,夫妻双方亲缘关系及种族背景,做针对性的遗传咨询及风险评估。

三、常见遗传病的孕前筛查

孕前遗传病的筛查有助于夫妻双方根据自身遗传基因的携带情况,选择合适的生育方式和策略,有效避免不良妊娠,减少遗传性病患儿的出生,减轻家庭和社会的负担,对优生优育有重大意义。

(一)常见单基因病的孕前筛查

单基因病又称孟德尔遗传病,由单基因变异引起,通常因其显著的家系遗传特征而被识别。

1. 常染色体显性遗传病　该致病基因为显性并且位于常染色体上,子女只要遗传到该基因(通常概率为 50%),无论男女均会患病。常见的有软骨发育不全、并(趾)指、多指(趾)症。

2. 常染色体隐性遗传病　致病基因隐性且位于常染色体上,遗传与性别无关。夫妻一方携带,子女有 50% 概率携带。因携带者不致病,只有夫妻双方都是携带者时,有 25% 的概率会生出致病的宝宝。所以常染色体隐性遗传病"在暗",我们"在明",有点防不胜防,需要详细询问家族史才能抓到些蛛丝马迹。常见如先天性聋哑、白化病、低能儿综合征(苯丙酮尿症)等。

3. X 连锁显性遗传病　致病基因显性且位于 X 染色体上。该类遗传病最特别之处是如父亲(46+XY)患病,母亲(46+XX)正常的情况下,"传女不传男"。女性患者中,纯合突变比较罕见,一般为杂合突变,所以女性发病程度一般低于男性。常见的有抗维生素 D 佝偻病、遗传性肾炎、钟摆型眼球震颤症等。

4. X 连锁隐性遗传病　致病基因隐性且位于 X 染色体。该类遗传病比较特别的遗传特点是若母亲患病,父亲正常,"传男不传女"(男性子代患病,女性子代为隐性携带者)。因此,该类疾病多见于男性。常见有红绿色盲、血友病 A/B、葡萄糖-6 磷酸脱氢酶缺乏症(蚕豆病)等。

(二)常见染色体病的孕前筛查

染色体病是由于各种原因引起染色体数目和/或结构异常导致的疾病,又称为染色体畸变综合征。由于染色体上基因众多,加上基因的多效性,因此染色体病常涉及多个器官、系统的形态和功能异常,临床表现多种多样,常表现为综合征,故染色体病是一大类严重的遗传病。染色体畸变严重者在胚胎早期死亡并自然流产,少数染色体畸变者能存活至出生,常造成机体多发畸形、智力低下、生长发育迟缓和多系统功能障碍。染色体病无有效治疗方法,因此通过染色体病的遗传咨询和产前诊断预防染色体病尤为重要。

最常见的染色体病是唐氏综合征,又称先天愚型(21-三体综合征),该类患者拥有 3 条 21 号染色体(比正常人多了一条)。是目前为止为最常见的染色体病,也是产前诊断必查项目。唐氏综合征在胎儿期的发病率可达 1/225,活产新生儿发病率为 1/(600~800),>50% 在母体内早期流产,因此存在强烈的自然选择。而活产者随着不断发育,会发现存在严重的智力低下、宽眼距、鼻梁扁平、嘴巴经常性张开及吐舌等特殊面容和行为、多发性畸形和生长发育严重迟缓障碍等。

(三)常见遗传病携带者的孕前筛查

1. 进行性脊肌萎缩症(SMA)　这是脊髓中 α 运动神经元退化,导致进行性近端肌无力和瘫痪等疾病,为常染色体隐性遗传病。所有备孕夫妇均建议进行 SMA 基因携带者筛查,尤其是 SMA 基因携带者的兄弟姐妹或 SMA 儿童的父母,目的是获得可能有助于生殖计划的信息。应首先对有风险的个人进行筛查,如果检测呈阳性,则应分析其伴侣。对于既往有过 SMA 患儿的夫妇(复发风险为 25%),自然受孕者应进行产前诊断或者建议选择"三代试管技术"通过胚胎植入前遗传学诊断(PGD)筛选胚胎。

2. 血红蛋白病　这是由血红蛋白结构异常或珠蛋白链合成速度异常所引起的一组遗传性血液病,其中最为引人瞩目的是地中海贫血,可导致从最严重的输血依赖形式到最轻微的无症状携带者状态的广泛疾病。地中海贫血携带者通常被误诊为缺铁性贫血,并且经常接受长时间的补铁治疗。适当的筛查将避免在携带者中不必要地补铁,监测可预防中间型地中海贫血患者的后遗症和慢性并发症。因此,对有地中海贫血家族史、终身贫血家族史,以及有小细胞性贫血病史但对补铁无反应或小细胞性贫血但无缺铁的患者,应进行地中海贫血筛查。孕前筛查可用于识别成年携带者,已知的携带者其伴侣也要进行筛查,并进行产前风险评估和计划生育咨询。如果双方均是携带者,自然怀孕者孕期跟进产前诊断,或者选择试管婴儿和胚胎植入前遗传学诊断。

3. 脆性 X 综合征(FXS) 遗传性智力低下和孤独症状表型癫痫发作等是最常见的症状,为 X 连锁不完全显性遗传。其发病率仅次于 21 -三体综合征。疾病表型方面,存在明显的男女差异,男性症状更加严重,患病概率更高,低智商且生育能力下降。女性一般为 FMR1 携带者,智商正常或轻微低下。女性患者更多是因为卵巢功能衰退生育力下降查找病因被发现,男性多因智力低下被确诊。因该病症状严重,社会负担重且无有效治疗方式,因此孕前筛查显得尤为重要。对于有该病家族史、低智或伴有精神问题、癫痫等,以及男女生育力低下者,建议进行孕前遗传咨询和筛查。尤其是对于合并卵巢功能早衰的患者,应尽早怀孕并充分告知子代患有 FXS 的风险,根据患者意愿也可选择辅助生殖助孕。

(撰稿:高玉平、乔坤;审校:季玉琴)

第三节　孕前营养和叶酸补充

孕前饮食结构的改善、营养的保证,是孕妇及胎儿营养充足及健康的重要一环。本节重点介绍备孕人群较关心的饮食营养问题。

一、孕前营养

(一) 孕前合理营养的益处

孕前营养对母婴健康至关重要。科学研究表明,孕前的饮食和营养状况会直接影响胚胎发育和婴儿健康。孕前补充叶酸、铁、钙等营养素可以减少先天缺陷的风险,预防贫血和其他健康问题。此外,调整孕前饮食结构,避免

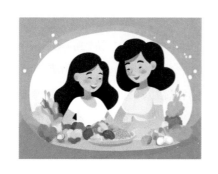

过度摄入不良营养素（如饱和脂肪、糖分）也非常关键。提倡合理的孕前营养有助于确保母体健康，降低孕期并发症风险，并为宝宝提供一个良好的发育环境。

1. 胚胎发育需求　在孕早期，受精卵迅速分裂并形成胚胎，这一过程需要大量的营养物质支持。良好的孕前营养状态可为胚胎提供必要的营养素，有助于健康发育。

2. 预防发育缺陷　孕前摄入足够的叶酸等关键营养素可以帮助预防胎儿神经管缺陷等发育异常，减少先天性疾病的风险。

3. 影响生殖成功率　研究表明，孕前合理膳食结构与生殖系统的正常功能密切相关，有助于提高受孕成功率。

4. 孕期代谢调节　孕前营养状况良好可以帮助调节孕期代谢，维持孕妇体内各种生理功能的平衡，有利于胎儿正常生长发育。

5. 母体健康　孕前均衡饮食有助于维持母体各项指标的正常水平，预防妊娠期疾病的发生，如妊娠高血压、妊娠糖尿病等。

孕前的饮食调整是为了给宝宝一个良好的发育环境，也是为了保障妈妈自己的身体健康。通过科学合理的营养搭配，我们可以减少孕期并发症的风险，预防宝宝出现出生缺陷，并为宝宝的未来奠定坚实基础。让我们共同用爱和关怀呵护宝宝的第一步！

（二）孕前营养的注意事项

在怀孕前的日子里，你可能会对怀孕后身体的种种变化感到好奇。但是，在计划怀孕之前，一项被大多数人忽略的关键任务就是调整好自己的饮食结构。孕前的饮食不仅影响着宝宝未来的健康，也直接关系到孕期母体的身体状况。因此，让我们一起来探讨一下如何通过科学的营养搭配，为孕妈妈打造一个健康的怀孕环境。那么对于孕期营养，孕妈妈需要注意哪些呢？

1. 孕前准备　强固基础在怀孕前 3 个月，即孕前阶段，正是培养良好营养习惯的最佳时机。首先，我们要确保摄入足够的叶酸。叶酸是预防神经管缺陷的必需营养素之一，建议每天摄入 400 微克（0.4 毫克）的叶酸。同时，铁元素也尤为重要，女性在生育年龄往往容易缺铁，补充足够的铁元素为每天

18 毫克,可以有效预防贫血。此外,钙、镁、锌等微量元素的摄入也应十分注重。

2. 荤素搭配,均衡饮食 良好的饮食结构离不开荤素搭配的均衡。蛋白质作为身体的重要组成部分,有助于胎儿的细胞分裂和器官发育。富含优质蛋白质的食物包括鸡蛋、豆类、鱼肉等,应当适量摄入。同时,各种蔬菜水果也是不可或缺的,它们提供丰富的维生素和矿物质,促进身体的吸收和代谢,有助于预防孕期疾病的发生。主要营养素的搭配比例为:碳水化合物占 $50\%\sim60\%$,蛋白质占 $10\%\sim15\%$,脂肪占 $20\%\sim30\%$。

3. 饮食禁忌 在孕前阶段,我们也需要避免过度摄入一些易致不良后果的营养素,比如少食高糖、高脂肪食物。这些食物会增加患上肥胖、高血压等疾病的风险,影响胚胎的健康发育。此外,咖啡因和酒精也应当极力避免,它们可能导致胎儿出现发育异常和行为问题。

(三)关键营养素

1. 叶酸 叶酸是孕前和孕期都极其重要的营养素之一。足够的叶酸摄入可以降低神经管缺陷的风险。建议每天摄入 0.4 毫克,并考虑服用叶酸补充剂。叶酸基因代谢障碍患者:$MTHFR-C677T-TT$ 基因型的人推荐每日叶酸补充量是 $0.8\sim1$ 毫克;$MTHFR-C677T-CT$ 基因型的人推荐每日叶酸补充量是 0.4 毫克。

2. 钙和维生素 D 钙和维生素 D 对于胎儿的骨骼生长至关重要,可以通过奶制品、鱼类和绿叶蔬菜来保证这些营养素的摄入量。

3. 铁 铁元素是血红蛋白的重要组成成分,血红蛋白负责携氧运输至全身各处,对于孕妇和胎儿的健康至关重要。因此,良好的铁储备可以预防贫血等问题。富含铁的食物包括红肉、豆类和全谷类食物。

(四)健康饮食习惯

1. 多样化饮食 孕前应尽量摄入多种类型的食物,确保获得全面的营养。五谷杂粮、蔬菜水果、优质蛋白质和健康脂肪都应该被纳入日常饮食中。

2. 控制糖分和盐分 过度摄入糖分和盐分可能增加妊娠糖尿病和妊娠高血压等风险。孕前应调整饮食结构,限制糖分和盐分的摄入量。

3. 饮水 保持充足的水分摄入对于身体代谢和排毒具有重要作用。孕前应培养良好的饮水习惯,每天饮水量应保持在八杯以上。

4. 控制体重 保持健康的体重对于孕期健康至关重要。如果体重过重或过轻,可能会影响排卵、月经周期等,建议适当控制体重(表1-3-1)。

表1-3-1 妊娠期孕妇体重增长范围和妊娠中晚期周增重推荐值

妊娠期 BMI(千克/米^2)	总增重范围(千克)	妊娠早期增重范围(千克)	妊娠中晚期每周体重增长值及范围(千克)
低体重(BMI<18.5)	11.0~16.0	0~2.0	0.46(0.37~0.56)
正常体重(18.5≤BMI<24)	8.0~14.0	0~2.0	0.37(0.26~0.48)
超重(24≤BMI<28)	7.0~11.0	0~2.0	0.30(0.22~0.37)
肥胖(BMI≥28)	5.0~9.0	0~2.0	0.22(0.15~0.30)

5. 戒烟戒酒 吸烟和饮酒对胚胎发育有害,应提前戒除这些不良习惯。戒烟戒酒不仅是为了自己的健康,也是为了未来宝宝的健康考虑。

(五)孕前避免不当饮食

在怀孕之前,女性应特别注意避免一些不当的饮食习惯,以确保身体健康和未来胎儿的发育。以下是孕前应该避免的不当饮食。

1. 生熟不分的肉类 生熟不分的肉类可能存在细菌或寄生虫,容易引发食源性疾病。在孕前,应确保所有肉类都经过彻底的加热处理,避免食用生肉或半生肉制品。

2. 汞含量高的鱼类 某些鱼类中含有高浓度的汞,如鲨鱼、旗鱼等。高汞摄入与胎儿神经系统发育相关问题有关。孕前应避免食用这些鱼类,选择低汞含量的鱼种,如三文鱼、鳕鱼等。

3. 增加咖啡因摄入 过多的咖啡因摄入与流产风险增加相关。在孕前,应尽量减少咖啡、茶和含咖啡因的饮料摄入,以维持身体最佳状态。每天摄入的咖啡因不超过400毫克为宜。

4. 高糖高脂食物 过多的糖分和脂肪摄入会导致体重增加、胰岛素敏感度下降等问题,增加妊娠糖尿病和其他代谢性疾病的风险。在孕前,应避免过多摄入甜食、油炸食品等高糖高脂食物。每日摄入糖不超过50克,最好控制在25克以下。每日食用油摄入25~30克。

5. 加工食品 加工食品中通常含有过多的添加剂、防腐剂和盐分,长期摄入可能对健康产生负面影响。在孕前,应尽量减少加工食品的摄入,选择新鲜的天然食材为主食。

二、孕前叶酸补充

叶酸是一种重要的维生素，对孕妇和胎儿的健康至关重要。在怀孕前开始补充叶酸可以帮助预防宝宝出生缺陷。随着计划怀孕的脚步不断走近，未来妈妈们需要做好充足的准备工作，其中一个关键的方面就是叶酸的补充。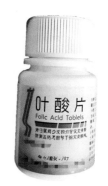

叶酸对胚胎发育和神经系统的形成起着至关重要的作用。在怀孕前开始补充叶酸，可以显著降低胎儿出现出生缺陷的风险，让宝宝能够更加健康地来到这个世界。孕前叶酸补充对于备孕的准妈妈来说至关重要。尽管叶酸在我们的日常饮食中可能并不充足，但是通过适当的营养补充，您可以为未来宝宝的健康奠定坚实的基础。以下是孕前叶酸补充的详细介绍，希望能够帮助您更好地了解这一重要话题。

（一）什么是叶酸

叶酸，也被称为维生素 B_9，是一种对于人体十分重要的营养素。它在 DNA 合成、细胞分裂以及红血细胞形成过程中发挥着关键作用。叶酸还被证明对胚胎的神经管发育至关重要，尤其是在孕早期。

（二）孕前为什么要补充叶酸

1. 预防神经管缺陷　孕前叶酸补充可以显著降低宝宝患上神经管缺陷的风险，如脊柱裂和脑膜膨出等。

2. 促进胚胎健康发育　叶酸可维持 DNA 的正常功能，对于胚胎的正常生长和发育至关重要，尤其是在孕早期。

3. 维持母体健康　叶酸有助于促进红细胞的生成、预防贫血等问题，在孕期可保证母体健康。

（三）叶酸的主要来源

1. 蔬菜和水果　深绿叶菜（如菠菜、羽衣甘蓝）、豆类、香蕉、橘子等富含叶酸。

2. 全谷类食品　全麦面包、糙米等也是叶酸的良好来源。

3. 补充剂　如果无法通过饮食获取足够的叶酸,可以考虑服用叶酸补充剂,但应在医生的指导下进行。通常情况下,孕前建议每天补充 0.4 毫克的叶酸,持续 3 个月,可使红细胞叶酸浓度达到有效预防子代神经管畸形发生的水平;孕期继续每天补充叶酸 0.4 毫克,可满足机体的需要。

（四）补充叶酸的最佳时机

最佳的补充时间应该是在计划怀孕前三个月。因为大部分的怀孕都是在没有意识到自己已经怀孕的情况下发生的。提前补充叶酸可以确保在受孕后胚胎发育的早期阶段就有足够的叶酸储备。

（五）注意事项

1. 咨询医生　在开始任何营养补充计划之前,请务必咨询医生或专业的营养师,以确保您的情况适合叶酸补充。

2. 均衡饮食　补充叶酸只是备孕的一部分,合理均衡的饮食同样重要,确保摄入足够的维生素和矿物质。

3. 远离自我补充　避免自行增加叶酸的剂量,过量的叶酸摄入也会带来潜在的健康风险。

孕前叶酸补充是为了确保您和宝宝都能享受一个健康的怀孕旅程,它是一项简单而有效的举措。通过合理的叶酸摄入,您可以在孕早期就为宝宝提供最好的发育环境。孕前叶酸的补充对于未来妈妈和胎儿的健康至关重要。记住,预防总比治疗更重要。在怀孕前开始规律补充叶酸,不仅可以降低胎儿出生缺陷的风险,而且有助于您和宝宝度过一个健康美好的孕期。愿育龄人群都能健康顺利地迎接新生命的到来!

（撰稿:王馨云;审校:叶云贞）

第四节　孕前疾病预防与控制

随着生育年龄的推迟,越来越多的新手爸妈在备孕前发现合并亚健康状态,例如不稳定型高血压、血糖异常等。本节主要讲述孕前慢性疾病的预防与控制,为备孕做好最佳的身体储备。

病案小故事

　　张女士,36岁,平时月经不规则,有时2～3个月才来潮一次,从未就诊。4年前体检时发现高血压,口服降压药治疗,但未很好监测血压控制情况。备孕2年,一直没有怀孕。她在某医院妇科就诊,诊断为多囊卵巢综合征,经激素调理、促排卵等一系列辅助生殖后,成功受孕,把一家子高兴坏了。

　　这来之不易的宝宝,全家把张女士当"国宝",天天除了吃就是睡,就怕流产,不敢让她运动。她害怕降压药对宝宝有影响,自行停了降压药。怀孕第3个月的某一天早上,张某觉得头晕眼花,突然倒地抽搐起来。家人赶快拨打"120"电话求助送往医院,一测血压220/120 mmHg。经检查诊断为慢性高血压并发子痫,这是高血压未经很好控制,在怀孕期间发生的严重并发症。这种病症一旦发生,为了保障妈妈的生命安全,只能终止妊娠。

　　上面是真实的病例,不得不说,非常令人痛心。对于怀孕前已患有的疾病,如果在遵医嘱的情况下,严密监测,规范用药,可能结局就不一样了。本节从影响生育的常见妇科及内外科疾病着手,指导孕前疾病的预防与控制,为确保孕产期母体安全及孕育健康的宝宝提供指导意见。

一、常见妇科疾病

　　孕前常见妇科疾病主要有以下四种。

(一)多囊卵巢综合征

　　多囊卵巢综合征是一种常见的妇科内分泌疾病,多起病于青春期。主要表现为月经失调、高雄激素表现、肥胖等,会使排卵功能障碍,从而导致不孕。

　　1. 体检项目　包括病史(月经

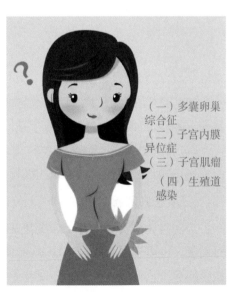

(一)多囊卵巢综合征
(二)子宫内膜异位症
(三)子宫肌瘤
(四)生殖道感染

周期不规则、月经量少、闭经）、体格检查（体质指数、血压、血糖监测；多毛、痤疮、黑棘皮症）、妇科超声（卵泡数量）、性激素检测（性激素六项、抗米勒管激素）、血糖及血脂等相关检测。

2. 指导意见

（1）调整生活方式：多成分健康饮食＋运动，推荐每天 60 分钟以上的中度至剧烈强度的体育活动，每周 3 次以上强化肌肉和骨骼的活动。

（2）药物治疗：可通过口服孕激素后半周期疗法或降低雄激素的药物来调节月经并保护子宫内膜，达到恢复排卵的效果。

（3）诱发排卵：在经过调整生活方式和口服激素药物治疗后，在辅助生殖科医生的严密检查和指导下使用促排卵药物。

（4）手术治疗：如卵巢打孔，目的是破坏产生雄激素的卵巢间质，增加妊娠机会。

（二）子宫内膜异位症

子宫内膜异位症是指子宫内膜组织生长在子宫体以外的部位，高发于生育年龄，主要表现为下腹痛、痛经、性交痛和不孕。20%～50% 的不孕症患者与子宫内膜异位症有关。子宫内膜异位症的患者也会增加出现产前出血、妊娠期高血压疾病的风险。

1. 检查项目　包括病史、体格检查、妇科超声、盆腔 CT 或磁共振、CA125 检测、腹腔镜等。

2. 指导意见

（1）药物治疗：对于微型的子宫内膜异位症，在经过非甾体抗炎药或激素治疗后，可期待自然受孕。

（2）手术治疗：手术治疗能改善微-轻型子宫内膜异位症患者的术后妊娠率，在术后可期待自然妊娠 6 个月。

（3）辅助生殖：对年龄 35 岁以上，不孕超过 3 年，重度的内膜异位症、盆腔黏连、输卵管不通的患者，应积极行辅助生殖措施。

（三）子宫肌瘤

子宫肌瘤是女性生育年龄最常见的良性肿瘤。多无明显症状，仅在体检时发现。也可表现为月经量增多、经期延长，或者因肌瘤增大引起的尿频、腰酸背痛等压迫症状。子宫肌瘤对怀孕与分娩的影响取决于肌瘤的大小和类型。黏膜下和肌壁间肌瘤可影响受精卵着床、内膜血供等导致流产,大的肌瘤或生长位置较低的肌瘤还会导致难产。

1. 体检项目 包括病史、体格检查、妇科超声等。

2. 指导意见 对准备生育的子宫肌瘤妇女是否需要在孕前进行相应的处理,应根据个体化的原则,评估肌瘤的大小、生长部位、数目、对怀孕和分娩的影响等,综合考虑治疗方案。

(1)观察:无症状或小的肌瘤一般不需要治疗,一般 3～6 个月复查一次即可。积极备孕,一旦怀孕,孕期密切随访子宫肌瘤的生长情况。

(2)手术治疗:子宫肌瘤导致月经量多、严重贫血、不孕或反复流产等建议行手术挖除肌瘤。对于打算生育的女性来说,更推荐经腹的肌瘤挖除手术,且谨记严格避孕 2 年以上,避免短期内怀孕导致子宫破裂。

(四)生殖道感染

常见的生殖道感染有外阴炎、阴道炎、宫颈炎、盆腔炎等。外阴炎、真菌性阴道炎对妊娠本身的影响不大,孕前积极治疗即可,尽量避免孕期发作。但细菌性阴道病、滴虫性阴道炎、宫颈炎等不及时治疗,炎症上行感染致盆腔发生盆腔炎,则会造成不孕、宫外孕等。

1. 检查项目 包括病史、体格检查、白带检查、宫颈防癌筛查、妇科超声或磁共振成像检查。

2. 指导意见 ①保持良好的卫生习惯,注意性生活前的清洁。②细菌性阴道病、宫颈炎应治愈后再妊娠。③滴虫性阴道炎需夫妻双方共同用药治疗,应治疗后再妊娠。④盆腔炎需及时彻底的治疗,以抗感染药物治疗为主,必要时行手术治疗,建议治愈后再妊娠。

二、相关内外科疾病

孕前相关内外科疾病主要有以下五种。

(一)高血压

高血压是较常见的慢性病之一,也是导致心脑血管疾病的主要危险因素之一。近年来高血压的患病率总体呈增高趋势,也趋于年轻化。血压升高会导致男性性功能障碍,部分降压药也会对性功能以及精子质量产生不利影响。高血压女性在怀孕后容易并发子痫前期、子痫、胎儿发育迟缓、早产、胎

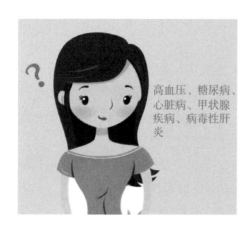

高血压、糖尿病、心脏病、甲状腺疾病、病毒性肝炎

盘早剥、产后出血等严重妊娠并发症。因此，对患有高血压的男女双方在备孕期进行血压的监测与评估至关重要。

1. 体检项目　包括病史、体格检查、即时及动态血压监测、肝肾功能、尿蛋白、心电图、肝肾心脏超声、眼底检查等。

2. 指导意见　患有高血压的育龄夫妇，应在怀孕前到有关专科进行咨询、诊治及评估。

（1）生活方式调整：如减少熬夜、戒烟酒、清淡饮食、适量运动等。

（2）加强血压监测：家庭血压自测、医院诊室血压测量、动态血压监测等。动态血压监测相比于家庭和诊室的血压测量更加准确，其不仅可以在早期发现隐匿性高血压，还可以避免对"白大衣高血压"的过度诊治。

（3）既往有高血压并服用降压药物治疗的备孕期男性及女性，应更换为对性功能、精子质量及胎儿无害的药物。

（4）由专科医生对女方的血压、全身状况进行综合评估是否可以怀孕。

（5）一旦发现怀孕，应及时就诊，加强产检，定期评估血压变化及对母体和胎儿的影响。

（二）糖尿病

糖尿病是一种代谢性疾病，以高血糖为特征，导致眼、肾、心脏、血管、神经等组织器官的慢行性损害和功能障碍。在怀孕前已患有糖尿病称之为"糖尿病合并妊娠"，还有一种是在怀孕后才出现的糖尿病，称为"妊娠糖尿病"。血糖控制不佳，会增加不孕不育的风险，增加胎儿畸形、早产、并发妊娠高血压的风险，增加后代出现肥胖和患糖尿病的风险，严重危害母胎生命安全。

1. 体检项目　包括病史、体格检查、血糖（空腹、餐后）、糖化血红蛋白、血压、眼底检查等。

2. 指导意见　孕前糖尿病患者应在内分泌科医生指导下，监测血糖接近正常、糖尿病无临床症状或并发症得到控制后，再准备妊娠。妊娠后要有产科医生和内分泌科医生联合监测和治疗。

（1）饮食与运动：以水果、蔬菜、无脂/低脂乳制品、全谷物、坚果和豆类的摄入为主,同时限制饱和脂肪、胆固醇、精制糖、钠、红肉和加工肉类的摄入,并联合适当运动。

（2）推荐所有的糖尿病妇女至少在孕前3个月开始补充叶酸。

（3）备孕前,应由内分泌科医生综合评估患者全身状况、糖尿病的病情是否可以妊娠。

（4）一旦确诊妊娠,应严格监测控制血糖,避免酮体出现。

（5）用药控制的糖尿病,应停用口服降糖药,给予胰岛素治疗。

（三）心脏病

心脏病是心脏疾病的总称,要根据心脏病的种类、病程、心功能的情况来综合评估是否可以妊娠。有些不严重的心脏病因无明显症状而被忽视,但在怀孕后因血液动力学的改变而出现症状,因此进行孕前咨询检查十分必要。

1. 体检项目 包括病史、体格检查、心电图、动态心电图、心脏超声、脑利尿钠肽（BNP）及心肌酶谱等的心功能检查。

2. 指导意见 心脏病患者的孕前咨询提倡产科医生和心脏科医生联合咨询。病变轻、病史短、心功能Ⅰ～Ⅱ级、无其他并发症者,在严密监护下可以妊娠,并定期评估心功能。而心脏病变重、心功能Ⅲ～Ⅳ级、合并其他较严重疾病者不宜妊娠,应指导做好有效、长效的避孕措施。

（四）甲状腺疾病

甲状腺疾病是中国育龄妇女常见疾病之一,甲状腺功能异常导致的常见疾病有甲状腺功能亢进（甲亢）和甲状腺功能减低（甲减）。甲亢可造成流产、早产、胎死宫内等不良影响,而甲减会增加妊娠高血压、流产、早产、贫血、低体重儿、胎儿窘迫的风险,且会导致宝宝远期的神经系统和智力发育异常。因此,目前主张在孕期及孕早期进行甲状腺疾病的筛查。

1. 体检项目 包括病史、体格检查、甲状腺超声、甲状腺功能和免疫指标检测等。

2. 指导意见

（1）甲亢治疗建议：①确诊甲亢后应积极治疗,病情痊愈及稳定者,停药后再考虑妊娠。②药物首选丙基硫氧嘧啶,监测甲状腺功能达正常范围,停药或药物减少至最小剂量后可计划妊娠。③用碘-131治疗的患者,至少需要观察6～12个月,再考虑妊娠。④一旦确诊妊娠,应监测胎儿发育情况。

（2）甲减治疗建议:①甲减诊断明确时,要及时治疗,可选用优甲乐(左甲状腺素钠片),从小剂量开始,每3～4周复查甲状腺功能,调整药量。②准备怀孕时,保证促甲状腺激素(TSH)＜2.5毫单位/升(mU/L),需持续用药。

（五）病毒性肝炎

病毒性肝炎是由多种肝炎病毒引起的以肝脏病变为主的一种传染病。孕早期患病毒性肝炎,胎儿畸形发生率较正常孕妇高2倍,流产、早产、死胎的发生率也明显增高。且肝炎病毒可通过胎盘传播给胎儿,尤其乙肝的母婴传播率高。

1. 体检项目　肝炎病毒、肝肾功能及消化系统超声等。

2. 指导意见　①急性肝炎和重症肝炎患者不宜怀孕,建议采取避孕措施。②慢性肝炎治疗期间和停药6个月之内不建议怀孕,建议在肝功能正常后考虑怀孕。

对于患有其他慢性疾病的患者,包括肾脏疾病、消化道疾病、血液系统疾病和自身免疫疾病等,在孕前,应主动进行相关专科咨询。且有些疾病需要产科医生和相关专科医生共同评估,患者应提供较为详细的病史、症状、用药情况等,以便医生提供详细的孕前建议,包括相关疾病风险的告知、药物的使用、病情处理的最优方案以及孕期所需动态监测的指标等。

（撰稿:季玉琴;审校:王馨云）

第五节　孕前生活方式、习惯与环境因素

影响优生的因素很多,除遗传、营养等因素之外,生活方式、习惯与环境因素也非常重要。本节主要介绍影响优生优育的生活方式、习惯与环境因素,并给予相应的指导意见以改善生育力。

病案小故事

　　小王和小张结婚备孕一年多,很想早点有爱情的结晶,但小张的肚子一点动静都没有。到优生优育门诊咨询,医生一看这对"小胖子",就详细问了两人的生活习惯。原来,小王和小张是同行,从事 IT 工作,平时经常加班熬夜;饮食主要靠外卖,还经常点奶茶夜宵;回到家是能躺着坚决不坐着,能坐着坚决不站着……就这样,肚子是圆滚滚了,但就是没有"货"。经初步体格检查两人的体质指数都超标(肥胖),再进一步做了相关孕前检查,一看化验单,两人傻眼了。小王的精液检查提示弱精,小张的妇科超声报告提示没有发育成熟的卵泡。这都是怎么回事呢?

一、生活方式和习惯

　　不良的生活方式和习惯,比如饮食习惯、吸烟、酗酒等,不但危害自身健康,还会增加不孕、流产、早产、死胎及出生缺陷的风险。

(一) 久坐,不运动,体重超重或过轻

　　体重超重或过轻均可导致女性和男性的生育力降低。男性肥胖会导致少精、弱精,从而影响生育功能。女性超重或过瘦不但影响受孕,在怀孕后也易并发妊娠高血压及妊娠糖尿病,还会增加宝宝将来患心脏病、糖尿病、哮喘等多种疾病的风险。

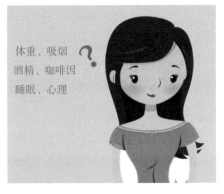

体重、吸烟
酒精、咖啡因
睡眠、心理

　　把体质指数(BMI)控制在 18.5～24 范围内,适宜的体重有助于提高生育力。①肥胖者(BMI＞24):规律三餐,控制夜间饮食。减少高热量、高脂肪、高糖和深加工的食物,多选择低糖、富含膳食纤维、营养素密度高的食物;均衡谷粮、蔬菜、蛋白质的摄入。②低体重者(BMI＜18.5):除三餐外,可每天 1～2 次加餐,不挑食偏食。适当增加食物量,如牛奶、畜肉类、蛋类、鱼类等优质蛋白质的摄入。③体育锻炼:在备孕前至少 3 个月内,夫妻双方均要进行适宜而规律的体育锻炼,推荐每天

30～90 分钟中等强度的运动。女性加强腹肌和盆底肌锻炼,如仰卧起坐和提肛运动,有利于生产。

(二) 吸烟

烟草中有害物质不但影响精子的生成和成熟,还可导致精子 DNA 损伤,引起男性生育能力降低以及导致胎儿畸形。女性主动或被动吸烟会影响性激素分泌,导致月经失调、流产、早产等,也是导致胎儿骨骼、心脏和肌肉发育畸形的主要危险因素之一。因此,建议指导并劝告那些准备怀孕的男女在孕前戒烟以及避免被动吸烟。

(三) 酒精摄入过多

男性过量饮酒也会影响精子生成和成熟,损伤精子 DNA 的完整性。女性过多的酒精摄入可以引起早期流产、早产、胎儿发育迟缓和胎儿神经系统发育异常等不良后果。尽管对于摄入多少酒精可能影响受孕和妊娠尚存在争议,但是考虑到过量饮酒可造成的严重后果,建议备孕女性避免饮酒,且应在整个孕期均避免饮酒。

(四) 咖啡因摄入过多

研究表明,女性大量饮用含咖啡因的饮料,如咖啡、可可、茶叶等,会出现恶心、呕吐、头痛、心跳加快等症状,无益于身体健康。大量咖啡因的摄入可增加受孕延迟、晚期流产和死产的风险。因此,推荐准备受孕的妇女限制咖啡因的摄入,应控制在每天 200 毫克(相当于 2 杯咖啡或 4 杯茶)之内。

(五) 睡眠少,晚睡

无论是自主选择晚睡或失眠引发的晚睡均可引起昼夜节律紊乱,影响行为和生理功能。如内分泌系统和免疫功能等,易诱发多种心身疾病,影响精子质量以及卵巢功能,最终导致不孕。有研究发现,0 点以后入睡的孕前女性抑郁、焦虑发生的比例更高。可通过早睡、提高睡眠质量等方法改善睡眠。

(六) 心理失衡

孕前心理健康问题是早产、孕期并发症、产后抑郁的重要风险因素。快节奏的生活方式、竞争激烈繁忙的工作、紧张的人际关系等,往往会引发身心疾病,导致男性精子数量减少、活力下降,女性月经紊乱、不规则排卵等,从而导致不孕。积极学习和掌握怀孕前后的保健知识,调整孕前心态,以平和、自然的心境备孕,以积极、愉快的态度对待妊娠期的各种变化。

二、环境因素

不良的环境因素,比如空气污染、接触药物、射线、电磁波及其他有害物质等,可通过皮肤、呼吸道、消化道等多种途径进入人体,危害健康。严重的环境污染会导致流产、早产、胎儿发育迟缓、畸形,甚至死胎。因此,在备孕期间,改善生活的不良环境因素是优生优育的必要手段。

(一)物理因素

包括辐射、噪声、温度等。

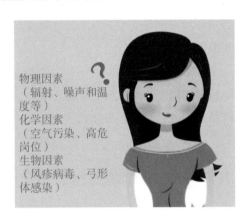

物理因素
(辐射、噪声和温度等)
化学因素
(空气污染、高危岗位)
生物因素
(风疹病毒、弓形体感染)

1. 辐射 长期处在电磁辐射的环境中,会对男性的精子质量和女性的卵巢功能造成不可逆的损伤,从而导致不孕。在孕早期的暴露,也易造成流产、胎儿畸形等。备孕期间及孕期要注意尽量避免或减少高电磁辐射的电器,如避免长时间靠近正在工作的微波炉、电磁炉、电热毯等。

过去普遍认为 X 线会损伤胎儿导致胎儿畸形,但越来越多的研究表明,当胎儿接受的 X 线照射剂量<0.05 戈瑞(Gy)是不会对胎儿健康造成影响的。只有在高剂量的离子射线照射下,才会导致如流产、畸形、智力发育障碍等严重危害。但备孕期间或孕早期的女性,应谨慎选择盆腹腔的 X 线拍片以及反复的射线暴露。

2. 噪声 生活中的噪声污染影响范围最大,特别是交通噪声污染。噪声会引起人的神经内分泌系统发生紊乱,导致自然流产、胚胎停止发育、妊娠高血压、胎儿发育迟缓及低出生体重儿等。因此,在备孕或孕期,妇女应尽量远离噪声,不宜在强噪声的环境中长期工作。

3. 温度 男性处于高温的工作环境或经常洗桑拿、热水浴会使睾丸局部温度过高,影响精子的成熟,降低精子活力,从而导致不孕不育。妇女在孕期也应避免洗桑拿浴或长时间洗温度过高的盆浴,以防对胎儿造成宫内缺氧,甚至导致胎儿死亡。

（二）化学因素

包括空气污染以及某些工种中的大量有毒化学物质。

1. 空气污染　主要来源于室内装修材料中的甲醛和苯，以及室外交通运输及工业废气等产生的烟尘、硫的氧化物、氮的氧化物等。长期吸入污染的空气会使精子与卵子变质、发育畸形，还可使处于生长发育期的胚胎发育畸形，增加流产、胎儿畸形、妊娠高血压、新生儿早产的风险。因此，孕妇在孕前半年及孕3个月内，应注意新装修住房和新家具中甲醛的含量是否超标，居住环境周围是否有化工厂、垃圾焚烧厂及电厂等，避免长时间暴露于不良环境中。

2. 高危岗位　如女性经常接触铅、镉、汞等金属及化学农药的工种，可导致自然流产、早产、死胎、胎儿畸形的危险性增加。因此，若准备怀孕，都应暂时离开岗位一段时间。

（三）生物因素

主要指一些影响生育的病原微生物。

1. 风疹病毒　主要通过飞沫和呼吸道传播，会导致流产、死胎，以及损害胎儿的视力、听力、神经系统发育。因此，备孕期间及孕早期减少与风疹病毒患者的面对面接触，以防感染。在患风疹病毒治愈后6个月内不宜怀孕，如在孕早期急性感染则建议终止妊娠。

2. 弓形体感染　养宠物会感染弓形体并导致胎儿畸形一直是热议的话题。的确，母体接触宠物及其排泄物，或者手接触处理猪、羊、牛等生肉过程中，可感染弓形体等多种病原体。但弓形体感染后，人体很快会产生抗体杀死循环中的弓形体，故在以后怀孕时，胎儿一般不会被感染。但在孕期初次感染，尤其是孕早期，可导致胚胎停止发育、流产、早产、死胎等，即使胎儿幸存，新生儿也多患有眼、脑、肝脏病变。因此，弓形体感染的预防，主要是做好孕前及孕期血液筛查，切断传播的途径，避免与宠物的亲密接触、接触生肉后彻底洗手等。

（撰稿：季玉琴；审校：王馨云）

第二章　孕期保健

> 　　怀胎十月总是喜忧参半，所有准妈妈的心情都是"过山车"，既"满心期待"又"忐忑不安"。无论读多少书、看多少过来人的经历，都不能抚平她们心里的忐忑。在这一章中，我们将向大家介绍产前检查的指标和正常值、孕期营养调整目标、孕期体重控制目标、孕期接种疫苗种类和接种时机、产前诊断如何进行、孕期用药安全、如何避免接触环境中有害物质以及如何调整好孕期心理等，力争解答大家孕期可能遇到的问题。

第一节　产前检查的内容与频次

　　产前检查对于老一辈的中国女性而言并不熟悉。因为在她们生儿育女时，并没有那么定期的"复杂"产前检查，只是在生产发动时赶紧到医院接生就好了。随着社会的发展，优生优育概念的深入人心，大家才越来越重视产前检查。本节主要向新手爸妈讲解产前检查的内容与最佳频次。

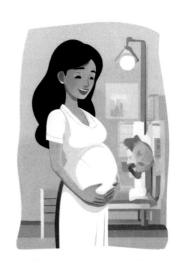

　　规范的产前检查，对于及时发现孕期潜在疾病和胎儿异常具有至关重要的作用。它不仅能够实时评估孕妇和胎儿的健康状况，

确保母子安全，还能在孕晚期准确评估分娩时机，为分娩方案提供科学依据。

根据世界卫生组织（WHO）在 2016 年的建议，孕妇至少应接受 8 次产前检查。而根据我国最新发布的《孕前和孕期保健指南（2018 年）》，推荐的产前检查孕周分别为：孕 6～13 周$^{+6}$，孕 14～19 周$^{+6}$，孕 20～24 周，孕 25～28 周，孕 29～32 周，孕 33～36 周，孕 37～41 周。共 7～11 次，有高危因素者，酌情增加次数。

常规的产前检查内容涵盖了病史询问、健康教育与咨询指导、全身体格检查、产科检查以及必要的辅助检查。这些检查项目既包括了基本检查，也包含了根据孕妇具体情况所推荐的检查项目，以确保检查的全面性和针对性。

一、病史

1. 年龄　＜18 岁或≥35 岁为高危因素，≥35 岁妊娠者为高龄孕妇。

2. 职业　从事接触有毒物质或放射线等工作的孕妇，其母子不良结局风险增加。建议在计划妊娠前/后调换工作岗位。

3. 本次妊娠的经过　了解有无早孕反应，胎动出现时间、变化情况，孕期病毒感染及药物治疗史，饮食、睡眠、运动变化情况；有无阴道见红、头晕、头痛、眼花、胸闷、心悸、气短、下肢水肿等不适。

4. 推算及核对预产期　月经规律者可根据末次月经推算预产期。有条件者应根据妊娠早期超声检查报告（妊娠早期超声检查胎儿头臀长）核对孕周及预产期。

5. 月经史、孕产史　询问初潮年龄、月经周期、末次月经。经产妇还应询问既往每次分娩的时间、孕周及分娩方式、新生儿情况以及有无产后出血史，有无难产、死胎、死产史，了解每次流产时间及转归。

6. 既往史、手术史　了解有无高血压、心脏病、糖尿病等内外科合并症，注意治疗及目前情况。了解既往做过何种手术。

7. 家族史　询问有无家族性传染病或遗传疾病，如肝炎、肺结核、糖尿病、高血压、双胎史等。

8. 丈夫健康状况　着重询问有无遗传性疾病。

二、体格检查

检查营养、发育以及精神状态。测量体重及身高,计算体质指数,检查乳房发育,听诊心肺有无异常,测量血压,检查脊柱及下肢有无畸形,下肢有无水肿。关注身高、步态,身材矮小者常伴有骨盆狭窄,步态异常者常伴有骨盆不对称或下肢畸形。已婚女性初诊时均应行阴道窥器检查。

三、产科检查

包括腹部检查、阴道检查及骨盆测量。

(一)腹部检查

分为视诊、触诊(四步触诊法)及听诊三种方式。

1. 视诊　观察腹形、大小、妊娠纹、手术瘢痕及水肿等情况。

2. 触诊　孕晚期通过四步触诊法检查子宫大小、胎产式、胎先露情况、确定胎方位及胎先露是否衔接。

第1步:检查者将双手置宫底部,了解子宫外形并测量宫底高度,评估胎儿大小与孕周是否相符。然后以双手指腹相对并轻推来判断宫底部的胎儿部分,胎头质硬而圆并有浮球感,胎臀则质软而宽且形状不规则。

第2步:检查者将双手置于腹部两侧,一手固定,另一手轻轻深按检查,仔细分辨胎背及四肢情况,触及平坦而饱满者为胎背,可变形的高低不平部分则是胎儿肢体,检查过程中有时可感到胎儿肢体活动。

第3步:检查者将右手拇指与其余4指分开,于耻骨联合上方处握住胎先露部,进一步确认胎先露部为胎头或胎臀,同时左右轻推以确定是否衔接。若胎先露部不能推动,表示已衔接,若胎先露部仍浮动则表示未入盆。

第4步:检查者将双手置于胎先露部两侧,沿着骨盆入口方向向下深按,再次评估胎先露部并确定入盆的程度。

3. 听诊　在靠近胎背上方的孕妇腹壁上进行胎心听诊。

(二)骨盆测量

骨盆测量分为骨盆外测量及骨盆内测量两种。

1. 骨盆外测量　骨盆外测量通常包括测量髂棘间径(正常值为23~26厘米)、骶耻外径(正常值为18~20厘米)、髂嵴间径(正常值为25~28厘米)、坐骨结节间径或称出口横径。已有充分的证据表明,骨盆测量并不能有效预测产时头盆不称,现已建议无需常规测量。但怀疑骨盆出口狭窄时,可测量坐骨结节间径和耻骨弓角度。

(1)坐骨结节间径:孕妇取仰卧位并将双腿弯曲,双手紧抱膝盖,测量两侧坐骨结节内侧缘之间的距离,正常值为8.5~9.5厘米。坐骨结节间径值与出口后矢状径值之和>15厘米时,通常认为骨盆出口无明显狭窄。

(2)耻骨弓角度:用双手拇指指尖对拢,置于耻骨联合下缘,双拇指平行放置于耻骨降支上,并测量拇指之间角度,称为耻骨弓角度。此角度反映骨盆出口横径的宽度,正常值为90°,<80°者为异常。

2. 骨盆内测量 在阴道分娩前或生产时,若需要确定骨产道情况,可再次进行以下骨盆内测量,通常包括以下内容。

(1)对角径(DC)的测量:耻骨联合下缘处至骶岬前缘中点的距离。正常数值为12.5~13厘米,此数值减去1.5~2厘米即为骨盆入口前后径长度,也称为真结合径。检查者将食指及中指置入阴道内,中指尖触及骶岬上缘中点,食指上缘紧贴耻骨联合下缘,并用另一手食指固定标记接触点,测量中指尖到接触点的距离,此距离即为对角径。

(2)坐骨棘间径的测量:测量双侧坐骨棘之间距离,正常值约为10厘米。测量方法为将一手食指及中指置于阴道内,触及两侧坐骨棘,估计双侧之间的距离。

(3)坐骨切迹宽度测量:其代表中骨盆后矢状径,其宽度为坐骨棘与骶骨下部间的距离,即骶棘韧带宽度,正常值为5.5~6厘米(能容纳3横指),若异常则属中骨盆狭窄。测量方法为将置于阴道内的食指置于韧带上并移动。

(4)出口后矢状径的测量:其为坐骨结节间径中点至骶骨尖端之间长度,正常值为8~9厘米。测量方法为检查者将戴指套的右手食指置入孕妇肛门向骶骨方向,并将拇指置于孕妇体外骶尾部处,找到骶骨尖端,将骨盆出口测量器一端置于坐骨结节间径的中点,另一端置于骶骨尖端处,并测量数值。

(三)阴道检查

妊娠期可行阴道检查,特别是有阴道流血和阴道分泌物异常时。分娩前阴道检查可协助判断骨盆大小,评估宫颈容受度、宫口开大情况,同时进行宫颈 Bishop 评分(表 2 - 1 - 1)。

表 2 - 1 - 1 宫颈 Bishop 评分

指标	0分	1分	2分	3分
宫口开大(厘米)	0	1~2	3~4	≥5
宫颈管消退(%)	0~30	40~50	60~70	≥80
先露位置	−3	−2	(−1)~0	(+1)~(+2)
宫颈硬度	硬	中	软	—
宫口位置	后	中	前	—

四、辅助检查及健康教育

(一) 6~13 周$^{+6}$

确定妊娠和孕周,为每位孕妇建立孕产期保健手册,将孕妇纳入孕产妇保健系统管理。详细询问孕妇基本情况、现病史、既往史、月经史、生育史、避孕史、个人史、夫妻双方家族史等。测量身高、体重和血压,进行全身体格检查,测量心率,评估高危因素。辅助检查包括血尿常规、血型、空腹血糖、肝肾功能、乙肝五项、梅毒及 HIV 筛查及孕早期超声[包括颈项透明层(NT)检查]。健康教育包括叶酸补充、孕期营养和生活方式指导、避免接触有毒有害物质、流产的认识和预防等。

(二) 14~19 周$^{+6}$

分析首次产检结果,测量宫底高度、腹围、胎心率及血压、体重。本次孕期检查应进行唐氏筛查(孕中期非整倍体母体血清学筛查)、胎儿染色体非整倍体无创基因检测(NIPT)、羊膜腔穿刺检测胎儿染色体。依据具体情况选择。健康教育包括铁剂/钙剂如何补充、体重控制等。

(三) 20~24 周

宫底高度、腹围、胎心率及血压、体重。辅助检查包括复查胎儿系统超声及尿常规检查,有早产高危因素者应通过超声检查测量宫颈长度。健康教育还应包括对早产的认识及预防、生活方式及营养指导等。

(四) 25~28 周

测量宫底高度、腹围、胎心率及血压、体重。辅助检查包括糖耐量筛查、血尿常规。健康教育包括妊娠糖尿病筛查的意义,对妊娠糖尿病孕妇进行营养及生活方式指导。

(五) 29～32 周

测量宫底高度、腹围、胎心率、胎方位及血压、体重。辅助检查包括复查胎儿系统超声及尿常规检查。健康教育包括自数胎动等。

(六) 33～36 周

测量血压、体重、宫底高度、胎心率及胎位。辅助检查包括产科超声检查及血尿常规、B 族链球菌(GBS)筛查、肝肾功能检测及无应激试验(NST)。健康教育包括分娩前生活方式指导、预防抑郁症宣教等。

(七) 37～41 周

每周一次测量宫底高度、腹围、胎心率、胎方位、血压及体重,并进行NST 检查。辅助检查还包括胎儿系统超声、尿常规检查、宫颈 Bishop 评分等。健康教育应包含分娩相关知识教育、评估分娩方式并制订分娩计划、分娩镇痛指导、母乳喂养相关知识、新生儿免疫接种及护理的指导、产褥期指导。若妊娠超过 41 周,应住院并引产。

(撰稿:王光花、王锦波;审校:尹胜菊)

第二节　产前筛查与产前诊断的方法与指征

产检中最重要,也是家人们最关心的一环,就是胎儿先天性缺陷的筛查。这就像宝宝胎儿期第一阶段的考核,通过了才有机会闯入下一关。本节要向大家介绍产前筛查、产前诊断有哪些项目,有哪些风险,如何判断过关与不过关等。

一、孕期进行产前筛查或产前诊断的原因

我国新生儿出生缺陷发生率约为 5.6%,出生缺陷将给家庭和社会带来巨大的经济负担。实际上,无论任何年龄、是否有遗传病家族史、夫妻双方是否身体健康,每次妊娠都有孕育出生缺陷儿的可能性。因此,每位孕妈妈都

应在医生的指导下,选择适当的产前筛查或产前诊断手段,尽可能降低出生缺陷的发生。

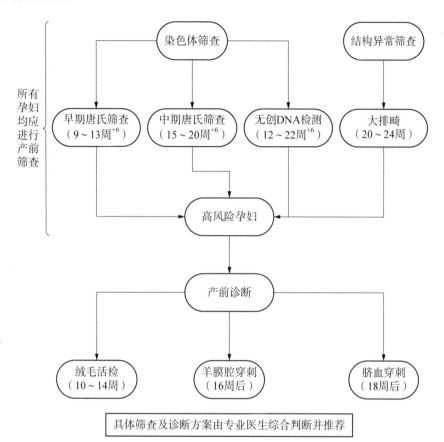

具体筛查及诊断方案由专业医生综合判断并推荐

产前筛查及诊断方案

二、产前筛查

产前筛查是指通过简便、经济、安全的方法,发现有先天性缺陷和遗传性疾病胎儿的高风险孕妇。所有孕妇都应该接受产前筛查。产前筛查主要分为两种,一是在孕早期或孕中期抽取外周血筛查和超声检查(超声软标志物)等,以预测胎儿唐氏综合征和其他染色体异常的风险。其中,染色体筛查又分为血清学产前筛查(早期唐氏筛查、中期唐氏筛查)及孕妇外周血胎儿游离DNA检测(简称无创DNA检测)。另一种为"大畸形筛查",也叫"大排畸",是在孕中期行超声检查以确定胎儿是否存在严重的、致死性的胎儿结构异常。

（一）唐氏筛查

唐氏筛查可以筛查出唐氏综合征和开放性神经管畸形（ONTD）。唐氏综合征，也被称为 21-三体综合征，是目前研究报道最常见的一种染色体疾病，约占新生儿染色体疾病的 90%，其患病儿出生率为 1/800～1/600。ONTD 是一种神经管闭合缺陷疾病，最常见的类型包括无脑儿和脊柱裂。

唐氏筛查，是抽取孕妇外周血，检测血清中的一些生化指标，结合孕妇的年龄、孕周、体重等，计算胎儿发生 21-三体综合征、18-三体综合征、ONTD 的风险度。筛查结果分为高风险、临界风险和低风险。

然而，采取任何单一指标进行唐氏综合征的产前筛查，其检出率无法令人满意。因此，目前临床上通常会选择多个指标联合筛查以提高检出率，降低假阳性率。常用的筛查方案包括孕早期唐氏筛查、孕中期唐氏筛查、联合筛查和序贯筛查等。

1. 孕早期筛查　一般在 9～13 周$^{+6}$ 进行，主要筛查指标包括人绒毛膜促性腺激素（hCG）、妊娠相关血浆蛋白（PAPP-A）及与其相关的超声软指标（包括胎儿 NT 和胎儿鼻骨缺如）。NT 除了筛查唐氏综合征，也有助于发现胎儿心脏畸形等其他畸形，故也有单独将 NT 作为筛查指标的方案。

2. 孕中期筛查　一般在 15～20 周$^{+6}$ 进行，主要筛查指标包括 β-HCG、甲胎蛋白、非结合雌三醇、抑制素 A。这是国内目前开展时间最长，也是实施最为成熟和广泛的筛查方案，优点在于成本相对较低，缺点是筛查结果的敏感性相对较低。

3. 联合筛查　即孕早期、孕中期的指标联合筛查，是目前检出率最高而假阳性率最低的方案。可以有效降低产前诊断的使用率，避免医疗资源的浪费。缺点是成本最高，失访率较高，且时间跨度大，可能引起孕妇心理压力较大。

4. 序贯筛查　一般是先进行孕早期筛查，根据筛查结果，高危者建议行产前诊断，低危者则至孕中期接受筛查，根据孕中期筛查结果再决定是否进行产前诊断。序贯筛查检出率较高、假阳性率较低且成本也较低，具有明显的优势。缺点是流程较为复杂，持续时间较长，孕妇要有较高的依从性，对医务人员的沟通和专业能力也提出了更高的要求。

（二）非侵入性产前检测

NIPT 全称为 non-invasive prenatal testing，俗称无创 DNA 检测，指孕 10 周后通过二代测序方法检测孕妇血浆中游离 DNA，通过分析母血中胎儿 DNA 的含量，计算胎儿患染色体非整倍体疾病的风险。NIPT 在检测 21-三体综合征、18-三体综合征和 13-三体综合征中准确性较高，其中 21-三体综合征的检出率＞99％，假阳性率＜1％。目前二代 NIPT，又称 NIPT-plus 技术，还能筛查常见的拷贝数变异，检出率为 75％～100％，但部分结果有较高的假阳性率，且无法检测＜3Mb 的微缺失、染色体异倍体、平衡易位、单亲二倍体、单基因病等。NIPT 敏感性和特异性高，可以大大降低转诊侵入性产前诊断的概率，也大大减少了 21-三体综合征的漏诊。适宜采血时期为孕 12～22 周$^{+6}$，筛查结果分为高风险和低风险。

无论唐氏筛查还是无创 DNA 检测，都是筛查，不等于确诊。筛查临界风险或低风险也不能完全排除胎儿异常的可能性。若筛查结果提示高风险，需进一步进行产前诊断。若提示临界风险或低风险，不代表胎儿完全正常，需要结合孕期超声等其他检查项目进行综合评估。

（三）胎儿结构畸形筛查

对于出生缺陷低危人群，可在孕 20～24 周，通过超声对胎儿各器官进行系统的筛查，可以发现胎儿结构畸形，如无脑儿、严重脑膨出、严重开放性脊柱裂、严重胸腹壁缺损并内脏外翻、单腔心、致死性软骨发育不良等。孕中期产前超声胎儿畸形的检出率为 50％～70％。建议所有孕妇在此时期均进行一次系统性胎儿超声检查。

三、产前诊断

产前诊断是出生缺陷二级防控的重要部分，指在出生前对胎儿进行检测，并针对胚胎或胎儿的发育状态及是否患有疾病等进行诊断。并且对可治疗的疾病提供相应的治疗措施；对于目前不可治疗的疾病，向孕妇及家属提供充分的知情选择；针对可能发生的宫内或新生儿期出现的健康问题，帮助孕妇及家属做好医疗、经济、社会、心理等各方面的准备。

绒毛活检术(CVS)、羊膜腔穿刺术和脐血穿刺,是产前最常用的侵入性诊断方法。CVS是孕早期的侵入性诊断方法。以遗传检测为目的的羊膜腔穿刺术起始于20世纪50年代中期,从初期用于测定胎儿性别,到随后进行染色体及代谢性疾病的诊断。脐血穿刺较少用于遗传学诊断(通常在18周后),主要用于胎儿贫血的确诊。

(一)产前诊断指征

产前诊断的对象为出生缺陷的高危人群,除了筛查检出的高风险人群外,还有根据病史和其他检查确定的高风险人群,指征如下:

1. 年龄≥35岁。

2. 产前筛查提示胎儿染色体异常高风险。

3. 曾生育过染色体病患儿。

4. 产前B超检查怀疑胎儿可能有染色体异常。

5. 夫妇一方为染色体异常携带者。

6. 医生认为有必要进行产前诊断的其他情形。

以上是细胞遗传学的检测指征,随着基因测序及产前全外显子测序技术的发展,对单基因病的产前诊断能力也在逐渐提高。研究表明,在染色体核型和染色体拷贝数分析均未见异常的胎儿中,产前全外显子组测序(WES)可将结构异常胎儿的诊断率提高8.5%~10%。

2022年《全外显子组测序技术在产前诊断中应用的专家共识》提出,目前WES在产前诊断中的应用仅限于在影像学发现胎儿结构畸形时行遗传学病因筛查。常见胎儿结构异常包括:多发畸形、骨骼发育异常、心血管畸形、中枢神经系统畸形(包括中度以上的侧脑室增宽和脑积水)、颜面部畸形、泌尿生殖系统畸形等。不同系统畸形的诊断率差异较大,对于大多数超声软指标异常不推荐行WES。NT增厚,特别是>4毫米,其患努南综合征的风险明显增高,与孕妇沟通咨询后,考虑行核型+拷贝数分析+WES检测。

(二)产前诊断方法

1. 绒毛活检　CVS是经腹或经宫颈,在超声引导下,利用穿刺针对胎盘绒毛组织进行取样分析。主要用于染色体病、单基因病、基因组病的产前诊断。通常在孕10~14周进行,优点可早期和快速诊断,对严重遗传病胎儿,夫妻可选择早期终止妊娠,尽可能降低对母体的损伤。

CVS总体来说是安全的,但作为一种侵入性产前诊断技术,可能会造成阴道出血、感染、流产等。若由有经验的医师操作,CVS相关的流产率很低,约0.22%。另外,过早CVS与截肢畸形有关,故应避免在10周前进行。

2. 羊膜腔穿刺

(1)羊膜腔穿刺是在超声的引导下,选择合适的穿刺点,避开胎儿,将穿刺针刺入最合适的羊水池,抽取少量羊水,进行胎儿遗传学、代谢物或病原体检测。宜在孕16周后进行,此时有活性的细胞比例最高。

(2)羊水穿刺是一种成熟、安全的技术,大部分机构会全程在超声监测下完成。一般来说较安全,但有一定的母胎并发症风险,包括一过性的阴道出血或羊水渗漏、流产、早产、胎盘早剥、绒毛膜羊膜炎及胎儿损伤等。穿刺术后流产是所有孕妇都担心的问题,而事实上在有经验的穿刺中心,流产率为0.1%～0.2%,且部分流产可能并非手术操作引起,而是胎儿本身异常导致的流产。

3. 脐血穿刺 又称脐静脉穿刺术。是孕中/晚期的孕妈妈可选择的一种比较成熟的产前诊断方法,一般在18周以后进行,主要用于染色体病、单基因病、基因组病和血液相关疾病的产前诊断及宫内输血治疗。医生会借助超声观察胎儿、胎盘、宫颈内口,并测量胎心率及头臀长,制订安全的进针路径,并在超声的引导下,进针抽吸需要量的脐血,一般不超过5毫升。

因为脐带成螺旋状漂浮于羊水中,有一定的活动度,而且单根脐静脉夹在两根脐动脉中间,采血难度较大,所以脐静脉穿刺对技术和设备要求很高。可能引起胎儿宫内感染,胎盘出血、血肿、早剥,胎儿损伤,自然流产/早产,脐带出血、血肿或血栓形成等。

脐静脉穿刺手术一般由有丰富穿刺经验的医生操作,医生会最大限度地减少甚至避免并发症,孕妈妈们不用太过担心。

(撰稿:王光花、何成辉;审校:尹胜菊)

第三节 孕期营养与体重管理

本节主要介绍孕期营养摄入与体重增长的关系,同时纠正日常生活里孕妈妈们常见的一些饮食误区,为指导孕期通过膳食补足营养素并保持体重适宜增长提供核心信息。

孕期合理的营养不仅是胎儿生长发育的重要保障,也有助于预防妊娠贫血、妊娠糖尿病等并发症。改善孕妈妈的营养状况能有效地预防不良妊娠结局,并促进母子的健康。孕期体重管理可不是减重,孕期适度地控制热量但不能减少营养素的摄入。体重管理是一个科学的体系,绝不是一句"少吃、多运动"就能解决的问题。下面我们介绍一下与体重管理相关的一系列因素。

一、孕期体重管理始于孕前

(一)认识体质指数(BMI)

我们从关注自己的体重值开始,认识体质指数(BMI)开始。体质指数是用体重(千克,kg)除以身高(米,m)的平方得出的数字,是目前国际上常用的评价人体体重的一个标准,详细分类如下。

表 2-3-1　人体体重评价标准

体质指数	体重评价
BMI<18.5	低体重
18.5≤BMI<24	正常体重
24≤BMI<28	超重
BMI≥28	肥胖

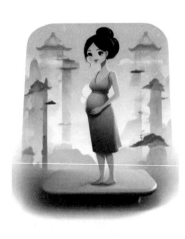

临床上发现,孕前肥胖女性多内分泌功能紊乱,症见月经异常、排卵障碍,甚至不孕的情况很常见。因此,备孕女性无论身体过胖、过瘦都应该积极进行体重管理,尽可能将体重控制在正常 BMI 范围内。

(二)调整生活方式,定期称重

健康管理的基础就是体重控制。女性要学会从孕前就了解自己的体重变化情况,每周至少称 1 次体重。称体重的正确方式:晨起,排空二便,空腹,着内衣称量。今后同一个秤,同一时间,穿着相同衣物重复称量。要从孕前调整生活方式,规律用餐,定时定量,不熬夜。

(三) 学习一些营养知识

均衡合理的营养是孕妈妈和宝宝健康的基本保障。孕妈妈发生营养不良不仅影响宝宝的生长发育,对宝宝的代谢功能及出生后甚至成年以后的代谢产生远期影响,还会影响妈妈的营养状况。所以孕妈妈学习一些营养知识,会吃会选(会看标签),不要道听途说,对于缓解孕期焦虑、平稳度过孕期是很有帮助的。

我们首先建议备孕女性要学习的就是会选食物,会看食物标签,能认识热量,能大致辨识主要营养素,帮助自己从日常生活里去选需要且适合的食物。通过一些官方媒体、官方科普网站、专业人员撰写的科普书等多渠道获取孕期相关知识,了解孕期营养对于孕育健康宝宝的重要性。

随着经济的发展和人们生活方式的改变,孕期膳食结构摄入不合理、身体活动量减少、体重增长过多,同时伴随钙、铁、碘、维生素 D 等营养素缺乏的现象较为普遍。孕妈妈要从孕前即备孕时开始调整膳食结构,储备充足的营养素,为胎儿生长发育提供良好的孕育土壤。

(四) 留心这些会增加脂肪的食物

1. 甜点-奶油蛋糕等甜品

(1) 蛋糕点心:奶油饼干、奶油、香脆的蝴蝶酥、巧克力、司康饼(一种英式面包)、焦糖甜点,年糕汤团如定胜糕、条头糕等,上海人生活里不可缺少的甜甜腻腻,也充满儿时回忆。

(2) 糖:如大白兔奶糖、太妃糖等。受传统文化影响,上海人生活里离不开甜。炒菜要放糖,烧肉要放糖,处处都需要糖,如白砂糖、红糖、黑糖、代糖等。要是大人口袋里拿出个大白兔奶糖,小孩子最是欢喜。

(3) 伪无糖:无糖食品风靡一时,人们关注健康,了解了吃糖多对身体不健康,市场上无糖月饼、无糖酸奶、无糖点心悄悄上市,人们纷纷购买。尤其是高血糖人群,认准无蔗糖就是健康食品。殊不知即使不额外添加蔗糖,也还有用精制的小麦粉制作的食品,多吃了也是碳水化合物,说到底也是糖,长脂肪的好东西。

2. 主食　如各类粥面食类。面食能做出来的花样美食太多诱惑了,比如包子、饺子、锅贴、汤面条、油饼、油条等。这些美食不仅好吃,有的还高油高糖。还有早餐的各类粥,如大米粥、小米粥、南瓜粥、芝麻糊等,糯米类主食比如炸糕、粢饭团、烧卖,也都是增脂美食。

3. 鸡汤鸭汤各种补汤　煲汤补一补,是家里老年人的拿手补品。如浓白骨头汤、鲫鱼汤、香浓老母鸡汤、滋补鸽子汤,还有十全大补甲鱼汤等,谁喝谁增肥。汤本身营养价值偏低,脂肪含量高,尤其不能在饭后喝、吃饭时喝,所以靓汤美味,也要当心增脂。

4. 伪健康的鲜榨果汁类　如酸奶饮料、无糖奶茶类,很多人误认为鲜榨果汁健康,所以当水喝。殊不知果汁也是增脂好物,最好适量饮用,吃完整的水果更健康。各式奶茶是当下年轻妈妈的心头爱,备孕女性和孕妈妈要警惕奶茶里的添加成分,尽量不喝或少喝,即使无蔗糖也不能排除增脂肪的风险。

酸奶是人们眼里顶呱呱的健康食品,饭后来一杯,赛过百步走。而对于备孕、体控期人群,建议优先选用无蔗糖酸奶来食用,看食物配料表第一位应是生牛乳。而对于一些看似像酸奶的乳酸饮料,尽量不选用,要学会分辨。

5. 各种甜饮料冷饮　我们在临床上经常有孕妇问:"我吃得并不多呀,怎么体重涨得这么快!"吃的总量不多,那是主观感受。客观上如果吃的都是高热量糖脂混合物,本身就热量很高了。另外,加上饮料,如可乐、雪碧、红茶、绿茶、果粒橙等,这些甜饮料,本身含糖量高,叠加在一起热量就上去了。各种冷饮含糖量也都很可观,吃多了,体重涨,体脂涨。

6. 薯片等膨化食物　美食界的能量高手,吃起来喷喷香,打开就停不来。又咸又热量高,快乐肥宅们的喜爱,也是增脂肪好手。

7. 健康坚果　"一口坚果半口油,一天两把必长肥。"坚果就是油脂,富含不饱和脂肪酸,我们吃的花生油是花生压榨出来的,可见,坚果里的脂肪量杠杠的。我们人体所需要的花生四烯酸、a 亚麻酸这些必需脂肪酸都可以从坚果中获得,其中膳食纤维含量也高。然而坚果虽好,不能多多益善,选对时间,最好早上吃,最好选原味,最好控制吃的量,一天 10～15 克。吃多了,就是妥妥增脂肪好物。

二、纠正错误的体重观

体重管理一般从孕前开始规划,要了解自己的体重以及体重变化的规律。我们在临床上看到,有的孕妈妈特别在乎自己的体重,怀孕之后每天称重,体重掉了就认为自己控制得好,体重增了就焦虑。孕早期体重增长太多往后可怎么办呀？有的孕妈妈认为体重管理就等于多运动或者体重长得少；也有的孕妈妈会说，将来宝宝的出生体重只要在5斤(2500g)以上就行了，出生以后再长也不迟，宝宝小点儿好生嘛。这些想法也都是片面的、不合理的。大家都知道，怀孕了要增加体重，那么孕期增加多少合适呢？增多增少有啥影响呢？问题多多，我们想提供一些信息，试图纠正一些体重管理的误区。解答这些问题，帮助你管理好孕期体重。在孕期体重管理的传统观念里，孕妈妈还有很多饮食认知的误区，我们将分条进行解读。

误区一：鸡汤鸭汤鸽子汤，汤汤水水有营养，孕期多喝补钙补营养

汤在中国人的饮食中占有重要的位置，喝汤是国人最钟爱的一种养生方式，家有孕妇，老人们更是忙着熬制各种靓汤补汤，要给孕妇补起来。因为传统观念上很多人认为食物经过炖煮后营养会全溶在汤里，多喝有营养。

其实，汤里的成分绝大部分是水，溶于汤汁中的营养少之又少，只有一些盐分和少量悬浮的脂肪，超90%的营养物质比如蛋白质、脂肪等都不会溶解在汤中，所以骨头汤里的钙也很难溶解到汤里。每100g鸡汤中仅含有约1.3g的蛋白质，每100g的鸡肉中含有约20.9g的蛋白质。很显然，肉才是补充营养的好材料。所以那些孕期豪饮了几个月荤汤的孕妈妈，自己体重长得快，胎儿却偏小，还诊断出存在缺钙、贫血的情况。

这足以说明，再美味的汤也不能满足孕妈妈和胎儿生长发育对于营养的需求。另外，荤汤里面的嘌呤含量也是非常丰富的，所以劝孕妇少喝荤汤，预防高尿酸血症以及痛风的发生。

三、体重不增反降的孕早期(0～3个月)

孕早期指孕1～3个月，即妊娠0～13周。临床上指导孕期体重增长量与孕前BMI有关，依据《中国妇女妊娠期体重监测与评价(2021年)》，参考孕妈孕前BMI，推荐孕期各阶段体重增长范围(表2-3-2)。

表2-3-2　孕期各阶段体重增长范围

孕前女性体质指数分类(BMI)	总增长值范围(千克)	孕早期增长值范围(千克)	孕中晚期增长值均值及范围(千克/周)
低体重(BMI<18.5)	11.0～16.0	0～2.0	0.46(0.37～0.56)
正常体重(18.5≤BMI<24)	8.0～14.0	0～2.0	0.37(0.26～0.48)

（续表）

孕前女性体质指数分类（BMI）	总增长值范围（千克）	孕早期增长值范围（千克）	孕中晚期增长值均值及范围（千克/周）
超重（24≤BMI＜28）	7.0～11.0	0～2.0	0.30（0.22～0.37）
肥胖（BMI≥28）	5.0～9.0	0～2.0	0.22（0.15～0.30）

（一）孕早期膳食宝塔

孕早期怎么吃呢？参考《中国备孕妇女平衡膳食宝塔》（下图）。在中国传统认知中，怀孕后就是"一人吃两人用"，由于孕早期宝宝还很小很小，所以不需要额外增加太多热量。孕妈妈的重点是学会调整自己的膳食结构，把以前那些自己不爱吃，但对宝宝生长发育有利的高蛋白质食物慢慢吃起来。孕早期的能量摄入和膳食结构都可以参考下图中的推荐标准来吃。过多的热量摄入，每日没有计划只为吃饱的饮食方式，都可能会造成孕妈妈涨体脂，甚至体重增长过量，增加之后罹患妊娠糖尿病、生出巨大儿的风险。

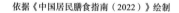

中国备孕妇女平衡膳食宝塔

依据《中国居民膳食指南（2022）》绘制

中国营养学会
Chinese Nutrition Society

MCNC-CNS
中国营养学会
妇幼营养分会

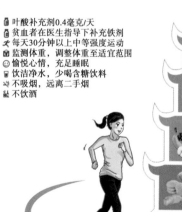

- 叶酸补充剂0.4毫克/天
- 贫血者在医生指导下补充铁剂
- 每天30分钟以上中等强度运动
- 监测体重，调整体重至适宜范围
- 愉悦心情，充足睡眠
- 饮洁净水，少喝含糖饮料
- 不吸烟，远离二手烟
- 不饮酒

加碘食盐	5克
油	25克
奶类	300克
大豆/坚果	15克/10克
肉禽蛋鱼类	130～180克
瘦畜禽肉	40～65克
每周一次动物血或畜禽肝脏	
鱼虾类	40～65克
蛋类	50克
蔬菜类	300～500克
每周至少一次海藻类	
水果类	200～300克
谷类	200～250克
——全谷物和杂豆	75～100克
薯类	50克
水	1 500～1 700毫升

中国营养学会指导
中国营养学会妇幼营养分会编制

V2022-2.00

妇幼营养分会网站 www.mcnutri.cn 图像文件下载

中国备孕妇女平衡膳食宝塔

（二）重要的叶酸

孕早期需要额外补充一个重要的营养素——叶酸。孕早期补充叶酸主要防止胎儿神经管畸形，而孕中/晚期保持体内充足的叶酸水平对于预防贫血、自发性流产、先兆子痫等的发生都有重要作用。因此，孕早期孕妈妈要多吃富含叶酸的食物，比如动物肝脏、鸡蛋、豆类、绿叶蔬菜、水果、坚果等。但因为食物中的叶酸加热易分解，影响吸收利用，因此不能代替叶酸类膳食补充剂。所以，建议孕妈妈在孕前3个月就开始使用叶酸补充剂补充。体内充足的叶酸不但能预防神经管畸形，还能预防巨幼红细胞性贫血以及高同型半胱氨酸血症，减低发生动脉粥样硬化和心血管疾病的风险，甚至对预防先兆子痫、胎盘早剥都有意义。

那么，补充叶酸什么剂量是适宜的呢？孕期：0.6毫克/日；哺乳期：0.55毫克/日。考虑到人群中还存在的叶酸代谢障碍等问题，备孕期、孕期和哺乳期女性以及特殊疾病人群，建议在医生指导下来补充更为安全。参照最新版2023年《中国居民营养素参考摄入量》，成年人叶酸每天的可耐受最高摄入量（UL）是1毫克。也就是说，正常成年人每天叶酸摄入低于1毫克，还是相对安全的。

（三）早孕反应改变了生活

孕早期在激素作用下，有一半以上的孕妈妈都有可能出现恶心呕吐、食欲不振、闻到一点儿油烟味或者荤腥味就要呕吐，这就是早孕反应。早孕反应影响了孕妈妈的全天能量摄入，有的孕妈妈体重不但没增，还出现了下降。以前爱吃的东西现在都不爱吃了，有时候突然想吃冷饮，想吃甜食，想吃汉堡包；以前从来不爱吃的，也不知咋了，越吃不着越是疯狂想吃，这都是早孕反应带来的改变。孕妈妈只能慢慢接受并尽可能避免早孕反应。

下面介绍几个小方法帮助妈妈们平安度过早孕反应期。

1. 避开油烟味，避开引起呕吐的刺鼻气味。

2. 少食多餐，不按正常餐点就餐，随时加餐，保证胃里有东西。

3. 适量冷食可帮助缓解孕吐。

4. 多喝水，适量苏打水、柠檬水都是不错的选择。

5. 一些有止呕吐的药物和食物，服用维生素 B_6 片、天然止吐药。多吃富含 B_6 的食物如动物肝脏、香蕉、红薯、核桃等。列举一些中医食疗小方剂如下。

（1）生姜、橘皮各 10 克，加红糖调味，煮成糖水做茶饮。

（2）甘蔗压汁，加生姜汁少许，做茶饮。

（3）橄榄捣烂，用水煎服，可缓解早期食欲不振、恶心等。

（4）选一些清淡爽口的干性食品，如烤面包、饼干，避免喝粥和汤菜。

6. 吃一些酸性食品，如青苹果、石榴、酸枣、橘子等，可改善食欲。

（四）培养良好饮食习惯

孕早期妈妈，要开始从我做起，关注自己的生活方式，因为前面提到宝宝的健康发育离不开妈妈均衡的营养补给和规律的活动，以及规律的作息时间。培养良好的饮食就餐习惯，是孕妈妈开始孕期健康生活的必备条件。以下几点供孕妈妈参考。

1. 戒掉奶茶、含糖饮料、碳酸饮料，咖啡适量　　奶茶和含糖饮料、碳酸饮料是增脂肪的元凶，还有可能降低机体营养素的吸收量。另外，糖摄入多了，对机体弊大于利，导致血糖高、龋齿，甚至有可能引发痛风。

2. 不喝酒和含酒精的饮料　　孕期整个阶段包括哺乳期的妈妈都不主张喝酒或者酒精饮料。摄入酒精可能会对宝宝中枢神经造成伤害，还有导致胎儿器官发育异常的风险，诱发畸形，甚至导致胎儿死亡。

3. 避免高油高糖食物　　孕期尽量远离以下食品：如夹心饼干、油条、汤包、肉包、薯条、华夫饼、沙琪玛、奶油蛋糕，以及一些含坚果、含水果干的"健康"麦片。这些高糖高脂食物给孕妈带来愉悦感与满足感，人体摄入糖脂混合物，大脑会开心，也特别容易上瘾。这些食物升血糖、长脂肪爱你没商量，孕妈妈要尽量不吃或者少吃。

4. 五谷杂粮为主食　　常见的五谷杂粮包括糙米、黑米、藜麦、荞麦、燕麦、玉米等。新版备孕妇女平衡膳食宝塔中建议，每天谷薯类总摄入推荐量，全谷类和杂豆 75～100 克，薯类 50 克。粗细搭配，大米中搭配糙米或者杂豆类（占总量 1/3 为宜），不是全糙米全粗粮，这一点特别重要。另外，粗粮糙米类尽量不要打成粉末来进食，粗粮粗着吃，更能发挥高纤维、抗氧化、提升饱腹感的优势作用，粗粮细作再食用就减低了健康效应。

5. 不吃或者少吃二次加工食物　　如培根、烤肠、果脯蜜饯、火腿肠、方便面、薯片等膨化食品。这些食物，隐形的脂肪和糖、盐的含量都很高，吃多了长体重增脂肪还有致癌的风险。建议孕妈妈理性控制,尽量不吃或者少吃。

6. 不能用水果代替主食　有早孕反应的孕妈妈喜欢水果的爽口脆,酸甜味,因为可口,容易吃多。车厘子、晴王葡萄、苹果、橙子、冬枣、榴莲、菠萝、香蕉等一吃就停不下来。每天 200~300 克就是推荐摄入量,孕妈妈要注意节制。水果虽好,不要贪吃。

(五) 孕早期运动

见本章中"第八节　孕期运动与休息"部分内容。

(六) 饮食认知误区

误区二:榴莲甘蔗菠萝蜜,香蕉火龙果解便秘,孕期多吃宝宝皮肤白

"孕期一定要多吃水果,生出的宝宝特别白""香蕉火龙果吃了不便秘,多吃点"各种声音不时出现在耳边。很多孕妈妈从孕早期开始,家里就堆满了五颜六色、酸甜可口的水果。水果真的有这么神奇的功效吗? 水果里含有最容易被人忽视的果糖,它是一种单糖,是所有糖中最甜的一种,其甜度是蔗糖的 1.2~1.8 倍。这使水果吃上去非常甜美,让人上瘾。当我们摄入过多的水果,果糖转化成脂肪,容易导致体重增长过多,孩子过大,容易导致血糖不稳定。所以孕期要适量控制水果量,每日 200~300 克,并不是多多益善。

四、体重稳步增长的孕中期(4~6个月)

孕中期指怀孕 4~6 个月,即孕 14~27 周。孕 14 周后每周增长 0.3~0.5 千克(孕前体重正常),肥胖的孕妈妈每周体重增长 0.2~0.3 千克。孕中期由于母体生理状态的改变,子宫、乳房、胎盘都增大了,组织液、血容量增加,孕妈妈体重稳步增长。不少人早孕反应逐渐消失,胃口开始恢复,有些早孕体重下降明显的孕妈妈,开始大鱼大肉地补起来。这样很容易造成孕中期体重超标,体重增长明显快于孕早期,容易诱发妊娠期高血糖、妊娠期血脂异常等,这个阶段的体重控制显得特别重要。

(一) 孕中/晚期膳食宝塔

孕中期妈妈参考下页《中国孕期妇女平衡膳食宝塔》来安排每日饮食。相比备孕期、孕早期,每日热量、蛋白质及各种营养素的需求都有所增加,尤其是微量营养素(维生素、矿物质等)。

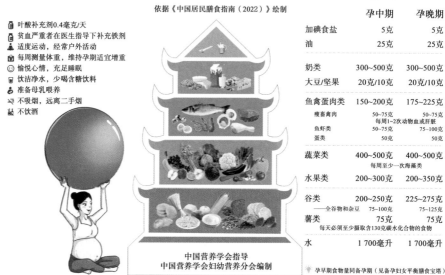

中国孕期妇女平衡膳食宝塔

（二）孕期各个阶段营养素推荐增加量（表 2-3-3）

表 2-3-3　孕期各个阶段营养素推荐增加量

	孕前	孕早期	孕中期	孕晚期
能量(千卡/日)	1 800	+0	+250	+400
蛋白质(克/日)	55	+0	+15	+30
钙(毫克/日)	800	+0	+0	+0
铁(毫克/日)	18	+0	+7	+11
锌(毫克/日)	8.5	+2	+2	+3
维生素 C(毫克/日)	100	0	15	15
维生素 A(微克视黄醇活性当量/天)	660	0	70	70

注:《中国居民营养素参考摄入量(2023 版)》,中国营养学会,人民卫生出版社,2023。

（三）专业营养师提供的5日餐单（表2-3-4）

表2-3-4　专业营养师提供5日餐单

日期	早餐	加餐	午餐	加餐	晚餐	加餐（可选择）
周一	全麦面包1片 蒸蛋1份 卤牛肉3片	小番茄（8颗）	藜麦米饭 木耳瘦肉 西红柿烧豆腐 蚝油生菜	低脂牛奶1杯	花生红豆饭 虾仁海带豆腐 芦笋肉丝	无糖酸奶1盒
周二	蔬菜包1个 原味豆浆1杯 白煮蛋1个	原味腰果（4颗）	荞麦花生米饭 清蒸鲈鱼 木耳炒腐竹 清炒油菜	蓝莓125克	红薯米饭 红烧鲳鱼 醋熘娃娃菜	苹果1/2个
周三	红豆燕麦粥 白煮蛋1个 凉拌黄瓜 蒸南瓜2牙	酸奶1盒（无糖）	意大利面 虾仁芹菜豆干 蒜泥西兰花 凉拌豆芽	开心果（10颗）	山药米饭 凉拌藕片 煎牛排	南瓜籽15克
周四	原味燕麦片 低脂牛奶1杯 卤鸡蛋1个	草莓（100克）	燕麦大米饭 白灼虾 肉末炒豆角 豆腐蔬菜汤	无糖酸奶1盒	杂粮饭 炒青菜 红烧大虾	黄瓜1根
周五	蔬菜荞麦面 蒸鸡蛋 凉拌西兰花	柚子2牙	糙米饭 白菜烧豆腐 胡萝卜炖牛肉	低脂牛奶1杯	芸豆糙米粥 西葫芦炒肉 山药炒鱼片	紫薯1节

（四）孕中期学会加餐

　　孕中期开始，大部分孕妈妈孕吐消失，食欲大增，特别想吃东西。我们在临床上碰到很多职场孕妈妈中午在单位吃，有时就凑合吃吃，吃饱不饥则罢，没太在意营养均衡的问题，晚餐回家会吃得比较好。这样从营养素上虽然说"凑凑也够"，但是热量就会集中在晚上，不利于体重的管理。所以还是建议孕中期的各位妈妈重点还是要放在早餐和中餐，注意饮食种类和结构的营养均衡，晚餐可以适当降低一些热量（主食要充足）。为了防止孕妈妈暴饮暴食，建议孕妈妈采取少食多餐的方式来弥补正餐营养的不足。这种饮食方式有助于维持血糖的稳定性，减少胃肠负担，也有助于体重控制。可选用来作为加餐食品的健康食物举例如下。

1. 坚果类　如开心果、杏仁、核桃。优点:富含不饱和脂肪酸。缺点:热量较高,需控制进食量。

2. 奶制品　如牛奶、无糖酸奶、奶酪。优点:富含丰富的钙质和优质蛋白。缺点:乳糖不耐受者需控制每天摄入量,选择无乳糖牛奶。

3. 水果　如苹果、猕猴桃、小番茄等。优点:两餐之间食用,缓解饥饿。缺点:控制每日总量,不宜多吃。

4. 粗粮类　全麦面包、低 GI 饼干、薯类、玉米等。优点:补充能量,控制血糖。缺点:口感较差,难以坚持。

(五) 关于补钙

与非孕期相比,孕期钙代谢的改变起源于孕期相关激素水平改变及其对钙代谢的调节作用。孕期雌激素水平升高可使钙的吸收率增加 1 倍以上。低钙摄入时,雌激素水平升高对钙吸收率增加的影响更为明显。此时,胎儿生长发育需要大量的钙,保证钙的充足摄入可有效减少妊娠高血压和孕期缺钙的发病风险。奶制品是最优质的钙来源之一,牛奶、酸奶、奶酪等,还有大豆类制品以及一些绿色蔬菜。

(六) 孕中期优质蛋白质的获取(表 2-3-5)

表 2-3-5　获取约 25 克蛋白质的食物组合

食物及数量(克)	蛋白质含量(克)	能量(千卡)	食物及数量(克)	蛋白质含量(克)	能量(千卡)
牛里脊 50	11.3	53	鸭胸肉 50	7.5	120
鲈鱼 40	9.3	52.5	基围虾 50	9.1	50.5
牛奶 200	6.8	120	北豆腐 100	9.2	116
合计	27.4	205.5	合计	25.8	286.5

注:《中国食物成分表(标准版·第六版/第一册、第二册)》,杨月欣主编,北京大学医学出版社,2018/2019。

(七) 孕中期运动

见本章中"第八节　孕期运动与休息"部分内容。

(八) 饮食认知误区

误区三:孕期不加餐,一天三顿正常吃,加餐的话,体重增得更快了

孕期体重管理的重要秘诀之一就是规律用餐,定时定量。孕早期很多孕妈妈都有早孕反应,上一顿刚吃的食物可能下一秒就吐了,所以只是三顿正餐不能满足一天对营养和能量的需求,最好采取不定时进餐的方式来弥补三餐的不足。妊娠期间增加餐次但不增加饮食的总量,更有利于控制体重和摄取全面的营养。随着孕周的增加,孕妈妈的基础代谢率增加,孕中/晚期的孕妈妈会觉得比平时更加容易饿,所以要增加餐次。按这样的时间安排,白天每两三个小时就会有一次正餐或是加餐,这样的吃法,一般孕妈妈不会觉得饿,也就不会下意识地多吃了。

五、增长迅速的孕晚期(7~10个月)

孕晚期指怀孕7~10个月,即妊娠28周至其后(约40周)。这个时期宝宝和孕妈妈的体重都在迅猛增加,孕妈走动感到比较沉重,各种不适感逐渐增加。各器官被增大的子宫挤压,可能有便秘、背部不适、腿肿和呼吸费力等状况,都是正常的。

孕晚期母体发生了很明显的变化,增大的胎盘、乳腺、羊水、不断发育的胎儿都是晚期孕妈妈增重的主要原因。宝宝在这个阶段的生长速度也达到最高峰,身体对各种营养的需求量都非常大。宝宝开始在肝脏和皮下储存糖原及脂肪,所以孕妈妈饮食量要相应增加,补充充足的营养物质,但也要避免体重增长过快。

从现在开始直至分娩,孕妈妈体重增加3~5千克。每周体重增加0.3~0.4千克,而那些孕前有肥胖的妈妈每周体重只能长0.2千克左右。孕妈妈最好不要超过这个数值,否则宝宝长得过大,增加了分娩的困难。

近些年来,由于孕妈妈体重增长过快导致的高血压、糖尿病、巨大儿、难产等问题引起了人们的关注。所以有越来越多的女性怀孕后,都带上家属去医院咨询孕期如何吃能够长胎不长肉。

(一)孕晚期饮食

这个阶段更要强调荤菜足量,按照笔者上页中蛋白质食物搭配法去选择高蛋白高纤维低脂肪的健康食物,保障迅速增加的蛋白质的需求量。我们在门诊经常可以碰到一些素食主义的孕妈,这个阶段更要注意补充足量豆制品、奶制品以及蛋类或者鱼类,优先保障优质蛋白质的摄入。

按照《中国孕期妇女平衡膳食宝塔》推荐的孕晚期食物和数量来安排每

日饮食:每日400～500克蔬菜菌菇类,175～225克鱼禽蛋瘦肉,225～275克谷类。

吃素不吃荤的饮食更容易出现体重的异常增长,更容易伴随营养不良,尤其是容易发生缺铁性贫血、钙缺乏、低蛋白血症等。所以孕期控制好体重的秘诀就是保障每日饮食中有足量蛋白质。以下提供了孕晚期5天的推荐食谱(表2-3-6),供大家参考。

表2-3-6 专业营养师推荐孕晚期5日餐单

日期	早餐	加餐	午餐	加餐	晚餐	加餐(可选择)
周一	素菜包1个 蒸蛋一份 原味豆浆300毫升	牛油果1/2个	藜麦米饭 木耳瘦肉 西红柿烧豆腐 蚝油生菜	低脂牛奶1杯 低GI饼干	花生红豆饭 虾仁海带豆腐 芦笋肉丝	南瓜籽 无糖酸奶
周二	水果玉米1节 低脂牛奶1盒 白煮蛋1个	原味腰果(4颗)	荞麦花生米饭 清蒸鲈鱼 木耳炒腐竹 清炒油菜	苹果1/2个 2个鸡蛋白	红薯米饭 红烧鲳鱼 醋熘娃娃菜	原味麦片 无糖酸奶
周三	红豆燕麦粥 卤蛋1个 凉拌黄瓜 蒸南瓜2牙	无糖酸奶1盒	意大利面 虾仁芹菜豆干 蒜泥西蓝花 凉拌豆芽	开心果10颗 小番茄8个	山药米饭 凉拌藕片 煎牛排	全麦面包 低脂牛奶
周四	原味燕麦片 低脂牛奶1盒 卤鸡蛋1个	猕猴桃1个	燕麦大米饭 白灼虾 肉末炒豆角 豆腐蔬菜汤	无糖酸奶1盒 腰果5颗	杂粮饭 炒青菜 红烧大虾	苏打饼干 低脂牛奶
周五	蔬菜鸡蛋荞麦面 凉拌西蓝花 盐水牛肉4片	蓝莓1盒	糙米饭 白菜烧豆腐 胡萝卜炖牛肉 凉拌藕片	低脂牛奶1杯 杏仁	芸豆糙米粥 西葫芦炒肉 山药炒鱼片	紫薯 低脂牛奶

(二) 及时纠正缺铁性贫血

妊娠合并贫血对母体、宝宝和新生儿都会造成近期和远期影响,可增加孕妈妈妊娠期高血压疾病、胎膜早破、产褥感染和产后抑郁的发病风险。华东地区孕中/晚期孕妈妈中缺铁性贫血较常见,需要不断加强对孕妈妈的健康教育,及时筛查,尽早补充。

补铁优选食物是动物内脏、动物血、猪牛羊等红色肉类的瘦肉,含铁丰富的植物性食物有黑木耳、芝麻等(表2-3-7),但吸收率远远不如动物性来源的食物。民间用菠菜补血、红枣补血的方法,不但人体吸收率差,还干扰其他途径对铁的吸收,在孕期并不可取。

表 2-3-7　常见含铁丰富食物的铁含量表(毫克/100 克可食部)

食物名称	铁含量	食物名称	铁含量	食物名称	铁含量
鸭血	30.5	鸡血	25.0	猪血	8.7
鸭肝	35.1	猪肝	23.2	鸡肝	12.0
蛏	33.6	河蚌	26.6	秋蛤蜊	22.0
牛肉干	15.6	山羊肉	13.7	猪肉(瘦)	3.0
黑木耳(干)	97.4	紫菜(干)	54.9	黄蘑(干)	51.3
黄花菜	8.1	菠菜	2.9	红枣(干)	2.3

注:《中国食物成分表(标准版,第六版/第一册、第二册)》,杨月欣主编,北京大学医学出版社,2018/2019。

(三)孕晚期运动

见本章"第八节　孕期运动与休息"部分内容。

(四)饮食认知误区

误区四:体重增得快,主食吃多了,戒碳水、戒主食就能控制好体重

我们应该明确:主食≠胖。有人说,想要减肥,不想变胖,一定不能吃米饭或者要少吃米饭。真的是米饭惹的祸?米饭是国人的主食之一,但近年来关于米饭的谣言四起,"大米吃多容易导致糖尿病""吃米容易发胖",以米谷面类为代表的碳水类主食似乎被"打入了冷宫"。事实上,不是这样的,我们不能随意丢掉主食(如谷薯类)来控制体重。尤其是一旦确认怀孕后,孕妈妈就要注意饮食结构了。

按照中国营养学会孕期饮食的推荐,孕早期每天需要进食 200～250 克主食。比如:一顿午餐大约 160 克熟米饭(约 60 克生大米),热量约 250 千卡,再配上肉和豆制品,还有蔬菜,总热量可以达到 400～450 千卡,荤素搭配,热量适宜。米饭本身属于碳水化合物,是很经济的能量来源。所以从我们自身每天日常活动所需的能量角度考虑,提供能量的主要是糖和脂肪,并尽量节约蛋白质的消耗。假如用苹果代替主食,一个苹果差不多200克,热量100千卡左右,熬不到2小时就饿了。如果我们吃2个苹果,热量已赶超米饭,饱腹感还远远不及大米饭。并且我们饿了随手抓来的零食一般都是高脂肪、高热量的食物,吃了还想吃,等肚子填饱了,热量也超了,体重也涨上去了,这样一算,还是吃米饭最合适。

对于经常不吃主食的人,轻者可在尿液里出现尿酮体,甚至血液中出现酮体。孕期出现酮体,首先考虑主食摄入不足,酮体是脂类代谢产物,由于本身是小分子物质,可以穿过胎盘屏障,会损伤胎儿的神经发育。同时,长期不吃碳水类主食,很容易产生一种报复性饮食,就是久了不吃,猛吃一顿,对控制孕期血糖和体重极为不利。因此,孕期通过不吃主食来控体重的做法不可取。

(撰稿:付锦艳;审校:高玉平)

第四节　孕期病毒感染防与治

怀孕是每位女性生命中的一段特殊旅程,她们需要特别关注自己和胎儿的健康。在孕期,孕妇更容易受到各种病毒感染的威胁,这可能对胎儿造成严重影响。因此,正确的预防和有效的治疗显得至关重要。在本节中,我们将讨论孕期病毒感染的预防与治疗,希望能帮助孕妇更好地保护自己和宝宝的健康。

一、定义

孕期病毒感染指的是孕妇在怀孕期间感染病毒,可能影响胎儿健康的情况。常见的孕期病毒感染包括流感病毒、巴雷病毒、单纯疱疹病毒感染等。

二、病毒传播途径

在孕期,孕妇需要格外注意避免病毒感染,因为病毒传播可能对胎儿造成不良影响。以下是一些常见的病毒传播途径以及如何避免感染的建议。

1. 空气传播　一些病毒通过空气传播，如流感病毒和麻疹病毒。孕妇应避免与感染病毒的人密切接触，尤其是在人群密集的场所。保持室内通风、勤洗手、戴口罩等都是预防空气传播病毒的措施。

2. 食物和水传播　一些病毒通过受污染的食物和水传播，如诺如病毒和肝炎病毒。孕妇应尽量选择新鲜、熟透的食物，避免生食和不洁饮水，确保饮食卫生。

3. 接触传播　一些病毒通过直接接触感染者的皮肤或黏膜传播，如疱疹病毒和疟疾寄生虫。孕妇应避免与感染病毒的人接触，并注意个人卫生，勤洗手，避免分享个人用品。

4. 物品传播　一些病毒可以通过受污染的物品传播，如流感病毒和胃肠炎病毒。孕妇应避免共用毛巾、杯具等个人物品，要定期清洁卫生，并保持室内清洁。

总之，孕妇在孕期要尽可能避免与感染病毒的人接触，注意个人卫生，保持健康的生活方式，以降低病毒感染的风险。如有不适或感染症状，应及时就医，遵医嘱进行治疗。保护自己的健康，也是保护宝宝的健康。

三、对胎儿的影响

1. 流感病毒　流感病毒对孕妇的影响比一般人更加严重，因为孕妇的免疫系统处于低防御状态，容易受到感染。如果孕妇患上流感，可能会导致以下几种情况。①增加出现并发症的风险：流感可能会加重孕妇的呼吸系统疾病，如支气管炎、肺炎等，导致呼吸困难；也可能增加子痫前期、早产和胎盘早剥等妊娠并发症的风险。②影响胎儿发育：孕妇感染流感后，病毒和体内的免疫反应可能会影响胎儿的生长发育，增加胎儿发育异常或流产的风险。③可能导致孕妇病情加重。孕期体内的免疫系统发生变化，加之流感病毒的直接损害，孕妇一旦感染流感病毒很容易出现并发症，病情加重。

2. 肠道病毒　肠道病毒感染是一种常见的病毒感染，通常引起手足口病和疱疹性咽峡炎等疾病。对于孕妇而言，肠道病毒的感染可能会对胎儿造成一定影响。①胎儿畸形：肠道病毒感染可能导致胎儿出现一些畸形，尤其是在孕早期感染肠道病毒的情况下。胎儿可能出现神经系统问题、先天性心脏病等情况。②流产风险：孕妇感染肠道病毒可能增加流产的风险，尤其是在孕早期感染病毒时。因此，孕妇在怀孕期间应尽量避免感染病毒。③高胆红素血症：一些研究表明，肠道病毒感染可能导致孕妇患上高胆红素血症，从而影响胎儿的健康。④其他并发症：肠道病毒感染还可能引起孕妇自身出现一系列症状，如发热、疲劳、口腔溃疡等，进而影响胎儿的生长和发育。

3. 单纯疱疹病毒 本病毒感染为人类单纯疱疹病毒（HSV）所致，多侵犯皮肤黏膜交界处，皮疹为局限性簇集性小水疱，病毒长期潜伏和反复发作为其临床特征。在怀孕期间感染可能导致新生儿疱疹，同时也存在神经系统损害的风险。例如带状疱疹病毒感染在孕期可能导致胎儿出现神经系统问题，包括发育迟缓和脑部畸形。如果孕妇患有带状疱疹，应及时就诊并接受治疗，以减少对胎儿的影响。

4. 风疹病毒 该病毒是一种能引起风疹的病毒。风疹是一种常见的急性呼吸道传染病，主要通过呼吸道飞沫传播。风疹病毒感染在孕期可能导致胎儿患有先天性风疹综合征，包括心脏、听力和视力等方面的损伤，影响胎儿各系统器官的健康和发育。孕妇应接种风疹疫苗，并在怀孕前确认自己是否对风疹有免疫力。

5. 巨细胞病毒感染 巨细胞病毒是一种广泛存在的病毒，在孕期感染可能导致胎儿出生时出现先天性巨细胞病毒感染。孕妇应避免接触患有巨细胞病毒感染的人，保持良好的个人卫生习惯也很重要。

孕期病毒感染对孕妇和胎儿都可能造成严重危害，因此预防和治疗至关重要。孕妇应该注意个人卫生、避免感染源以及及时就医治疗。只有保持健康的生活方式和正确的应对措施，才能确保孕期顺利度过，为宝宝的健康打下良好基础。

四、治疗

如果孕妇不幸感染了病毒，应该及时就医并遵循医生的治疗建议。在治疗过程中需要注意以下几点。

1. 及时就医 在怀孕期间，如出现任何感染症状，应立即就医。专业医护人员会给予适当的诊断和治疗。

2. 药物治疗 根据医生的建议使用安全的药物。避免自行使用药物，特别是抗生素和非处方药品。

3. 多休息 保持充足的休息对身体恢复和免疫力提升至关重要。

4. 合理饮食 摄入足够的营养和水分，选择易消化、富含营养的食物，以保证母体和胎儿所需的营养供应。

5. 多补充水分　保持水分摄入，有助于身体排毒和维持正常功能。

6. 医学观察　定期接受医生的随访和观察，确保病情得到有效控制和监测。

7. 遵循医嘱　严格遵守医生的治疗方案和建议，不擅自更改或中断治疗过程。

五、预防

孕妇在怀孕期间容易感染病毒，对胎儿和自身都会有较大的危害。因此，预防病毒感染对于孕妇来说是非常重要的。以下是一些预防孕期病毒感染的方法。

1. 避免人群密集场所　尽量避免前往人流密集的地方，例如医院、车站等，特别是在流感高发季节。如果必须外出，请佩戴口罩，勤洗手，以减少病毒传播的风险。

2. 保持个人卫生习惯　保持良好的个人卫生习惯对于预防病毒感染至关重要。经常洗手，尤其是接触过公共设施后；避免用手触摸口鼻眼等部位；保持居室清洁通风。

3. 增强免疫力　通过均衡饮食、适量运动和充足睡眠来增强免疫力。多吃新鲜水果、蔬菜，摄入足够的维生素 C 和维生素 D，有助于提高身体抵抗力。

4. 注意饮食安全　在孕期，食品安全更加重要。避免吃生肉、生鱼、未熟蛋类等容易引起感染的食物，确保所有食材煮熟煮透。选择新鲜食材，避免食用过期或变质食品。

5. 及时接种疫苗　在怀孕期间，及时接种相关疫苗对您和宝宝都是非常重要的。咨询医生建议，确保接种流感疫苗和其他推荐疫苗，以提供额外的保护。在孕期，孕妇接种疫苗可以有效保护孕妇和胎儿免受传染病的侵害。以下是孕期可以考虑接种的疫苗。

（1）流感疫苗：孕妇可以接种季节性流感疫苗，尤其是在季节性流感高发的时期。因为孕妇感染流感可能导致严重并发症，对胎儿也有危害。

（2）百白破疫苗：百白破疫苗可以保护孕妇和胎儿不受白喉、破伤风和百日咳等疾病的侵害。

（3）乙肝疫苗：对于高乙肝病毒感染率地区的孕妇，接种乙肝疫苗可以保护自身和胎儿的健康。

（4）水痘疫苗：对于未感染水痘病毒的孕妇，可以考虑接种水痘疫苗，以避免孕期感染水痘对胎儿造成危害。

在考虑接种疫苗时，孕妇应咨询医生，医生会根据孕妇的个人情况和疫苗的安全性给予建议。需注意孕妇不宜接种含活病毒的疫苗，如麻疹、流行性腮腺炎、风疹（MMR）疫苗等。最好在怀孕前接种疫苗，如果已经怀孕，请告诉医生并遵循医生的指导。

6. 避免接触患病人群　尽量避免接触有呼吸道疾病症状的人群，包括感冒、流感患者。如果家人或同事患病，请尽量保持距离，戴好口罩，并注意个人卫生。

7. 密切关注身体状况，及时就医　如果孕妈妈出现发热、咳嗽、呼吸困难等症状，及时就医并告知医生您的怀孕状况。医生会给予专业的建议和治疗，确保您和宝宝的安全。

（撰稿：王馨云；审校：高玉平）

第五节　孕期药物的使用与禁忌

本节先从理论方面介绍胚胎发育的过程、药物作用于胚胎的相关知识，然后从临床实践方面介绍孕期使用药物的原则与禁忌、孕期常见疾病的药物选择与禁忌、孕期疫苗的接种，为新手爸妈提供孕期用药的正确知识及合理用药建议。

一、胚胎发育过程及对药物的敏感性

妊娠是胚胎和胎儿在母体内发育成长的过程。胚胎是生命的开端，它在母体内经过一个复杂而又协调的过程逐渐成长发育为胎儿。

受精卵是胚胎最初的形态，卵子的受精是在输卵管的上段完成。当受精卵在输卵管中段时，胚胎发育就开始了。受精卵一边进行有丝分裂，一边沿输卵管向子宫方向移动，2～3天可到达子宫。此时细胞开始初步分化，形成由内细胞团、囊胚腔以及滋养外胚层组成的结构,称为囊胚。受精后 6～7 天,囊胚植入增厚的子宫内膜中,这就称为受精卵着床。

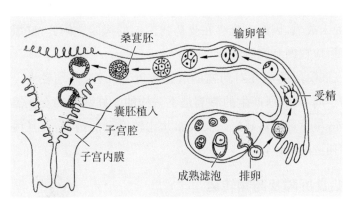

囊胚着床

受精后 1～2 周内是胚胎早期(或称着床前期),受精卵完成了着床植入,但细胞组织尚未分化,此期药物对胚胎影响的结果是"全"或"无"。"全"是指有害药物全部或部分破坏胚胎细胞,导致胚胎早期死亡,表现为妊娠终止、流产或被母体吸收。"无"是指有害药物未损害胚胎或损害较少量细胞,由于此时期的细胞在功能上具有潜在的多向性,可以补偿或修复被损失的细胞,因此不出现异常。此阶段如果不发生流产,则多数也不残留畸形。

胚胎期(或称胚胎器官形成期)系指受精后 3～8 周,各器官正处在发育、形成阶段,细胞开始定向分化,大部分器官形成于这个时期,是致畸高度敏感期。在这个时候,若受到乙醇、锂,或某些药物如苯妥英钠、异维 A 酸、沙利度胺等的作用,可出现严重的结构畸形。不同系统和器官的形成和发育不完全同步,大多数器官对致畸作用有特殊的敏感期,如:中枢神经系统于受孕 15～25 天,心脏于受孕 20～40 天,四肢于受孕 24～46 天易受药物的影响。由于有些器官是同时分化,故一种具发育毒性的药物可引起多器官的畸形。但具体的药物,需进行具体的分析。如确需用药,需要在医生的指导下谨慎选择用药。

受精 9 周至足月,是胎儿生长、器官发育、功能完善的阶段,药物致畸的可能性减少,但神经系统、生殖器官和牙齿仍在继续分化。这个时期,药物的影响主要涉及胎儿生长和器官功能方面,主要表现为胎儿生长受限、低出生体重和功能行为异常等。例如孕妇服用己烯雌酚致后代生殖道畸形或阴道腺癌，这些情况直至青春期才显现；特别是神经系统分化、发育和增生达到高峰，仍有可能因药物而受影响。神经系统在整个妊娠期间持续分化、发育直至出生时尚未成熟，因而一直存在受药物影响的风险。因此，妊娠中晚期用药也应慎重，应权衡利弊后选择。

不同发展阶段的胎儿对药物的敏感程度不一样，差别较大。同样的药物，使用的孕周不同，所产生的影响是不一样的。妊娠期妇女在需要用药时应权衡利弊，尽量选用对妊娠妇女及胎儿比较安全的药物，并且注意用药时间、疗程和剂量的个体化。

二、胎盘屏障及药物转运

受精卵在宫腔内着床后，它的绒毛会侵入子宫内膜并逐渐伸展与子宫内膜紧密结合，两者融合在一起形成胎盘。到妊娠 12 周左右，胎盘完全形成。胎盘可调节、分配、转运及合成胎儿发育和维持妊娠所需的重要营养物质、激素和生长因子，清除胎儿循环中的代谢废物，并通过胎盘屏障阻止胎儿的有毒物质暴露。

母胎之间的界面为胎盘屏障，氧气等小分子物质可以通过简单扩散穿过胎盘屏障，而大多数物质，包括生物小分子物质、抗体和药物等，则需要通过蛋白依赖性通道，以异化扩散或主动运输的形式，在母胎间双向穿过胎盘屏障。影响药物转运的因素包括：分子量、电离度、脂溶性、蛋白结合情况，以及胎儿和胎盘血流量。分子量<600 道尔顿(Da)的非电离、非蛋白结合的脂溶性药物可自由通过胎盘。>1 000 Da 的高分子量药物很难透过胎盘，如胰岛素(6 000 Da)则不能经胎盘大量转运。

三、孕期药物的使用原则与禁忌

(一) 孕期安全用药的一般原则

1. 孕期尽可能避免用药，特别是孕期前 3 个月。孕期前 3 个月是胎儿器官发育的主要时期，该时期用药胎儿发生结构畸形的风险会更大。某些器官发育贯穿整个孕期，因此在孕晚期用药仍然可能导致胎儿发生轻微形态学异常、功能异常和生长障碍。

2. 孕期用药需有明确的指征。使用某种药物时，需权衡用或不用该药的利弊，仅当药物对母亲的获益大于胎儿的风险时才考虑使用该药。

3. 选择最安全的药物，尽量单药使用，避免联合用药。应使用安全记录良好且有效的老药而非新药，因为新药的孕期应用数据通常极少或没有。

4. 使用药物时，在保证效果的情况下使用最低有效剂量和最短有效疗程。药物的药理效应和毒性反应通常呈剂量依赖性，剂量越大，疗程越长，对胎儿的不良作用风险越大。

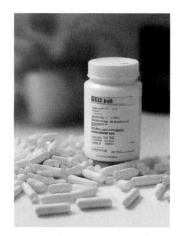

孕期尽可能避免用药

5. 孕期生病不就医、不吃药、硬扛的做法不可取。因为疾病本身也可能对胎儿有影响，如孕期发热可引起胎儿心动过速，自然流产或胎儿先天性异常的风险可能升高。

6. 若对正在使用的药物有担忧，以及在停药或开始使用新药前应联系医生，不可自行更改用药方案。

（二）孕期避免使用的药物

基于对动物和人类的药物研究或人类用药经验，少部分药物已被证实对胎儿有危害，孕妇使用该类药物无益，因此禁用于妊娠或可能怀孕的患者。孕期常见的应禁止使用的药物列举如下。

1. 沙利度胺 又称反应停，对胎儿有严重的致畸性，包括四肢、其他骨骼、颅面、主要器官（肺、心血管、胃肠、泌尿生殖系统）、腹股沟疝多发缺陷等，孕期禁用。

2. 异维A酸 是维生素A的天然衍生物，可以使皮脂腺萎缩，有效治疗痤疮。异维A酸可引起致命的出生缺陷（可增加中枢神经系统、心血管系统发育异常、耳畸形和腭裂缺陷的风险，如小耳畸形、肺心病、胸腺发育不全、其他主动脉弓异常以及某些先天性心脏畸形）。服用任何剂量异维A酸，即使短时间服用也有引起严重出生缺陷的极高风险，因此备孕期和孕期禁用。

3. 甲氨蝶呤 是一种叶酸类似物，可以竞争性抑制二氢叶酸还原酶，干抗 DNA 合成。孕妇使用甲氨蝶呤可导致胚胎/胎儿毒性、流产、死胎或先天性畸形（如小头畸形、脑膜瘤、小腿骨化减少、腭裂、先天性管状长骨狭窄等），非恶性疾病孕妇禁用。

4. 利巴韦林　又名病毒唑，是核苷类抗病毒药物。动物实验证实有明确的致胎儿畸形或者有来自调查报道的胎儿危害，孕妇使用该药物的危险远高于任何可能的获益。建议孕妇及男性伴侣禁用，且服用该药期间和治疗结束后 6 个月内均应严格避孕。

5. 抗生素类　①喹诺酮类药物可透过胎盘，对软骨和骨组织具有高亲和力，在未成熟软骨中最高，孕早期可能会增加骨畸形的风险，但现有研究还没有相关报道，还需进行更大规模研究。药品说明书提示孕妇禁用，故建议孕妇尽量避免使用，特别是妊娠前三个月。②四环素类药物能穿过胎盘，通过与钙离子结合蓄积于胎儿的牙齿和骨骼中，造成骨和牙齿染色，持续高剂量暴露能导致牙釉质发育不全。大多数四环素类药物在妊娠期禁用，特别是妊娠中晚期。③氨基糖苷类抗生素，包括链霉素、庆大霉素、卡那霉素等药物有耳神经毒性，它们可以通过胎盘进入胎儿的体内，可能会影响胎儿的听力发育。

6. 抗癫痫药　传统的抗癫痫药物包括丙戊酸钠、卡马西平、苯巴比妥、苯妥英钠等，已被证实有致畸作用。其中，丙戊酸钠的致畸风险最高。抗癫痫药物的致畸作用包括严重先天畸形、胎儿生长受限、神经发育风险。严重先天畸形包括神经管缺陷、先天性心脏缺陷、泌尿道缺陷、骨骼畸形以及唇腭裂，神经发育风险包括 IQ 评分及语言评分低、孤独症谱系障碍风险高。

7. 降压药　血管紧张素转化酶抑制剂包括卡托普利、贝那普利、依那普利等，血管紧张素受体拮抗剂包括氯沙坦、厄贝沙坦、缬沙坦等，妊娠早期使用以上两类药物可致胎儿心血管畸形；妊娠中晚期使用会引起胎儿肾功能下降、羊水过少，进而导致胎儿肢体痉挛、颅面变形、骨骼畸形、肺发育不良、宫内生长受限、早产、动脉导管未闭，增加胎儿/新生儿的发病率和死亡率。因此，妊娠期禁止使用上述两类降压药，发现意外怀孕后应立即更换为其他降压药物。

8. 中药类　一些中药具有抗早孕、引产、致畸作用，因此孕期禁用。具有抗早孕的作用中药有红花、半夏、莪术、牛膝、马鞭草、紫草、益母草、水蛭、牡丹皮等；具有引产作用的中药有桃仁、红花、三棱、当归、川芎、赤芍、丹参、芫花、牛膝以及天花粉等；具有致畸的作用的中药有地龙、芦荟、生草乌、朱砂、白术等。

四、常见疾病的药物选择及禁忌

（一）解热镇痛药

解热镇痛药为妊娠期常用的药物，能够缓解患者的发热、咽痛和全身酸痛等症状，妊娠期退热首选对乙酰氨基酚，其他的退热药如布洛芬、双氯芬酸等安全性存在争议，一般不推荐使用。

1. 对乙酰氨基酚　此药在妊娠期常规剂量、短期应用通常被认为是安全的，可用于妊娠期的各个阶段，美国妇产科医师学会推荐妊娠期高热优先使用对乙酰氨基酚。目前没有高质量的证据显示妊娠期应用对乙酰氨基酚会增加妊娠丢失、先天性畸形或神经发育迟缓的风险。虽然有研究显示妊娠期女性对乙酰氨基酚暴露可能与儿童哮喘有关，但仍有争议。需要注意以下三点。

（1）一般体温超过 38.5 ℃时使用，用药时不需要调整剂量。若发热持续存在，普通制剂可间隔 4～6 小时重复用药一次，24 小时内不超过 4 次。

（2）可在餐后服药，以减少对胃肠道的刺激性。

（3）该药物只能缓解症状，连续使用一般不要超过 3 天。

2. 布洛芬　该药具有解热镇痛抗炎作用，妊娠期使用存在一定的用药风险，不作为一线推荐的退热药物。妊娠 20 周之后可能会导致胎儿肾功能不全，若在 20～30 周需要使用药物，应以最低有效剂量及最短时间。有条件的应做好超声监测羊水量等用药监测，若羊水量过少应停药；30 周以后使用可能增加胎儿动脉导管早闭的风险，因此在妊娠 30 周之后应避免使用。此外，围产期使用布洛芬等非甾体抗炎药（NSAIDs），容易导致子宫平滑肌对缩宫素敏感性降低，延长产程。

3. 双氯芬酸　其常见的不良反应为胃肠道反应，妊娠期常规不推荐退热使用。双氯芬酸妊娠期使用的安全性存在一定风险。有研究显示，妊娠期暴露于双氯芬酸可能与胎儿心血管缺陷、唇裂等先天性畸形有关，妊娠晚期使用双氯芬酸对胎儿的影响主要为动脉导管早闭和肺动脉高压。

4. 阿司匹林　妊娠期使用存在风险，不是妊娠期解热镇痛的首选。妊娠 28 周后长时间使用阿司匹林可能导致胎儿动脉导管早闭，临近分娩期使用可能会增加分娩过程中的出血倾向。此外，与布洛芬等 NSAIDs 一样，阿司匹林也可抑制胚泡植入，准备怀孕的女性尽量避免应用。

5. 吲哚美辛　孕早期、孕晚期应避免使用，可用于妊娠 32 周前的早产治疗，短期使用相对安全，但通常不推荐作为孕期退热药物使用。该药在妊娠 32 周后使用可造成胎儿动脉导管收缩、狭窄，尤其是妊娠 34 周后应用超过 48 小时，可导致胎儿动脉导管早闭。

此外，NSAIDs 用于治疗疼痛或发热的利弊取决于剂量、孕周和治疗持续时间等因素，在使用时需要根据不同患者的具体情况权衡利弊。对乙酰氨基酚孕期使用的安全性较高，而布洛芬、阿司匹林及双氯芬酸等一般不推荐使用。

妊娠期发热一定要谨慎、合理选择退热药，若发热但体温未超过 38.5℃，没有伴头痛、乏力等相关症状时，可选择物理降温。退热药建议按需给药，避免长期重复使用，保障用药安全。

（二）复方感冒药

1. 鼻腔减充血剂　主要用于缓解患者的鼻塞、流涕和打喷嚏的卡他症状，常见的包括麻黄碱和伪麻黄碱等。伪麻黄碱的 FDA 妊娠分级为 C 级，约有 25% 的妇女在孕期使用过伪麻黄碱。有研究表明，孕妇使用该类药物与室间隔缺损的风险相关，妊娠前 3 个月使用鼻减少充血剂还有增加小肠闭锁、半侧颜面发育不良等出生缺陷的风险。此外，该类药物可能会减少胎盘和胎儿的血流供应，因而除非利大于弊，不建议在孕期的任何阶段使用。

2. 抗组胺药物　可以降低血管通透性，缓解打喷嚏和流鼻涕等症状，其中第一代抗组胺药物还具有抗胆碱样的作用，可以减少分泌从而减轻咳嗽症状。常用的药物为马来酸氯苯那敏、苯海拉明和氯雷他定，均为 B 级。①马来酸氯苯那敏、氯雷他定的中枢抑制作用较轻，在妊娠期使用相对较为安全。②苯海拉明中枢抑制作用较为明显，只有在明确需要时才可以在妊娠期间使用。

3. 镇咳药物　常用的有右美沙芬、可待因、那可丁等。①右美沙芬为非依赖性的中枢性镇咳药，FDA 妊娠分级为 C 级药物，妊娠 3 个月以内的妇女禁用。②可待因为依赖性中枢镇咳药，可以通过胎盘屏障，药物使用可能与神经管缺陷、先天性心脏缺陷等出生缺陷有关，因而专家共识中孕妇禁用。③那可丁属于外周性镇咳药，虽然无依赖性，也无呼吸抑制作用，但药品说明书标注仍旧不推荐孕妇使用。

4. 祛痰剂　主要有黏液溶解药和黏液分泌促进剂，常见的有愈创甘油醚、氨溴索、乙酰半胱氨酸、羧甲司坦/厄多司坦片、桃金娘油等。①愈创甘油醚：属于刺激性祛痰剂，可以促进黏液分泌，使痰便于咳出，2015 年特殊人群普通感冒规范用药的专家共识指出妊娠 3 个月内禁用。②氨溴索：可降低痰液的黏度使痰便于咳出，药品说明书及专家共识均指出妊娠期前 3 个月内禁用。③乙酰半胱氨酸：是黏液溶解剂，属于 B 级药物，妊娠期使用较为安全。④羧甲司坦与厄多司坦：与乙酰半胱氨酸作用相似，说明书并未明确指出妊娠期禁用，而专家共识则指出有出血倾向的消化道溃疡患者及孕妇禁用。⑤桃金娘油：具有稀释痰液并促进其排出的作用，基础研究与临床应用均表明使用时无危险性，但气味有刺激性。

总体来说，孕妇不建议选用复方感冒制剂，更不能多种感冒药联用。如氨酚伪麻美芬片（白加黑）、复方盐酸伪麻黄碱缓释胶囊（康泰克）、氨咖黄敏胶囊（速效伤风胶囊）、复方氨酚烷胺胶囊（快克）等，复方感冒制剂中有些成分是孕妇禁忌药。

（三）妊娠期恶心、呕吐

妊娠早期出现恶心、呕吐十分常见，50％～80％的孕妇出现恶心的症状，约 50％的孕妇出现呕吐或干呕。孕吐最早出现在孕 4 周，孕 9 周左右时达高峰，60％的孕妇在孕 12 周后症状自行缓解，91％的孕妇孕 20 周后缓解，约 10％的孕妇在整个妊娠期持续恶心呕吐。另外，0.3％～3％的孕妇发展为妊娠剧吐，表现为频繁恶心呕吐，不能进食，体重减轻超过妊娠前 5％，甚至出现脱水、电解质失衡，威胁母胎安全。

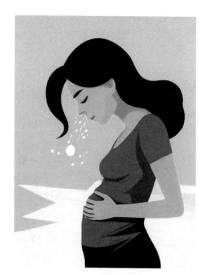

妊娠期恶心呕吐不可被忽视，倘若症状持续进展，控制症状就变得更加困难。

早期识别并积极治疗可预防严重并发症,包括减少住院治疗。孕妇可先采取非药物治疗,包括饮食和生活方式调整、巧用生姜、针灸等,若症状未改善则需药物治疗。

1. 非药物治疗

(1)调整饮食和生活方式

1)多数恶心呕吐发生在早晨,与早晨空腹胃酸多有关,因此可在晨起时吃点零食,如苏打饼干等。

2)少吃多餐,避免胃饱满;清淡饮食,避免辛辣和油腻食物;通常清淡、高蛋白质、干燥、低脂、咸的食物更容易被接受。

3)摄入过多的液体食物时,更容易促进胃肠紊乱,从而导致恶心呕吐,可以在两餐之间饮用少量液体。

4)避开引起不适的因素,包括不通风的房间、强烈的气味、炎热的地方、强烈的噪声等。

5)养成良好的作息习惯,孕期保持愉快的心情,保证充足的睡眠,不必过度紧张。

(2)生姜:美国妇产科医师协会推荐服用生姜作为一种非药物的治疗,可减少恶心的症状。孕妇可尝试含姜的食物,如姜味棒棒糖、姜茶或其他用姜、姜糖汁做成的食物、饮品等。

(3)穴位按压或针灸:一些小样本研究报道按摩或针灸内关穴可以缓解恶心症状,但对呕吐没有明显效果。虽然效果不明确,但其较为安全,也可值得一试。内关穴位置如图所示。

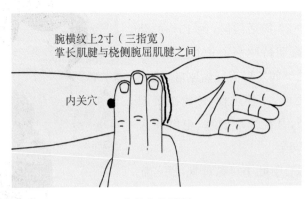

内关穴位置图

（4）补充维生素：推荐孕前1个月开始补充复合维生素，可减少妊娠恶心呕吐的发生率和严重程度。

2. 药物治疗

（1）维生素 B_6、多西拉敏：这两种药物可在整个孕期安全使用，维生素 B_6＋多西拉敏缓释剂在2013年通过了FDA认证。2018年美国妇产科医师学会"妊娠期恶心呕吐指南"指出，采用维生素 B_6 单药治疗或者联合多西拉敏治疗妊娠期恶心呕吐，安全有效，可用于一线药物治疗。目前多西拉敏未在国内上市。需强调的是，再安全的药物均需要在医生的指导下服用，切不可自行服用！

（2）其他治疗药物：若经过上述治疗，恶心呕吐症状仍未好转，需及时咨询医生，协商下一步治疗方案。孕期可选择的其他止吐药物包括抗组胺药（苯海拉明、茶苯海明）、吩噻嗪药物（异丙嗪）、多巴胺拮抗剂（甲氧氯普胺）、5-羟色胺3受体拮抗剂（昂丹司琼）以及糖皮质激素。若有脱水症状，需静脉补液、纠正电解质紊乱；若呕吐严重且持续时间长，需补充维生素 B_1 预防韦尼克脑病；若孕妇合并烧心/胃酸反流，可联用抑酸药物（例如抗酸剂、H_2 受体阻滞剂或质子泵抑制剂）。

轻、中度的妊娠期恶心呕吐对胎儿不会有影响。即使是妊娠剧吐，也不必焦虑，积极治疗，病情会很快得以改善并随着妊娠进展而自然消退，总体母儿预后良好。总之，妊娠期的恶心呕吐并不可怕，积极面对，及早干预。如果出现孕吐严重需要立即就医，千万别忽视，在医生指导下进行药物治疗。

五、孕期疫苗接种

疫苗接种是最有效的预防传染性疾病的手段，孕期疫苗接种会产生和非孕期类似的免疫应答，并且抗体能通过胎盘传递给胎儿，胎儿体内的抗体浓度在妊娠36周时与母体浓度持平。因此，孕期进行疫苗接种不仅可以保护母亲和胎儿免受一些感染的伤害，还可以给出生后的婴儿提供被动保护。理想情况下，女性应在受孕前按照推荐的成人免疫接种程序，针对自身环境中可预防的疾病接种疫苗，但是仍有一些女性孕前没有按推荐接种疫苗。若传染性疾病暴露风险

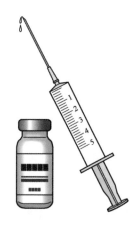

较高、感染会给母亲和/或胎儿带来不良后果，并且所接种的疫苗是安全的，那么在孕期接种疫苗也是必要的。

（一）不同类型疫苗的安全性

疫苗的类型包括类毒素、灭活病毒疫苗、免疫球蛋白制剂以及活病毒和细菌疫苗。并非所有疫苗都针对妊娠期进行过研究，但通常认为除了活疫苗以外的其他疫苗均可安全用于孕妇。活疫苗有可能使胎儿感染，因此不推荐在孕期使用活疫苗。

硫柳汞是一种含汞防腐剂，通常会在一些成人接种的疫苗中使用。目前没有证据表明孕妇接种含有硫柳汞的疫苗会对子女产生不良影响。美国疾病控制与预防中心免疫接种实践咨询委员会未推荐任何群体（包括孕妇）避免接种含硫柳汞的疫苗。

（二）孕期接种疫苗推荐

1. 百日咳疫苗 婴儿是百日咳的易感人群，<3月龄婴儿患百日咳所致并发症和死亡的风险最高。但6周龄前的婴儿不适合接受主动免疫，加之既往接种过该疫苗孕妇，其百日咳免疫力会随时间推移而减弱，因此推荐孕妇在妊娠27～36周（优选这一时期的早期阶段）接种疫苗，母亲体内产生抗体应答后，抗体可经胎盘转运及母乳喂养时乳汁转运至婴儿体内，从而为婴儿提供出生后最初数月内的被动防护。

2. 灭活流感疫苗 流感是一种由甲型或乙型流感病毒引起的急性呼吸道疾病，可导致全球性暴发和流行，主要发生于冬季。孕妇和产后患者流感的临床表现类似于一般人群，但症状通常更严重，流感相关并发症发生率和死亡率更高。研究显示，孕妇感染流感病毒可能与胎儿先天性异常、妊娠丢失、早产、分娩低出生体重儿和死胎的风险升高有关。因此，推荐在流感季为所有孕妇、可能妊娠者或产妇（分娩后2周内）接种流感疫苗，以降低母亲流感和住院风险、改善妊娠结局并在婴儿出生后数月内提供保护。要注意孕妇可接种任何获批的灭活流感疫苗，但不应接种流感减毒活疫苗。

3. 呼吸道合胞病毒（RSV）疫苗 RSV是1岁以下儿童下呼吸道感染的最常见病因，也是导致婴幼儿死亡的重要原因。孕妇接种该疫苗可为婴儿出生后的最初数月提供RSV被动免疫保护。现有临床试验数据表明，妊娠期接种该疫苗是安全的，如果在婴儿出生前至少14日接种，还可降低婴儿发生

RSV 重度毛细支气管炎的风险。因此,推荐孕妇在妊娠 32～36 周肌内注射 1 剂无佐剂重组 RSV 灭活疫苗(RSVpreF,Abrysvo),该疫苗已于 2023 年 8 月被 FDA 批准用于孕妇。北半球的 RSV 流行季为 10 月底至次年 3 月底或 4 月初,故孕妇应在 9 月至次年 1 月接种疫苗才能为新生儿提供免疫保护。

4. 新冠病毒疫苗　疫苗对预防新冠病毒感染所致严重疾病和死亡十分有效,其对孕妇尤其重要,因为该人群感染后出现严重病情的风险较高。还有证据表明,孕妇接种疫苗后,孩子出现问题(如死产或 6 月龄内需要住院)的风险降低。推荐所有未接种疫苗的备孕者、妊娠者或近期妊娠者接种新冠病毒疫苗。

(三)孕期特殊情况下的疫苗接种

1. 乙肝疫苗　乙肝疫苗是一种重组疫苗,对胎儿或新生儿无已知危害。怀孕前已开始接种乙肝疫苗并将在妊娠期完成接种的孕妇,以及感染乙肝病毒风险较高的未接种且乙肝表面抗原阴性的孕妇,可以继续在妊娠期接种乙肝疫苗。

2. 甲肝疫苗　对于有慢性肝病史的孕妇,医生或医疗保健专业人员可能会建议接种甲型肝炎疫苗。

3. 狂犬疫苗　没有证据显示接种狂犬病疫苗与任何类型的胎儿异常或不良妊娠结局相关。如果狂犬病暴露风险很高,妊娠期间可在暴露前预防性接种狂犬灭活疫苗。妊娠期发生狂犬病暴露后,也可接种狂犬病疫苗,联用或不联用狂犬病免疫球蛋白,可作为暴露后预防。

(四)孕期应避免接种的疫苗

1. HPV 疫苗　全球现有数种灭活 HPV 疫苗,包括 2 价、4 价和 9 价疫苗。由于安全性资料有限,不推荐在妊娠期接种任何 HPV 疫苗。现有证据未表明妊娠期接种此疫苗会增加不良妊娠结局风险,但应在分娩后再进行后续接种。

2. 其他活疫苗　理论上,活疫苗对母亲或胎儿可造成风险,因此妊娠期不建议接种活疫苗。妊娠期不建议接种的活疫苗包括麻疹-腮腺炎-风疹疫苗、水痘疫苗、流感减毒活疫苗、带状疱疹活疫苗等。

除了接种相关疫苗外,孕妇应通过以下方式尽量避免暴露于易发生的感染:避免前往高风险地区(如黄热病流行区)、保证家庭成员遵循了标准免疫接种程序,以及保持良好卫生习惯,例如洗手、饮用洁净水和充分烹熟食物。

(撰稿:黄琴;审校:贾楠)

第六节　孕期有毒有害物质、放射线接触与防护

本节介绍了孕妈妈在孕期可能接触到的有毒有害物质和放射线等,阐述相关危害,并介绍可以采取的防护措施和建议,以增强新手爸妈辨别有害物质的能力,提高孕期防护意识。

一、概述

孕期是从受孕到分娩的整个过程,大约 280 天,它作为女性一生中的特殊阶段,对于每一个准妈妈和家庭来说都至关重要。在这个时期,母体的健康和胎儿的正常发育是首要关注的问题。然而,孕期也面临着一些潜在的健康风险,特别是与有毒有害物质和放射线的接触,可能对胎儿造成严重的危害,包括流产、畸形、生长发育受限、智力发育障碍等。为了保障母婴健康,了解这些风险的来源以及如何进行有效的防护至关重要。

在我们的生活中,无处不在地存在着各种有毒有害物质和放射线等。常见的有毒有害物质包括化学物质、重金属、空气污染物等。这些物质可能来源于环境,如工业排放、汽车尾气、室内装修材料等;也可能来源于日常生活,如化妆品、洗涤剂、食品添加剂等;还可能来源于身边的小宠物,如弓形体、狂犬病毒等。放射线是一种能量释放形式,可以对人体造成电离辐射损伤。孕期放射线的来源主要包括医疗设备和检查中的 X 线、CT 等放射性检查,以及工作环境中的放射性物质。尽管这些设备的辐射量通常较低,但在孕期进行非必要或过量的放射性检查时仍需谨慎。

上述这些物质在一定条件下可能对人体造成危害,尤其是对孕妇和胎儿的影响更是不可忽视。因此,本节将对孕期常见有毒有害物质与放射线的接触及其防护措施进行探讨,将有助于提高准妈妈的健康素养和自我保护能力,降低孕期健康风险。

二、妊娠期常见有毒有害物质接触与防护

（一）食品相关类

1. 相关致病微生物

（1）沙门氏菌：高危食品主要为禽畜肉、奶类、蛋制品等。沙门氏菌不分解蛋白质，被其污染的食品，外观上很难看出腐败变质，但它怕热，100℃数分钟就会灭活。所以，所有食物充分烹熟很关键。

（2）李斯特菌：可能隐藏在多种食物当中，比如水、冷的肉类熟食、烟熏海鲜类、软奶酪、未灭菌牛奶、动物和人类的粪便中等。而且它喜欢冷，在0～4℃可以正常生长。也就是说，放在冰箱的食物也不一定安全。

2. 有毒动植物

（1）菜豆中毒：生的或未煮熟的菜豆中含有较丰富的皂素和红细胞凝血素，它们会刺激人体胃肠道，引起恶心、呕吐、腹泻等中毒症状。

（2）组胺中毒：鲐鱼、金枪鱼、沙丁鱼等青皮红肉鱼，组氨酸含量较高，贮存不当，组氨酸在细菌的作用下分解成组胺，进食后会产生皮肤潮红和灼热感头痛、头晕等过敏反应。

3. 酒精　是一种致畸剂，可能在所有妊娠阶段产生有害影响。产前饮酒可导致胎儿颅面改变、死产、胎儿出生后有精神疾病、注意力缺陷等，怀孕期间应禁止饮酒，且避免食用含酒精的饮品、食物。

4. 预防食源性疾病的建议

（1）保持厨房、厨具清洁，处理食品前后要洗手，生食瓜果蔬菜要洗干净。

（2）刀具及切板备两套，生熟要分开，避免交叉感染。

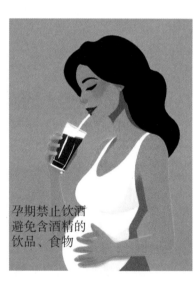

孕期禁止饮酒
避免含酒精的
饮品、食物

（3）不吃生食，食物要煮熟，冰箱里的剩饭菜需要彻底加热后才能食用。

（4）食物合理贮存，所有熟食和易腐烂的食物可放入冰箱，冰箱储存食物不要过久。

（5）到正规商超购买外观完好、无挤压的食品，不要购买过期或不新鲜的食品。

（6）尽量减少外出就餐的频率。

（二）宠物类

1. 弓形体感染　孕期养宠物最大的担心是弓形体感染。弓形体是一种广泛存在的寄生原虫，可在各种情况下感染人类。妊娠期首次感染弓形体时，可发生母婴传播，导致先天性弓形体病。猫科动物是弓形体的最佳宿主，是唯一可以让该寄生虫在其体内完成繁殖周期的动物。但养猫与弓形体急性感染之间仅存在微弱关联。这很可能是因为猫的一生中只有 3 周会排出卵囊，并且这些卵囊 1～5 日后形成孢子化卵囊才具有传染性。因此，孕妇在避免接触猫粪便、注意手卫生的情况下，感染弓形体的风险很低。

2. 过敏　宠物过敏是指对宠物的毛发、皮屑等过敏所诱发的鼻痒、鼻塞、流涕、喷嚏、皮疹甚至哮喘等不适症状。猫和狗是最常见的致敏宠物。孕妇对宠物过不过敏，其实在刚开始养宠物时便可知晓，因为怀孕而发生过敏的可能性较小，但也不建议在孕期养新的宠物，特别是呈过敏体质的孕妇。

3. 抓伤、咬伤　被健康的宠物抓伤或咬伤并不会感染疾病，但是伤口很可能被细菌侵入，感染概率大大增加。因此，孕妇要注意防范，以防被宠物抓伤皮肤，给细菌可乘之机。

4. 孕期科学养宠物的建议

（1）定期给宠物体检、接种疫苗、驱虫、洗澡。如果发现宠物生病及时去看兽医，对于宠物用品勤换洗。

（2）请家中其他人帮忙清理宠物粪便，并且一定要戴上手套，清理完成后务必仔细洗手。养猫的孕妇最好请他人每日更换猫砂，以确保猫砂洁净（无传染性）。

（3）避免宠物上床或沙发，避免与宠物亲密接触，养成接触宠物后、进食前洗手的好习惯。

（4）宠物减少外出，只喂熟食或成品宠物粮食，避免在外觅食。

（5）不要在孕期饲养新的宠物，以免发生过敏。

（6）一旦发现家中宠物情绪激动，有攻击倾向，及时脱离险境，请他人处理。

（7）孕妇应避免接触走失的动物或野猫、野狗等。

（三）化学物质

1. 二手烟　怀孕期间接触二手烟可能会对胎儿造成多方面的危害。香烟中的尼古丁等物质会侵入胎盘，影响胎盘的正常功能，减少体内的黄体酮分泌，从而增加胎儿流产的风险；也可能造成胎儿发育畸形，如唇腭裂等；还可能刺激胎盘的血管，导致胎盘的血液灌流不足，从而影响胎儿营养的供给，造成胎儿宫内缺氧，影响其生长发育。长时间接触二手烟还会影响胎儿的神经系统发育等。另外，孕妇长时间吸入二手烟可能出现妊娠合并症，如妊娠高血压、妊娠糖尿病、哮喘等，对母子都造成危害。因此，怀孕后应避免吸烟，同时尽量降低长时间接触二手烟的风险。

以下是可以帮助避免二手烟的方法。

（1）尽量避免吸烟场所：尽量避免去一些吸烟场所，特别是那些允许吸烟的室内场所。如果必须去这些地方，尽量选择空气流通的地方或者站在吸烟者的对侧，以减少吸入二手烟的机会。

（2）保持室内通风：在室内时，尽量保持空气流通。可以打开窗户或者使用空气净化器，帮助净化室内空气。

（3）宣传吸烟的危害：通过宣传吸烟的危害，提高家人及身边同事对二手烟危害的认识，降低身边接触人员的吸烟率。

2. 房屋装修　房屋装修常引起室内空气污染，主要的有害物质有甲醛及苯系物，包括苯、甲苯和二甲苯。这些物质可能对孕妇和胎儿造成危害，如引起孕妇头晕、恶心、呕吐、乏力、胸闷、呼吸困难等症状，也可能会对胎儿的生长发育造成影响，导致胎儿流产或出现畸形，如唇腭裂、先天性心脏病等情况。

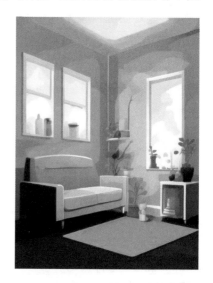

为了尽量避免这些危害，孕妇在怀孕期间应避免接触化工材料，不要长时间在含有甲醛、苯等有害物质的环境中。如果家里要进行装修，应选择环保的装修材料，孕妇应尽可能避免前往装修现场。装修后应保持室内空气流通,使有害物质充分散发,有条件的情况下可以请专业人员进行甲醛、苯等物质的室内空气含量检测,待合格后入住。

3. 化妆、染发、文身等

(1) 化妆品:妊娠期间,皮肤可能会出现多种变化,如色素沉淀、缺水干燥、妊娠纹以及毛发增加等,这些状况通常与孕期激素,尤其是雌激素、促黑激素和黄体酮的升高有关。妊娠期间,由于皮肤末梢血流增加、小动脉收缩能力降低以及毛细血管通透性增加,皮肤上可能会出现红血丝;由于毛发生长周期延长,面部毛发可能会增多;孕中后期可能出现妊娠纹。此外,还可能出现干燥、出油、粉刺、敏感等肌肤问题。

目前关于妊娠期化妆品使用的安全性数据有限,但市面上化妆品普遍含有香精、染料等成分,部分产品还含酒精、重金属、激素等,建议在孕期尽可能避免浓妆,如果因工作原因需要带妆,建议化淡妆,减少彩妆用品的用量,并建议尽可能减少带妆时间。在选用护肤用品前,观察产品成分,避免含重金属(如铅、铝、汞、砷)的美白祛斑产品,避免含甲苯、甲醛、酞酸丁酯的指/趾甲油,避免含维A酸(维A醇、维A酯)、酒精、激素、矿物油、染料等成分的乳液、面霜和唇膏。考虑到妊娠期皮肤敏感的问题,不建议孕期换用新产品,可以日常做好物理防晒,采用如撑伞、戴帽等方法。

(2) 染发剂:在正常头皮完整无损的情况下,使用染发剂或理发/定型产品时的全身性吸收很少。因此,对头皮正常的孕妇而言,这些化学物质不太可能对胎儿产生不良影响。但目前关于染发剂的安全性数据有限,还存在争议。为了谨慎起见,建议孕期尽可能避免频繁使用染发剂,如果染发,植物性染发剂可能安全,建议避免使用以氨基和过氧化物为基础的产品。此外,考虑到孕妇可能在妊娠期对气味更敏感,建议在通风良好处使用。

(3) 文身:目前尚未证实文身对妊娠有风险,但孕妇应避免在妊娠期文身。

(四) 物理因素

1. 噪声　噪声对孕妇和胎儿的危害不容忽视。有研究显示,孕期长时间暴露于超过85分贝的环境中,可能出现不良妊娠结局,如早产、低体重儿,还会使胎儿听力障碍的风险增加。孕妇自身也可能发生听力损伤,出现听力下降、耳鸣等症状。此外,长期暴露在噪声环境中,可能使孕妇血压升高、产生烦躁等不良情绪等,影响母儿健康。建议孕妇在孕期尽可能避免身处噪声环境,或者尽量减少暴露在噪声环境中的时间,选择安静、和谐的生活休息环境,或使用隔音设备,如隔音耳塞、隔音窗等。

2. 高温和低温

(1)高温:有动物研究表明,母体高温暴露会增加围生期风险,如胎儿发生中枢神经系统受损、血管破坏和神经缺陷。孕妇应尽量主动减少环境热暴露,比如避免蒸桑拿和泡热水浴。如果处于高温工作环境,可使用空调、风扇等工具降温,并穿着轻便衣物以防过热、增加液体摄入防止脱水。

(2)低温:机体暴露于极低温中可能会有冷应激的风险,这种风险可能因妊娠期血管舒张而加剧。目前关于环境冷应激对妊娠结局影响的数据较少,对于在寒冷温度下从事工作的孕妇,可以身着保暖轻便的衣物。如果处于户外,注意当心在结冰路面上摔倒。

3. 灰尘

妊娠期吸入大量无机或有机颗粒可能会对胎儿生长造成负面影响。有研究显示,铁颗粒的吸入使早产、低体重出生等妊娠结局的风险增加。建议孕妇尽可能远离金属焊接场所,佩戴防护口罩。此外,当空气污染指数严重时,可以待在室内并可配置空气净化器等。

三、放射线接触与防护

常见的影像学检查有 X 线、CT、核医学、B 超、MRI(磁共振成像)等。其中 B 超是应用超声波穿透人体形成反射波成像,MRI 是利用人体内原子核在磁场内和外加射频磁场发生共振而产生磁场成像,这两种检查没有辐射。而 X 线、CT、核医学则涉及 X 线、γ 射线等放射性物质的应用,对人体有一定的辐射。

电离辐射的危害可以分为两种,一种叫"确定性效应",另一种叫"随机效应"。

确定性效应只在超过"剂量临界值"时发生,随剂量越高,效应越明显。如果在器官形成的重要阶段(主要是受孕后 2~8 周)受到超过剂量临界值的辐射,可导致发育中的器官受损、畸形、胎儿生长受限等,例如分化中的中枢神经系统细胞受损可能导致小头畸形。如果受孕 8 周后(主要是受孕后 8~15 周)受到超过剂量临界值的辐射,会有导致严重智力障碍的风险。剂量临界值是指胚胎/胎儿辐射暴露的确定性效应阈值,换句话说,就是对宝宝造成"危害"的最低辐射剂量,这个剂量具体是多少,目前尚无定论,说法较多的是50～100 mGy。"mGy"的发音叫"毫戈瑞",它是用于评估吸收辐射剂量的单位。需特别指出的是,胎儿在妊娠期间也会接受一定量的自然背景辐射,剂量大约为1 mGy。

表2-6-1罗列了妊娠期常用X线、CT及核医学的照射部位及胎儿辐射暴露剂量。我们可以看到,胎儿辐射暴露剂量与准妈妈检查的部位息息相关,检查的部位远离胎儿的,胎儿辐射暴露剂量往往非常小,只有靠近胎儿生长所在的盆腔、腹部、肠道等部位的检查(如结肠气钡双重造影X线、腹部/盆腔CT、全身PET-CT),辐射剂量才大一些,但也未超过剂量临界值50～100 mGy。

表2-6-1　妊娠期常用X线、CT及核医学的照射部位及胎儿辐射暴露剂量

检查方法及照射部位	胎儿辐射暴露剂量(mGy)
X线(正侧位)	
颈椎	<0.001
四肢(仅检测一侧上肢或下肢时)	<0.001
乳房胸部腹部腰椎	0.001～0.01
胸部	0.0005～0.01
腹部	0.1～3.0
腰椎	1.0～10.0
静脉肾盂造影	5.0～10.0
结肠气钡双重造影	1.0～20.0
CT	
头、颈部	0.001～0.01
胸部或肺动脉造影	0.01～0.66
限制性骨盆测量(经股骨头层面的单层轴位扫描)	<1.0
腹部	1.3～35.0
盆腔	10.0～50.0

检查方法及照射部位	胎儿辐射暴露剂量（mGy）
核医学	
低剂量灌注显像	0.1～0.5
^{99m}Tc 骨显像	4.0～5.0
全身 PET - CT	10.0～50.0

注：PET - CT，正电子发射计算机断层显像。

另一种"随机效应"可以由任意辐射剂量引起，使胎儿基因组、细胞分化或功能改变。辐射剂量越高，发生随机效应的可能性越大，但严重程度并不增加。儿童期癌症是胎儿辐射暴露的主要随机效应，例如切尔诺贝利核事故后宫内辐射暴露而出现甲状腺癌风险增加。

部分孕妇意外接受了辐射性影像学检查，由于胎儿辐射暴露剂量远远低于 50～100 mGy，我国的专家指南不推荐其作为终止妊娠的医疗指征。但孕期，尤其是早孕期，因病情需要特殊类型检查或多次检查导致累积暴露剂量超过 50～100 mGy 时，可根据孕周及胎儿辐射暴露剂量大小综合分析风险。同时，是否继续妊娠还需要尊重孕妇及家属意愿，并参考相关法律法规。此外，在进行检查时，可在专业医生的指导下选用适当的防护服、铅围裙等防护用品来减少对胎儿的伤害。

四、放射线防护措施

1. 在孕期尽可能避免进行放射性检查，尤其是高剂量辐射的检查。

2. 如果需要进行放射性检查，孕妇应穿好防护服，减少暴露时间。

3. 在专业人员的指导下合理选用医疗设备。

4. 增强自我保护意识，避免接触不明来源的放射性物质。

孕期有毒有害物质与放射线的接触对胎儿和孕妇的健康可能造成严重危害，因此孕妇应了解这些物质的来源和危害，并采取有效的防护措施，降低不良后果的发生率。如果在不知情或未采取保护措施的情况下接触了这些有害物质或放射线，孕妇应尽快咨询专业医生，以便采取相应的补救措施。另一方面，对孕妇本身而言，孕期不必因担忧可能接触到有毒有害物质或射线等而过分焦虑。建议放松心情，保持规律的作息习惯，科学饮食，适当运动,也可通过听音乐、阅读、冥想等方式缓解不良情绪,保持积极乐观的心态。最后,社会各界也应加强对孕期有毒有害物质与放射线危害的宣传和教育,提高公众的认知和防护意识。

(撰稿:黄琴;审校:贾楠)

第七节　孕期健康教育与心理调适

本节我们从日常生活的食、住、行等各个方面来和大家讲一讲孕期健康教育,以及孕期心理变化的调适。

一、孕期食品安全

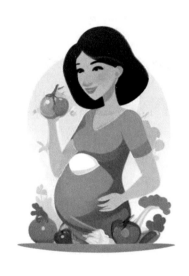

俗话说"民以食为天",孕期怎么吃才正确,一直是孕妈妈及家人们最关注的问题。其实在孕前就建议到营养专家那里咨询,告诉医务人员平时喜欢吃哪些食物,这些食物是否需要调整到适合孕妇、利于胎儿的饮食结构,以便健康顺利分娩。孕期食品安全的一般原则如下。

1. 在食用生的水果和蔬菜或烹饪前应将其洗净。

2. 热狗和午餐肉/冷切肉/发酵或干腊肠即使已预先煮过,也应重新加热再食用。

3. 避免以下这些食物

(1) 未经巴氏消毒的果汁、鲜榨苹果汁和奶,包括软奶酪以及其他生乳制品。

(2) 市面上售卖的预制肉或海鲜色拉,如熟鸡肉、火腿或金枪鱼色拉等。

(3) 生的芽苗菜,如苜蓿芽、萝卜芽和绿豆芽。

(4) 可能不干净的饮用水。

（5）未煮熟的肉类、禽肉、鱼类和蛋。

（6）冰箱保存（即非罐装或瓶装）的熏制海产品，因为可能受李斯特菌的污染，需做熟后可食用。

（7）冰箱保存（即非罐装或瓶装）、来自熟食或肉类柜台的肉馅或肉酱。

（8）生面团。

（9）咖啡因摄入超过200毫克/日，一般相当于>3杯/日。

（10）含汞量较高的鱼类。

4．还需注意

（1）砧板、碟盘、台面和餐具在接触生的肉类、禽肉、海鲜或未清洗的水果或蔬菜后，应使用热水加清洁剂清洗。

（2）准备食物前后用肥皂和水清洗双手。

二、孕期健康生活

对于无并发症的大多数孕妇，下列运动处方为合理目标且属于健康生活方式的内容：中等强度的运动（运动时能正常交谈），包括有氧运动和力量训练，每日运动30分钟、每周5～7日。

关于怀孕后是否休假，虽然人们普遍认为卧床休息可改善一些妊娠结局，其实并没有医学研究显示卧床休息就能有好的结果。而且医学研究反而提示，卧床休息有已知的潜在危害：会导致骨质疏松，增加静脉血栓栓塞的风险，产生肌肉骨骼的退化，并给个人和家庭造成严重的社会心理压力。

对于无相关医疗并发症的孕妇，若其工作环境的潜在危害并未超过日常环境中的危害，则可继续工作直至分娩。但如果对于工作环境存在的不确定安全性问题，或者工作的体力要求较高时，特别是对于早产风险较高的孕妇，可以考虑调换工作岗位或者休假。

三、孕期安全使用热水浴缸、桑拿和游泳池

怀孕头三个月需避免泡热水澡和洗桑拿，因为过热与胎儿神经管畸形相关，并可能导致其他先天畸形。如果只能泡澡，应缩短泡澡时间，确保身体的核心温度不会升高。

推荐游泳作为孕妇的理想运动方式，但泳池含有微生物和可能有毒的化学物质，如水质消毒剂等，孕妇需到正规、安全的场所游泳。

四、孕期睡眠与休息姿势

都知道孕妇休息时要保持左侧卧位，这在清醒时很容易做到，而入睡后的姿势则很难保证。其实国外早有很多调查研究表明，采用非左侧卧位与左侧卧位的孕妇中，妊娠高血压、胎儿生长受限甚至胎死宫内并没有明显差异，因此孕妇们不必担心，可以选择自己最舒适的睡眠姿势。

五、孕期其他健康行为

1. 出行和旅行以及安全带和汽车安全气囊的使用

（1）安全带：孕妇乘车时应系好三点式安全带。安全带的腰带绕过髋部和子宫下方，肩带从双乳之间、子宫上方和外侧穿过。虽然有使用安全带造成孕妇和胎儿受伤的病例报告，但总体而言，发生车祸时安全带对孕妇和胎儿明显利大于弊。

（2）安全气囊：孕妇需要驾车时，应尽量调整方向盘角度使其朝向胸骨，并使方向盘与胸骨之间保持 10 英寸（25.4 厘米）的距离。

（3）外出出差旅行时，孕妇需要考虑一些问题，并尽可能降低风险，包括目的地是否有流行性传染性疾病（如腹泻、疟疾、寨卡病毒感染和新冠病毒感染等），是否有医疗资源覆盖，长途旅行将增加妊娠期发生静脉血栓栓塞的风险，航空公司是否允许孕妇搭乘飞机，等等。建议在飞行期间采取的预防措施包括：持续补充水分、经常活动下肢、穿用膝关节以下的逐级加压袜、避免穿紧身衣等。

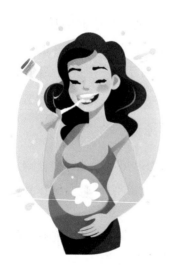

2. 口腔健康　口腔疾病的预防、诊断和治疗不应因怀孕而推迟。牙科 X 线片（遮蔽腹部和甲状腺）和一些操作对胎儿无害，例如局部麻醉、拔牙、根管治疗、修补未处理的龋齿（银汞合金或复合材料）、牙线清洁、牙菌斑/生物膜的刮治/根面平整术。而且有研究表明，早产和低出生体重儿与妊娠期牙周疾病有关，因此最好在孕前就把口腔疾病尽量治好，而孕期口腔疾病发病，也应及时诊治。

3. 避免饮酒、吸烟和滥用药物　孕妇饮酒、吸烟或吸毒可能对胎儿及自身都有害。孕妇必须戒烟、禁酒、禁止吸毒。

4. 性生活　孕期性生活可以诱发临产，也可能发生性传播感染。不过，调查研究显示若无妊娠并发症，尚无足够的证据推荐不要在妊娠期间有性生活。

5. 染发剂和化妆　爱美之心人皆有之，即使怀孕了，染发和化妆的问题也备受关注。染发剂及相关用品产品全身性吸收极少，但如果头皮有伤口则会进入人体。因此，对头皮正常的孕妇而言，染发剂中的化学物质不太可能对胎儿产生不良影响，而且植物性染发剂很可能更安全。

因为有些孕妇孕期对气味更加敏感甚至哮喘，因此建议应在通风良好处使用这些产品。一些化妆品、指甲油含有甲苯、甲醛和酞酸丁酯等毒素，可能经口鼻吸入或被甲床吸收。因为孕期皮肤更敏感，也建议所有孕妇避免换用新的染发产品和化妆品。

6. 空气污染物　随着天气预报对环境污染的预警及重视，人们也越来越重视空气污染对孕妇、胎儿的影响。已经有许多研究评估了各种空气污染物与不良妊娠结局之间的潜在关联，如低出生体重、早产和小于胎龄儿，分析显示风险增加。在空气质量指数显示污染特别严重时，孕妇可选择留在室内并使用空气净化器过滤室内空气。

六、心理健康调适

妊娠期身体发生各种变化，会使孕妇面临包括体型、情绪、饮食、生活起居习惯等方方面面的改变，孕期会对丈夫的依赖性增加。另外，可能增多的家务事，增加的经济负担，甚至对胎儿健康、性别等的担心，也会导致孕妇情绪变化并带来心理健康问题。这些孕妇都可以在医院专门开设的孕妇学校课堂和医院专门的心理科进行评估。医疗机构也鼓励丈夫、公婆、父母等家庭成员参加心理卫生宣教，使大家都认识到家庭和社会对孕妇心理健康的重视。孕妇夫妻双方做好充分的思想和物质准备，保持健康的心理状态，解除精神压力，维持和谐的家庭关系，克服传统"重男轻女"的旧观念，预防孕期及产后心理疾病的发生。

（撰稿：高玉平、赵勇锋；审校：付锦艳）

第八节　孕期运动与休息

生命在于运动,本节专门介绍孕妈妈怀孕期间适宜的运动方式与生活作息建议。从孕早期、孕中期、孕晚期各个阶段,向新手妈妈提供孕期不同阶段最适宜的运动方式。孕妈妈坚持规律运动与作息,并保证充足睡眠,可缓解妊娠带来的疲惫感,调节焦虑,保持体力和精神上良好的状态。

一、孕期运动

运动作为健康生活方式的重要组成部分,在生命的各个阶段都发挥着积极作用。大量科学研究证实,孕期进行适度的运动锻炼,对孕妈妈的身体健康大有裨益。如减少腰背痛、缓解便秘、降低妊娠糖尿病等疾病的发生风险、促进孕期体重合理增长等。但孕妈妈切忌通过妊娠期间的运动达到减肥的目的。对于更多孕妈妈来说,保持规律的运动可以锻炼肌肉,缓解紧张和疲劳,提高妊娠期生活质量、减少妊娠并发症及改善生命健康。

在医学上,针对某些孕妈妈是不建议进行日常生活之外的规律运动的,具体的孕期运动禁忌证在表 2-8-1 中列出,在孕期制订规划时,先比对下面症状进行自检自查。

表 2-8-1　孕期运动禁忌证

运动禁忌的情况	需要评估后再运动的一些情况
严重心脏或呼吸系统疾病、重度子痫前期/子痫、未控制的高血压、甲状腺疾病、1 型糖尿病、宫颈功能不全、持续阴道出血、先兆早产、前置胎盘、胎膜早破、重度贫血、胎儿生长受限、多胎妊娠(三胎及以上)	轻中度心脏或呼吸系统疾病、复发性流产史、早产史、严重肥胖、营养不良或极低体重(BMI<12)、双胎妊娠、癫痫且症状控制不佳时

注:运动需要评估的这些情况,都应在医生指导下,再决定能否进行妊娠期运动,并给予运动建议。

孕期的运动方式有很多种,但不是所有的运动都能够自己在家独立完成。孕期的特殊性决定了在不同阶段选择适当的运动方式,最好在有资质的专业人员指导下来完成,会让孕妈妈的运动项目更加安全而丰富。因此,我们首先带大家了解孕期不同阶段的身体特点以及不同的运动特点。

（一）孕早期（1～13周末）运动特点

在孕早期，受精卵逐渐发育成胎儿，和母体的连接还不紧密，胚胎着床尚未完全稳固，对外界的任何刺激都较为敏感，所以这个阶段孕妈妈的运动应该以"慢"和"舒缓"为主。大部分孕妈妈会出现不同程度的早孕反应，如恶心、呕吐、头痛、疲劳、困乏、情绪紧张等，这些主要是由身体激素的变化引起的。

1. 运动特点　在这个时候我们如果选择运动的话，就应该注意运动的方式和节奏，尽可能地让身体处于温和舒适的状态，选择舒缓的运动。首先，孕妈妈们要逐渐认识到自身孕期的变化和身体的反应，不要盲目按照自己之前的习惯运动。孕早期由于胎盘发育不完善，自然流产相对高发，一些有运动习惯的妈妈怀孕之后，更要注意，以下这些运动尽量避免。

（1）一些跳跃、扭动身体或快速旋转的运动，如跳绳、踢毽子等。

（2）一些快节奏的运动，如网球、羽毛球、快跑、乒乓球等。

（3）一些高风险的运动，如骑马、冲浪、越野自行车、潜水等。

（4）一些压迫腹部的运动，如仰卧起坐、压腿抬高等。

（5）长时间站立。

（6）一些引起母体体温过高的运动，如高温瑜伽或普拉提。

其次，孕妈妈在运动时，最好穿戴舒适宽松的运动装备。尽可能选择路面平整、空气清新、低噪声、无车辆的公园或者广场作为运动场地。避免在闷热、空气质量差、雨雪等天气条件不好的条件下运动。运动时要注意保暖，以免着凉，运动后要及时擦干汗水。

2. 孕早期适宜运动　如散步、舞蹈、孕期瑜伽等。

散步可帮助消化、促进血液循环、增加心肺功能。适当跳慢舞，可以活动筋骨，缓解不良情绪，有助于睡眠。而孕期瑜伽是一种专为孕期女性打造的安全运动，考虑到瑜伽运动的特殊性，建议孕妈妈做瑜伽一定要在专业机构或者专业老

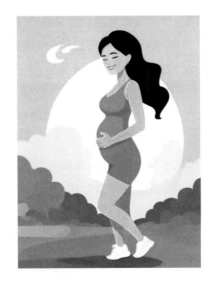

师的指导下进行。每个人身体的基础情况不同,柔韧性、肌肉力量、平衡感都有很大差异,所以有针对性地练习才是达到最好的效果。瑜伽可以缓解孕期身体的疲惫感和疼痛感,强健骨盆,缓解孕期水肿,促进血液循环。通过呼吸舒缓孕期焦虑,还能为产后身体恢复打下基础。

3. 孕早期运动 tips 孕早期培养或延续运动习惯,能够增强血液循环、促进消化功能,缓解呕吐、便秘、失眠等症状。从孕早期开始的规律运动,也能更好地预防妊娠高血糖、妊娠高血压以及妊娠期体重增长过快等妊娠并发症。

(二)孕中期(14 周～27 周末)运动特点

随着孕周的增加,孕妈妈的激素水平和身体状况都趋于稳定,宝宝也进入了快速生长期。孕吐反应逐渐消失,孕妈妈的食欲逐渐复苏,甚至会有饥饿感,很容易多吃,一定要养成每天或者每周称体重的习惯。孕妈妈在这个时期还是要养成规律的作息和用餐习惯,安排好正餐和加餐,尽量多样化饮食。正确加餐能更好地缓解饥饿,防止孕妈妈超量饮食。

1. 运动特点 这一阶段是整个孕期保持运动的一个较为关键的阶段,孕妈妈可以在身体允许的情况下适当增加运动量和每次运动的时间,增加一些耐力和力量练习,为分娩做准备,也有利于更好地控制孕期体重,减少巨大儿的出生概率和剖宫产率。当然,在运动过程中也要学会适当放松,劳逸结合。运动之前要注意热身,运动中也要注意观察自己的状况有无异常,运动结束后也要做好放松。能在专业老师的指导下进行练习是最好的。

双胞胎妈妈:双胞胎孕妈妈需要更加小心地听从医生的建议,制订好运动计划,爱护好自己的身体,保证孕期运动的安全性。

2. 孕中期适宜运动 游泳、孕妈妈体操、快走、固定式骑自行车。

(1)游泳:游泳是孕期最好的锻炼方式,既不压迫关节,有利于心肺健康,促进血液循环,同时也能训练到很多肌群,还能缓解骨盆的疼痛感。孕妈妈在水里选择仰泳,泳圈辅助游泳或者在水里走走。尽量避免蛙泳,不要压迫腹部或者加重骨盆压力引起疼痛。建议孕妈妈谨慎选择游泳场所,选择正规的游泳池,注意环境卫生和安全,也要注意防滑、防跌倒、防拥挤,同时要避免腹部受到撞击。入水之前也要做好准备活动,每次游泳时间不要超过一小时;孕期易缺钙,有些孕妈妈经常腿脚抽筋,进入游泳池后,抽筋的情况可能会加剧,所以身边一定要有人陪伴,以免发生意外。

(2)孕妈妈体操:体操可以很好地提升孕妈妈的体质体能,培养正确的身体姿态,协调身体的配合能力,提升心肺功能,保持孕期良好的状态。做操要做身体的屈伸、腿部的动作,可锻炼到大腿肌肉、骨盆底肌肉、腰背肌肉和腹部肌肉。从而增强腹部、腰背部、骨盆肌肉的力量和韧性,使分娩时更有力,有利于减少分娩时间,预防软产道的损伤和产后大出血。

(3)快走:快走是比较温和也比较简单的有氧运动,不受场地、人员、设施、时间的限制。穿上舒适的运动鞋,无需特殊装备,孕妈妈就能开始锻炼。快走的运动强度介于跑步与散步之间;快走和散步最大的不同是快走更注意运动强度、步幅、姿势等细节,而散步不强调速度,无拘无束,自由自在。快走的过程中感觉微喘、微微发汗、可以舒适交谈,基本上就算中等强度的运动了。快走可使孕妈妈血压、脉搏、呼吸、消化系统等各个环节相互协调,有节律的步行,可锻炼到大小腿肌肉、腹壁肌肉及心肌,有助于改善胎盘供血量。可从每日 10 分钟开始,小步为宜,走前热身,走后拉伸,循序渐进。

(4)固定式骑自行车:骑车可以很好地改善心肺功能,提升身体的耐力和脑部的灵活度。双腿交替可以加强关节和肌肉的锻炼,是孕期控制体重的好方法。孕妈妈骑自行车一定要固定好臀部,调试自行车座和车把手,采用正确且舒适的骑自行车姿势。孕妈妈运动时要穿着舒适,最好穿防滑的专业鞋子,可以每次锻炼 30 分钟左右,根据自己的体力调整。骑自行车运动并不适合所有的孕妈妈,一些孕前有骑车习惯的女性推荐这个运动项目。

3. 孕中期运动 tips　孕中期保持规律地运动对于维持孕期体重的适宜增长是特别重要的。如果短时间内体重增长过多,一定要从饮食和运动这两方面去找原因。我们在门诊看到很多孕妈妈因为孕早期的体重增加多了,思想压力比较大,开始盲目增加运动强度和运动时间企图控制体重,更有甚者,有些孕妈妈直接采取正餐不吃主食的方法,想以这种方式来控制体重,殊不知这样做会对身体造成一定的损害。孕期一段时间体重不增或者体重增加过少也会影响产后的哺乳,孕中期主食摄入不足可能会直接影响到宝宝神经的发育。

(三)孕晚期(28 周～40 周)运动特点

孕晚期,孕妈妈会发现身体出现了很多变化;乳房的增大、下坠会让肩颈上背部的肌肉绷紧,日益增大的子宫则也会对腰骶造成巨大的压力,逐渐出现腹直肌分离、核心力量减弱、骨盆前倾等形态改变。子宫增大还会压迫到膀胱和直肠,尿频和便秘也非常常见。很多孕妈妈会出现耻骨痛和坐骨神经痛。腰部的疼痛感也会越来越明显。同时,对下肢的压迫会造成脚踝水肿与腿部抽筋。临近预产期的孕妈妈,身体的重心也将逐步前移。

1. 孕晚期运动特点　孕晚期运动以柔和缓慢为主。选择较为舒展的运动,并适当减少运动量。建议做一些轻缓的伸展练习,可以缓解腰背痛、灵活髋关节,为生产做准备。也可以尝试做一些呼吸训练和冥想练习。调整运动强度,适当减少运动频率,放慢运动节奏。一些体能稍弱的孕妈妈,这个时候最好要降低动作的难度、运动频次和每次运动的时间。这个阶段可以进行针对性地锻炼,帮助缓解身体出现的不适感。

2. 孕晚期适宜运动　散步、孕妈妈瑜伽、凯格尔(Kegel)训练。

(1)散步:散步是一项相对安全的孕期运动,即使孕妈妈以前不经常运动,散步也是很容易开始的一种运动方式。开始的时候短时间地慢走,然后逐渐增加至 20～30 分钟/次。散步可以提高心肺功能,促进新陈代谢。也可以让孕妈妈放松身心,缓解焦虑和压力,有助于增进食欲和睡眠。散步过程中如感觉不适,应立即停止散步,坐下休息。

(2)孕期瑜伽:孕妈妈练习孕期瑜伽不仅可以帮助孕妈妈建立顺产的信念,缓解孕期出现的精神状态不适。还能有效缓解孕期身体的疼痛感,改善体态,控制体重,缓解水肿,促进血液循环。瑜伽动作体式最好在专业人员指导下进行。

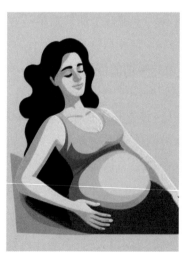

(3)凯格尔训练:是一系列收紧肛门及阴道盆底肌肉群的动作。骨盆底肌位于骨盆的中央底部,承托起膀胱、子宫和直肠。可在站立、坐着、躺着时进行。开始前排空尿液,放松腰腹部、大腿、臀部肌肉,在吸气的同时收紧会阴部肌肉,包括阴道、肛门的环状肌肉,保持这种状态 5～10 秒,然后放松 10 秒。训练过程中保持呼吸均匀。重复10～15 次为 1 组,每次练习 1 组,每天训练3 次。骨盆底肌的锻炼能为孕妈妈增加产道的弹性和力量,减少孕期尿失禁的情况。还能在分娩时减少疼痛,缩短分娩时间,产后更快地恢复产道状态,是一种重要的练习骨盆底肌肉的练习方式。

3. 孕晚期运动 tips　孕晚期随着体重的增加,肚子的增大,会压迫到横膈膜,孕妈妈经常会感到胸闷、气短,腿部抽筋的问题也会增加。肚子的变大也会影响到身体的重心,很多孕妈妈会发现看不到自己的脚尖了。这个时期在进行一些运动时,就要特别注意身体的耐受力。降低动作的难度、运动频次和每次运动的时间,这样会让孕妈妈更加安全地度过孕期。孕晚期活动锻炼要减少平衡性的体位练习,平衡性的动作会让孕妈妈失去重心,容易摔倒出现危险。

当孕妈妈出现以下情况时,应停止运动:阴道出血、规律并有痛觉的宫缩、胎膜早破、呼吸困难、头晕、头痛、胸痛、肌肉无力影响平衡等。

二、孕期睡眠与休息

孕期体重管理包含三大核心模块,除了营养饮食与科学运动外,还有一个重要的内容就是规律作息。睡眠对于人体的健康至关重要,是我们机体自身的一种修复过程,充足的可以让人恢复精神和解除疲劳。人的一生中,大约 1/3 的时间在睡眠中度过。而孕期规律作息,充足睡眠是维护胎儿正常生长发育和稳定孕妈妈情绪的重要保障。

(一)孕期失眠很常见

孕妈妈发生失眠的情况很常见,几乎每位孕妈妈在整个孕期都有不同程度的失眠。引起失眠的因素也很多,包括骨盆痛、腿部不适、腰背痛和尿频;睡眠过程中突然感到呼吸暂停,适应困难、呕吐和焦虑也都可能诱发失眠。孕晚期受失眠困扰的情况更为常见,孕妈妈在夜里入睡困难,睡眠不足、睡眠浅、经常在夜间醒来,导致白天困倦疲乏;而原来就有睡眠障碍的女性在怀孕期间可能会觉得失眠的症状变得更加严重。

我们在临床上还碰见过很多案例,孕妈妈甚至觉得,失眠不是病,忍一忍就能熬过去。其实失眠很容易造成孕妈妈情绪不稳定,长期失眠或者睡眠不足将对腹中胎儿的成长也会造成不良影响。已有很多研究表明,早产、产前抑郁、妊娠糖尿病、先兆子痫、剖宫产、胎儿生长发育受限等,可能都与孕期失眠有关,所以孕妈妈睡眠不足与不良的妊娠结局有一定相关性。这要引起孕妈妈和家人的重视,从生活方式着手,改善孕期睡眠,提高睡眠质量。

(二)改善失眠的一些小妙招

1. 规律作息 早睡早起,按时就寝,是我们给出的第一个建议。保持规律的睡眠时间,每天在相同的时间睡觉和起床,中午打个小盹,时间 20～30 分钟就好,不要太长,应避免在下午补觉,以免影响夜晚睡眠。新的研究表明,晚上 22:00～23:00 是入睡的最佳时间,夜里 7～8 个小时不间断睡眠时长是最佳睡眠时长。

2. 创造良好的睡眠环境 温度适宜、黑暗、安静、通风良好的睡眠环境有利于入睡。孕妈妈要避免在床上看手机或者电子产品,避免灯光或者音乐等干扰因素。

3. 避免兴奋性或刺激性食品 孕期应戒烟酒,包括二手烟,尽量不喝咖啡因类饮料,如可乐、浓茶、咖啡。

4. 保持孕期规律运动 孕期规律的运动很重要,通过医生或者有运动资质的专业人员了解适合自己的运动方式。循序渐进且有规律、有趣味的运动锻炼,能很好地舒缓孕妈妈的身心,缓解焦虑与疲惫。

5. 睡前一些放松和助眠的小技巧 睡前洗个热水澡、足部按摩,睡前喝杯热牛奶,为睡眠做准备。

6. 正确的睡姿 孕早期胎儿比较小,外力或自身压迫都不会很重,所以孕妈妈可以选择自己舒服的睡姿(如仰卧、侧卧,左右交替),但也要注意尽量不压迫到腹部。孕晚期左侧卧位有利于血液循环,缓解心肺压力。避免平躺或者仰卧位,否则容易发生仰卧位低血压综合征,出现头晕、心慌、恶心等不适。

7. 注意孕期营养的摄入 孕中/晚期,孕妈妈对铁、钙等微量元素需求量会增加。如果每日膳食不能满足日益增长的营养素需求,一般医生会根据情况建议孕妈妈摄入一些营养补充剂,比如钙剂来控制腿抽筋的情况。

8. 药物干预 对于失眠严重的孕妈妈,通过以上生活方式调整以及一些非药物治疗手段干预。效果欠佳时,要及时去医院看睡眠门诊。千万别在家里自己忍着,睡不好,情绪不佳,恶性循环,失眠本身也是病,需要及早干预治疗。经过专业评估,必要时采用药物干预,改善孕期睡眠,减少出生缺陷的风险,保障母婴健康。

（三）避免熬夜

有研究表明,晚间睡眠＜6个小时的孕妈妈,剖宫产的概率是8小时睡眠的孕妈妈的4.5倍。孕期睡眠质量和睡眠时间对孕妈妈和宝宝影响都很大。

孕妈妈要尽量减少晚睡,避免熬夜。熬夜会影响胎儿的大脑基础发育。宝宝在子宫大部分时间都在睡眠,这个黄金时间正是大脑迅速发育的重要时段。孕妈妈睡得晚,宝宝势必休息不好,间接影响宝宝夜间大脑的发育。孕妈妈要知道,宝宝在妈妈肚子里的这段时间,大脑的发育可是为一生的智力发育打基础。从这个意义上讲,孕妈妈无论如何要形成自己的作息规律与睡眠节律,和宝宝共同建立起的规律作息也会带到出生后。那些总是熬夜的孕妈妈在宝宝出生后面临的苦难就是:妈妈困得想睡,宝宝活泼得怎么也不睡!这可真的是后遗症了。

（撰稿:郭玉珠;审校:尹胜菊）

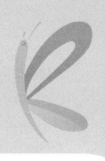

第三章 新生儿保健

面对每一个新生命，无论多么有经验的家长都会感到每一个宝宝的不同。本章我们将向大家介绍如何快速判断新生儿发育的正常与否，新生儿先天性疾病筛查结果的解读及应对，以及母乳喂养指导、新生儿疫苗接种指导等。

第一节 新生儿体格检查

本节主要介绍新生儿一般情况及测量、各系统体格检查，可以帮助家长朋友们识别新生儿发育状态。

新生儿一般在出生后 24 小时内由医务人员做全面评估，以发现需要处理的特殊问题。体格检查应在温暖、安静且明亮的环境中进行，室温维持 25℃以上，医务人员保持手部温暖并先洗手，检查时动作轻柔、速度要快。新生儿应全身裸露，检查应有序进行，一般为先观察一般情况，然后在新生儿安静躺卧时听诊肺部和心脏。通常按从头到脚的顺序进行。髋部和脊柱检查容易惊扰到新生儿，一般最后进行。在新生儿仰卧时检查髋部，然后将新生儿翻转成俯卧位检查背部。

一、一般情况及测量

（一）一般情况观察

通过观察脱去衣物、处于静息未受刺激状态下的新生儿状态，来做评估。

大体视诊一般应包括性别、面容、面色、神志、精神反应、姿势、体位及有无呼吸困难等。

新生儿静息时的姿势，通常反映了在子宫内的体位。对于宫内呈头位的足月儿，躺卧时通常髋、膝和踝呈屈曲状态。宫内呈臀位的新生儿，则腿部通常伸展。而单臀先露可能会使腿部显著外展和外旋，导致下肢变形。正常新生儿四肢活动对称。姿势不正或运动异常可能提示产伤或子宫内体位导致的变形。

（二）测量记录

包括体重、身长、头围、胸围，生命体征包括体温、呼吸、心率、血压。

1. 体重　根据出生体重分为正常出生体重儿、低出生体重儿、极低出生体重儿、超低出生体重儿和巨大儿（表3-1-1）。

表3-1-1　新生儿出生体重及定义

名称	出生体重（克）
正常出生体重儿	2 500～3 999
低出生体重儿	＜2 500
极低出生体重儿	＜1 500
超低出生体重儿	＜1 000
巨大儿	≥4 000

2. 身长　身长指新生儿腿部完全伸直时头顶至足底的长度，正常为48～52厘米。

3. 头围　额-枕头围（FOC）应测量该值最大的部位，测量尺放置在眉弓上缘前额区域和枕部区域，并于耳朵上方，正常值为32～37厘米。随着新生儿头形变化和头皮水肿的消退，该测量值可能会在出生后的最初数日发生改变。

4. 胸围　新生儿呈仰卧位正常呼吸时测量乳头水平的胸围，30～35厘米，胸围一般比头围小，差值不超过2厘米。

5. 生命体征

（1）体温：通常在敞开的婴儿床中使用温度计测量腋温，正常为36.5～37.5℃。

（2）呼吸：新生儿正常呼吸频率为 40～60 次/分，周期性呼吸（20 秒内发生 3 次以上持续时间超过 3 秒的呼吸暂停，除此之外呼吸正常）在新生儿中常见。

（3）心率：足月新生儿心率为 120～160 次/分。部分足月儿在睡眠时心率可能会降至 85～90 次/分，受刺激后心率会增加。

（4）血压：血压与新生儿的胎龄、日龄及出生体重相关，具体可咨询专科医生或参考相关专家共识。

二、新生儿体格检查

（一）皮肤黏膜

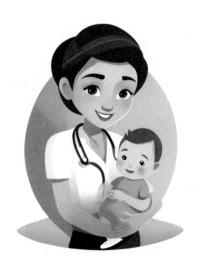

包括温度、皮肤弹性，有无异常的色素沉着、先天性痣、色斑或血管瘤，皮肤有无皮疹、花纹、皮下脂肪、硬肿、毛发情况，有无黄疸及程度等。

1. 颜色　正常新生儿呈粉红色。肢端发绀在娩出后的最初数日很常见，表现为手、足和口周区域呈淡蓝色。而中心性发绀（在舌和口腔黏膜处最明显）则提示低氧血症。瘀斑也可能呈淡蓝色。苍白可能提示贫血，贫血可由娩出时或即将娩出时的急性失血或子宫内慢性病变过程所致。发红或充血的新生儿可能有红细胞增多症。红细胞增多症新生儿即使有充分的氧合也仍可能出现发绀，因其不饱和血红蛋白的量相对较高。高胆红素血症可引起黄疸。出生后 24 小时内出现的黄疸考虑是病理性黄疸，通常由溶血引起，需要评估。

2. 皮疹

（1）粟粒疹：由毛囊中角蛋白和皮脂堆积引起的白色丘疹。通常出现于鼻部和面颊，在出生后最初几周内消退。

（2）新生儿毒性红斑：表现为直径 1～2 毫米的白色丘疹，基底发红。皮损（包含嗜酸性粒细胞）通常出现在出生后第 2 日或第 3 日，好发于躯干，多于 1~2 天内消退。

（3）蒙古斑：也称先天性真皮黑素细胞增多症，表现为边界不清的蓝-灰色、蓝-绿色或褐色斑疹，由真皮黑素细胞延迟消失所致。皮损直径可能达 10 厘米或以上。通常位于臀部和骶尾部，也可出现在身体的任何部位，随年龄增长可消退。

（4）新生儿红斑：鹳咬痕，是一种粉红色-红色毛细血管畸形，可能出现在上眼睑、上唇、前额中央或后颈部。

（5）葡萄酒色胎记：一种低血流毛细血管畸形，可出现在身体任何部位。

（二）头部

大体视诊包括：观察头部大小和形状，有无异常毛发、头骨和头皮缺损、不寻常的病变或突起、撕裂伤、擦伤或挫伤，以及面部不对称。触诊前后囟大小及紧张度，有无颅缝重叠、分离，有无颅骨软化和头皮水肿、血肿。

1. 产瘤 是指胎头先露部位的一块水肿区域。这种常见表现一般在出生时出现，水肿跨过颅缝线，并在数日内消退。

2. 头颅血肿 是指骨膜下血液积聚，见于 1%~2% 的新生儿。触诊为波动性肿块，不跨越颅缝，出生后可能会增大，通常需要数周至数月才会消退。

3. 帽状腱膜下出血 是帽状腱膜（被覆头皮）和骨膜间积血。帽状腱膜下出血可跨过颅缝延伸，且有波动感。由这些出血引起的失血可能量很大并危及生命。

（三）面部

检查面部是否对称、鼻唇沟是否对称。面瘫和不对称性哭啼面容在新生儿哭闹时最明显，而在新生儿安静或睡眠时可能被忽视。不对称性哭啼面容可见于一些综合征，如 22q11.2 缺失综合征和心面综合征。当诊断为不对称性哭啼面容后，应进行彻底检查，明确有无其他先天性异常，尤其是心血管异常。

（四）眼

由于新生儿娩出后眼睑常是水肿的，所以眼部的初始检查可能难以进行。当在光线较弱的环境中竖直抱着新生儿时，大多数新生儿会自发睁眼。应注意观察有无眼睑水肿、下垂，双眼的位置和间距，双眼的对称性，眼球颜色、巩膜和结膜的外观及有无黄染、结膜有无充血及分泌物，瞳孔大小、对光反射和眼球运动情况等。

（五）耳

应视诊双耳的位置、大小和外观，外耳道有无分泌物及耳廓发育情况等。

1. 位置　经眼外眦画一条垂直于头部纵轴的水平线，如果该线经过耳轮，则耳部位置正常。如果耳轮低于这一水平线，则考虑为低耳位。

2. 外耳异常　应视诊双耳有无鳃裂囊肿、窦道、耳前区皮赘或凹陷。当存在外耳异常时，中耳和内耳存在异常的风险增加，中耳和内耳异常可引起听力损失。外耳畸形常与多发性先天异常（包括肾脏畸形）综合征相关。

3. 耳道　应观察新生儿的耳道是否通畅。由于新生儿耳道小且存在胎儿皮脂和其他碎屑，所以很难看到鼓膜。

（六）鼻

因子宫内变形或受出生过程影响，宝宝的鼻部形状可能异常。鼻部形状会在出生后数日内恢复正常。主要观察鼻的外形及有无鼻翼翕动、鼻孔通畅性等。

（七）口

应评估口唇颜色、口的大小和形状及口腔内部。口腔评估包括检查牙龈、舌、腭和悬雍垂，口腔黏膜有无出血点、鹅口疮等。

新生儿常有以下表现：

1. 黏液潴留囊肿　可出现于牙龈（黏液囊肿）或口底（舌下囊肿）。

2. 舌系带　是连接舌和口底的带状组织，可能出现过短或延伸到舌尖的情况，从而导致发生舌系带过短。

3. 胎生牙　通常是下颌乳切牙，可为孤立性表现，也可伴发于多种综合征。如果牙齿不稳固可能有误吸风险，或如果牙齿影响到喂养，则应考虑拔牙。

4. 软腭或硬腭裂　可通过视诊发现，而腭黏膜下裂可能需要触诊才能发现。悬雍垂裂可能会伴有腭黏膜下裂。

（八）颈部

应评估颈部活动度，有无肿块、畸形、斜颈、多余皮肤等。锁骨检查包括有无部分或完全锁骨缺失，有无肿胀、压痛、骨擦音、骨擦感、拥抱反射不对称等锁骨骨折征象。

斜颈通常是产伤或宫内胎位不正引起的胸锁乳突肌创伤所致，这种损伤会导致肌肉内血肿或肿胀。颈椎发育异常也可能会引起斜颈。患儿的头斜向一侧,而颏部转向对侧。

（九）胸部

大体视诊应包括胸部大小、对称性和呼吸运动情况。应注意观察乳房大小和乳头位置,一般而言,乳头间距＞胸围的 25％ 为过宽。观察新生儿的呼吸频率和呼吸型式,有无呼吸困难。在新生儿尽可能安静的状态下听诊肺部,注意呼吸音强度、是否对称及有无干湿性啰音、痰鸣音等,最好在评估早期进行,先于腹部、头部和颈部触诊实施。部分新生儿在娩出后数小时有散在的啰音,叩诊包括有无浊音、实音等。

（十）心脏

胸壁触诊确定心尖搏动和定位心脏,心尖部有无震颤,叩诊心界大小。听诊应采用温暖的听诊器在新生儿安静躺卧时听诊,包括心率、心律、心音强度,有无杂音及杂音的性质、强度、出现在心动周期的时间、所在位置以及是否传导、有无伴随表现。心脏杂音的强度分为Ⅰ～Ⅵ级。杂音强度和性质以及伴随表现通常可以鉴别与心脏病有关的杂音。

（十一）腹部

腹部检查应在新生儿安静时进行,视诊应评估腹部的大小和整体外观,包括有无肠型、肿块。脐带大体外观、华通胶的量和脐血管数量,腹部有无红肿、分泌物及脐疝。腹部的触诊应该由浅入深,包括肝脾大小、性状、质地,有无肿块。叩诊有无移动性浊音,听诊肠鸣音情况等。

（十二）肛门外生殖器

通常在新生儿出生后立即视诊,女婴需评估阴唇、阴蒂、尿道口和阴道口的大小和位置。男婴应评估有无隐睾、阴茎大小、阴囊外观和尿道口位置,有无尿道下裂。检查肛门的位置和通畅性,有无肛门闭锁及肛裂等。

（十三）脊柱四肢

视诊和沿椎体触诊脊柱以确定有无异常,包括是否存在骶裂或骶部凹陷及毛发。视诊手足有无并指/趾（指/趾融合）畸形和多指/趾（额外的指/趾）畸形,注意四肢有无畸形及活动情况。如果骶尾部凹陷伴有毛发、血管瘤或皮肤色素改变,则可能提示脊椎或脊髓异常。

（十四）神经系统

包括评估新生儿的警觉性、自发运动、肌张力、肌力和原始反射,新生儿原始反射包括拥抱反射、吸吮反射、握持反射等。

1. 拥抱反射　新生儿仰卧位于床上,向上提起双手使肩脱离床面,然后突然放开双手,新生儿出现双臂向外展开后内收、手指张开动作。

2. 吸吮反射　手指触摸新生儿口角,可使头部侧转并出现吸吮动作。

3. 握持反射　手指置于新生儿掌中即出现手指握紧动作。

（十五）髋部

应检查髋部有无髋关节发育不良,在新生儿安静和放松的状态下轻柔地进行。

（撰稿:王雪峰;审校:姜艳蕊）

第二节　新生儿疾病筛查与治疗

本节为新手爸妈提供新生儿疾病筛查的核心信息,如什么是新生儿疾病筛查,筛查对象、筛查病种和筛查方法有哪些,阳性儿童如何召回、诊断和随访等。

病案小故事

　　随着一声啼哭,美美家迎来了一位小公主笑笑。这天正要准备出院,护士小姐姐拿来了一张知情同意书,要给笑笑采足跟血做新生儿疾病筛查。宝宝这么小,为什么要采足跟血? 这个筛查是检查什么的呢? 下面就让我们一起来揭开新生儿疾病筛查的神秘面纱吧!

一、什么是新生儿疾病筛查

新生儿疾病筛查,是指医疗保健机构在新生儿群体中,用快速、简便、敏感的检验方法,对一些危及儿童生命、危害儿童生长发育、易导致儿童智能障碍的一些先天性、遗传性疾病进行群体筛检。从而对患儿在临床尚未呈现疾病表现而其体内代谢已有异常变化时就作出诊断,进行早期而有效地对症治疗,避免患儿重要脏器出现不可逆的损害,保障儿童正常的体格发育和智能发育。筛查对象如下。

（1）基本筛查:筛查对象为所有活产新生儿。我国目前常规筛查的疾病以高苯丙氨酸血症（HPA）、先天性甲状腺功能减低症（CH）为主,某些地区则根据疾病的发病率,选择葡糖－6－磷酸脱氢酶缺乏症（G6PD）和先天性肾上腺皮质增生症（CAH）进行筛查。

（2）扩展筛查:筛查对象为高危新生儿,包括在新生儿期已出现非特异性临床表现、危重病例、有遗传代谢病家族史等的新生儿。采用串联质谱技术,可以查数十种遗传代谢疾病,部分地区对少数有临床特殊需求的患儿进行遗传代谢性疾病的基因筛查。

上海市于 2024 年 6 月 1 日起对先天性甲状腺功能减低症（CH）、苯丙酮尿症（PKU）、先天性肾上腺皮质增生症（CAH）、葡糖－6－磷酸脱氢酶缺乏症（G6PD）、甲基丙二酸血症（MMA）、原发性肉碱缺乏症（PCD）、希特林蛋白缺乏症（NICCD）、中链酰基辅酶 A 脱氢酶缺乏症（MCADD）、丙酸血症（PA）、异戊酸血症（IVA）、戊二酸血症 Ⅰ 型（GA－Ⅰ）、枫糖尿病（MSUD）、极长链酰基辅酶 A 脱氢酶缺乏症（VLCADD）、瓜氨酸血症 Ⅰ 型（CIT－Ⅰ）和同型半胱氨酸血症 Ⅰ 型（HCY-Ⅰ）15 种疾病开展全市性筛查。

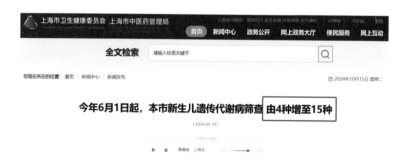

上海市新生儿遗传代谢病筛查由 4 种增至 15 种

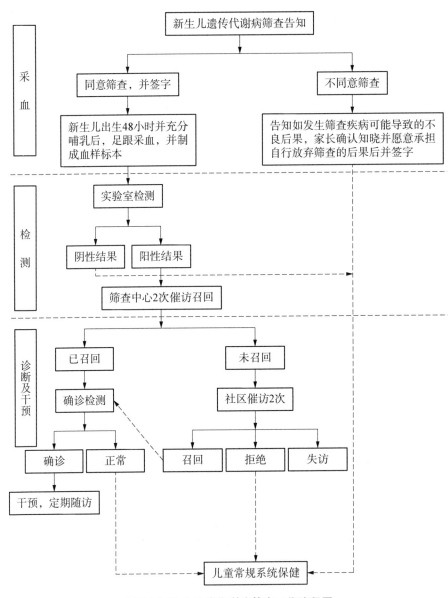

上海市新生儿遗传代谢病筛查工作流程图

二、筛查疾病种类

1. 高苯丙氨酸血症 是由于苯丙氨酸羟化酶（PAH）或其辅酶四氢生物蝶呤（BH4）缺乏，导致血苯丙氨酸（Phe）、尿苯乙酸、苯乳酸及苯丙酮酸增高的一组常见氨基酸代谢病。发病患儿可表现为智力发育落后,BH4 缺乏症患儿伴有肌力降低表现。

2. 先天性甲状腺功能减低 简称"先天性甲低",又称克汀病或呆小病,是由于甲状腺结构异常,或甲状腺素合成、分泌及利用降低导致的一组疾病,主要表现为身材矮小和智力发育落后。本病分为两类:一类为散发性甲低,系因甲状腺发育不足或甲状腺激素合成途径中酶缺乏所致,少数有家族史。另一类为地方性甲低,多见于甲状腺肿流行地区,因该地区水、土壤和食物中缺碘所致。先天性甲低新生儿可无症状,或仅有可疑症状,如低体重、心率缓慢、少动、生理性黄疸延长、喂养困难、顽固性便秘等。

3. 先天性肾上腺皮质增生症 为常染色体隐性遗传代谢病,由于类固醇激素合成过程中某种酶(如 21-羟化酶、11β-羟化酶、3β-羟类固醇脱氢酶等)的先天性缺陷,临床主要特点为肾上腺皮质功能不全、水盐代谢失调以及性腺发育异常。目前国内通过检测 17-羟孕酮(17-OHP)筛查出的 21-羟化酶缺乏症患儿约占先天性肾上腺皮质增生症的 95%。

4. 葡糖-6-磷酸脱氢酶缺乏症 为 X 连锁不完全显性遗传病,是由于红细胞膜 G6PD 缺陷,导致红细胞抗氧化损伤功能下降,致红细胞破坏并溶血的一种疾病。患儿常因食用蚕豆而发病,俗称"蚕豆病",新生儿期临床表现为溶血性贫血和高间接胆红素血症,重症可导致胆红素脑病。发病诱因为感染、窒息缺氧、酸中毒和使用氧化剂类药物,如维生素 K_3、维生素 C、阿司匹林、磺胺类等。

三、筛查方法

1. 滤纸片法 采用国际统一的 Guthrie 法,使用特定干滤纸片。正常采血时间为新生儿出生 72 小时至 7 天之内,并充分哺乳(至少哺乳 6~12 次),以避免因哺乳不足、无蛋白质负荷时筛查苯丙酮尿症为假阴性。出生 72 小时后的采血可避开促甲状腺素的生理性增高,以减少甲状腺功能减低症筛查的假阳性。出生后未筛查即转入危重新生儿会诊抢救中心的新生儿,由危重新生儿会诊抢救中心负责采血。因各种原因(早产儿、低体重儿、正在治疗疾病的新生儿、提前出院者等)未采血者,采血时间一般不超过出生后 20 天。用酒精棉球消毒新生儿足跟内侧或外侧,针刺使血液自行流出,轻轻用无菌棉球擦去第一滴血(因常含组织液),然后取 3 滴血置于滤纸片上。避免在同一处重复滴血,并使血滴渗透滤纸正反两面,至少需 3 个血斑。血滤纸片自然晾干后,置于 4℃冰箱保存。滤纸干血片应当在采集后及时递送给有关筛查实验室,最迟不宜超过 5 个工作日。筛查中心收到样本检测后出具结果。家长可以在推荐时间内至官方网站查询筛查结果(上海市新生儿筛查报告查询网址:www.61mk.cn)。

2. 串联质谱技术　遗传代谢病种类繁多,危害严重,是临床的疑难病,许多遗传代谢病国内目前没有诊断技术。传统的"一种疾病,一次检验",花费大量的人力、物力和资金,诊断技术难以满足临床需要。串联质谱技术能一次对滤纸干血片上的微量血同时进行 20～30 种遗传代谢病进行检测,每次检测仅需 2～3 分钟,灵敏度和准确性均很高,实现了"多种疾病,一次检验"的目标,有显著的社会意义和经济效益。

3. 其他方法　DNA 技术能明确疾病的基因病变,是诊断遗传代谢病的特异方法,少数地区已开始应用于疾病的筛查。

四、筛查阳性病例召回

1. 筛查阳性新生儿均需要召回进行进一步确诊,召回标准见表 3-2-1。血片标本上的重要信息,是保证标本唯一性、标本质量和检测结果告知、确诊及追踪随访等的重要依据。血片缺少重要基本信息时,将影响后续阳性儿童的召回、随访。

表 3-2-1　新生儿疾病筛查召回标准

序号	疾病名称	阳性召回标准
1	高苯丙氨酸血症	串联质谱检测方法:血苯丙氨酸(Phe)浓度>120 毫摩/升和血 Phe 与酪氨酸(Tyr)比值(Phe/Tyr)>2.0 免疫荧光检测方法:血 Phe 浓度>2 毫克/分升
2	先天性甲状腺功能减低症	血 TSH 高于筛查实验室的切值
3	先天性肾上腺皮质增生症	血 17-OHP 水平大于筛查实验室的切值(血 17-OHP 筛查切值与新生儿胎龄有关)
4	葡糖-6-磷酸脱氢酶缺乏症	血 G6PD 活性水平或 G-6-PD/6-磷酸葡萄糖脱氢酶比值低于筛查实验室切值

2. 新生儿筛查中心会以电话和短信通知筛查阳性家长带新生儿去市级诊治中心复查,进一步明确诊断。

3. 因地址不详或拒绝随访等原因而失访者,依托妇幼保健网络进行召回、追踪随访。

五、新生儿筛查疾病诊断、治疗及随访原则

(一)诊断原则

1. 在新生儿筛查的疾病中,部分疾病在出生后即可发病,甚至病情较危重,需要尽快进行确诊和治疗。

2. 在召回时若发现新生儿已经处于发病状态,或筛查指标显著异常,需要在复查同时直接进入确诊程序,进行相关实验室检测。同时开始治疗,以免延误病情。

3. 对于未发病的新生儿,筛查指标轻度增高者,可只采血复查。若复查结果仍异常,再进入确诊及治疗程序。

4. 筛查阳性者经检测提示相应遗传代谢病,建议进行鉴别诊断和基因诊断,明确相关基因的致病性变异位点。

(二)治疗原则

1. 筛查阳性新生儿一旦确诊,需要尽快治疗,治疗越早,疗效越好。

2. 治疗原则　降低体内与疾病相关代谢途径的前体物质及其旁路代谢产物,补充缺乏的产物,减轻这些病理生理改变对机体造成的损害。

3. 治疗方法　依据疾病不同和疾病严重程度不同,给予包括饮食治疗、药物治疗、透析治疗、器官及细胞移植治疗、康复治疗等。

4. 新生儿筛查确诊的遗传代谢病大部分需要终身治疗,治疗过程中需要定期随访,监测体格、智力发育水平和代谢状况。

(三)随访原则

1. 筛查确诊患儿需要坚持长期随访、规范随访,以保障疾病的良好控制,最大程度改善预后。

2. 随访频次根据疾病和病情需要确定。建议 0~3 月龄每个月随访一次,4~12 月龄每 3 个月随访一次,1 岁以后每 3~6 个月随访一次。

(四) 四种常见新生儿筛查疾病的诊断、治疗及随访

1. 高苯丙氨酸血症（HPA）

（1）诊断：血 Phe 浓度持续＞120 微摩/升（串联质谱检测方法可参考其切值）和血 Phe/Tyr＞2.0 称为 HPA。所有 HPA 患儿均应进行尿蝶呤谱分析、血二氢蝶啶还原酶（dihydropteridine reductase，DHPR）活性测定和基因检测，以鉴别 PAH 缺乏症和 BH4 缺乏症。BH4 负荷试验可协助诊断，基因分析可确诊。

（2）治疗：一旦确诊，立即治疗，越早治疗越好，需终身治疗。PAH 缺乏症：在正常蛋白质摄入情况下，间隔一周血 Phe 浓度＞360 微摩/升两次以上者均应给予低 Phe 饮食治疗，血 Phe 浓度≤360 微摩/升者暂不需要治疗。BH4 缺乏症：按不同病因给予 BH4 或低 Phe 饮食治疗、补充神经递质前体（美多巴、5-羟色氨酸）等联合治疗。

（3）随访：患儿均需定期随访血 Phe 浓度，定期进行体格发育评估，在 1岁、2 岁、3 岁、6 岁时进行智能发育评估。提倡终身治疗。成年 PKU 女性患者应在怀孕前半年起严格控制血 Phe 浓度为 120～360 微摩/升，直至分娩。

2. 先天性甲状腺功能减退症（CH）

（1）诊断：确诊指标为 TSH 和游离甲状腺素（free thyroxine，FT4）浓度。TSH 增高、FT4 降低为 CH；TSH 增高、FT4 正常为高 TSH 血症；TSH正常或降低、FT4 降低为中枢性甲状腺功能减低症。

（2）治疗：一旦确诊，立即给予甲状腺素替代治疗。甲状腺激素替代治疗：确诊患儿口服左旋甲状腺素（L-T4），初始剂量为 5～15 微克/（千克·日），每日一次，使 FT4 在 2 周内、TSH 在 4 周内达到正常。高 TSH 血症TSH 水平＞10 毫单位/升，给予 L-T4 治疗。TSH 水平为 6～10 毫单位/升，建议间隔 1 个月复查甲状腺功能，如长期维持为 6～10 毫单位/升，可给予小剂量 L-T4 替代治疗。定期复查甲状腺功能：初次治疗后 2 周复查，根据血 FT4、TSH 浓度调整治疗剂量，使血 FT4 维持在平均值至正常上限范围内，TSH 维持在正常范围内。

（3）随访：甲状腺功能 1 岁内每 2～3 个月复查一次，1 岁以上 3～4 个月复查一次，3 岁以上每 6 个月复查一次。在 1 岁、2 岁、3 岁、6 岁时进行智能发育评估。甲状腺发育异常或激素合成分泌障碍的 CH 患儿需要终身治疗；

随着生长发育需要增加甲状腺激素剂量的 CH 患儿,需要终身治疗。其他 CH 患儿可在治疗随访过程中将甲状腺激素逐渐减量,直至停药。停药后,定期随访甲状腺功能正常,则为暂时性甲状腺功能减低症。随访时间建议至少至停药后 1 年。

3. 先天性肾上腺皮质增生症

(1)诊断:①血 17 - OHP 浓度持续增高;②血雄烯二酮、睾酮增高;③血促肾上腺皮质激素增高或正常;④失盐型血钠降低,血钾增高;⑤基因检测到变异位点;⑥临床表现包括皮肤色素沉着,女性患儿阴蒂增大。符合①②③或①⑤可以诊断。

(2)治疗:①一旦确诊为经典型 21 -羟化酶缺乏症,立即开始肾上腺皮质激素替代治疗。给予氢化可的松时,开始剂量可偏大,以尽快控制代谢紊乱。临床症状好转、电解质正常后则尽快将药物减少至维持量。给予盐皮质激素时:经典型(失盐型及单纯男性化型)患儿,尤其在新生儿期及婴儿早期,均需同时给予盐皮质激素,以改善失盐状态。②应激状态处理:在发热超过 38.5℃、腹泻伴脱水、全麻手术和危象发生,或危重情况下,可增加氢化可的松剂量为 50～100 毫克/(米^2·日)。③外生殖器矫形治疗:对阴蒂肥大及阴唇融合的女性患儿,在代谢紊乱控制后,应在出生后 3～12 个月尽早实施整形手术。

(3)随访:治疗初期需密切随访,每 2 周至 1 个月随访一次。代谢稳定后,≤2 岁每 3 个月一次;>2 岁每 3～6 个月一次。每 3～6 个月测量身长/身高,每年评估骨龄。

4. 葡糖- 6 -磷酸脱氢酶缺乏症

(1)诊断:①血 G6PD 活性或 G6PD/6PGD 比值降低。②G6PD 基因检测到变异位点。

(2)治疗:无症状时无需治疗。若出现溶血症状,根据胆红素及贫血程度,给予降胆红素治疗,贫血严重者输入 G6PD 活性正常的血液治疗。

(3)预防:避免食用蚕豆及其制品,避免接触樟脑丸等日常用品。避免使用氧化型药物,包括磺胺甲氧嗪、磺胺吡啶、磺胺异噁唑、呋喃唑酮、安痛定、阿司匹林等药物。

(撰稿:王琴梅、汪欢欢;审校:姜艳蕊)

第三节　新生儿母乳喂养与护理

新生儿母乳喂养有哪些要点？本节针对母乳喂养常见问题，提供一些实用处理方法，为新手爸妈提供母乳喂养的支持。

病案小故事

宝宝出生了，小娟每天却总是唉声叹气。自己感觉没有乳汁，或者乳汁比较少，担心奶水不够宝宝吃，会焦虑母乳喂养的宝宝体重增长不如吃配方奶喂养的宝宝。家人给出的建议是改为奶粉喂养，小娟又颇纠结。这种做法正确吗？

一、纯母乳喂养

母乳对宝宝来说，是最好的食物。世界卫生组织和联合国儿童基金会联合倡议：至少纯母乳喂养 6 个月，并在添加辅食的基础上坚持哺乳 24 个月以上。纯母乳喂养指除了必需的药物、维生素和矿物质补充剂外，母乳是婴儿唯一的食物来源，不进食其他的液体和固体食物。母乳含有 88% 的水，正确、充分的母乳喂养可以保证 6 月龄以内宝宝对水的需求，甚至在炎热的天气下只要母乳喂哺充分也无需额外补充水。

二、尽早让宝宝吸吮乳头

新生儿的第一口食物应该是母乳。新生宝宝在出生后 20～50 分钟内处于兴奋期，他们这时的吸吮反射最为强烈。应让宝宝尽快与妈妈进行皮肤接触并吸吮乳头，这样可以使妈妈体内产生更多泌乳素和催产素，有利于乳汁分泌；宝宝也因此可以尽快获得初乳的营养。母乳喂养时，妈妈和宝宝持续频繁的肌肤接触，还有助于建立早期的亲子关系。妈妈哺乳宝宝时，还可促进自身的子宫收缩，减少产后出血。

三、母乳喂养的技巧和方法

帮助母亲建立正确的哺乳姿势,也是确保顺利母乳喂养的重要条件。每次哺乳前都应用肥皂清洁双手。

(一)母亲喂奶的正确体位

母乳喂哺姿势有摇篮式、环抱式、交叉式、侧卧式。无论采用何种姿势,要让婴儿的头和身体呈一条直线。婴儿身体贴近母亲,头和颈部得到支撑,尽量贴近乳房,鼻子面向乳头。

1. 摇篮式　这是最传统的姿势。用一只手的手臂内侧支撑宝宝的头部,另一只手放在乳房、乳晕上或轻拍宝宝屁股。在宝宝身下垫一个垫子,哺乳起来会更轻松。

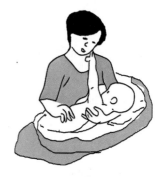

摇篮式

2. 橄榄球式(环抱式)　这个哺乳姿势特别适合剖宫产的妈妈,可以避免宝宝压迫在妈妈腹部手术切口。乳房很大、宝宝太小或是喂双胞胎的妈妈也很适合。就像在腋下夹一个橄榄球那样,用手臂夹着宝宝的双腿放在身体侧腋下,宝宝上身呈半坐卧位姿势正对妈妈胸前,用枕头适当垫高宝宝,手掌托住宝宝的头,另一只手指张开呈"八字形"贴在乳头、乳晕上。

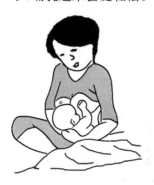

橄榄球式(环抱式)

3. 交叉式　相比于摇篮式的姿势,把宝宝的身体稍微倾斜一点,这样宝宝吃奶时,嘴的角度会有所变化,更容易吸奶。

4. 侧卧式:这种姿势适合夜间哺乳,身体侧卧,用枕头垫在头下。婴儿侧身和妈妈正面相对,腹部贴

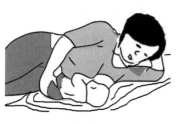

侧卧式

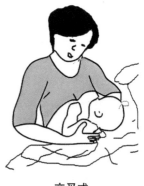

交叉式

在一起。为了保证宝宝和妈妈紧密相贴,最好用一个小枕头垫在宝宝的背后。

(二)宝宝正确的含乳姿势

一旦母婴都处在感觉非常舒适的体位,妈妈就可以用乳头轻轻抚弄宝宝嘴唇,等婴儿小嘴完全张开,像打呵欠那样张开小嘴为止。一旦宝宝大大地张开了小嘴,就把婴儿向妈妈靠近。妈妈不要将自己的乳房去接近宝宝的小嘴,更不要将宝宝的头部推向乳房。为确保奶水供应充足和流出顺畅,婴儿的嘴需要与母亲的乳房形成良好的含接,促进婴儿有效地吮吸。

哺乳前,母亲可用干净手指帮助婴儿口张大含住乳头和乳晕,上嘴唇盖住的乳晕要少于下嘴唇,下唇应朝外突出、下颌接触乳房为正确的"乳房喂养"(图 a)。仅含住母亲的乳头,即上嘴唇盖住的乳晕大于或等于下嘴唇,下嘴唇向前或向口内缩,下颌远离乳房,为含吸不良,为"乳头喂养"(图 b)。"乳头喂养"的情况可造成乳头咬破、乳汁吸入不足,因含大量乳汁的乳腺导管在乳晕下未被吸入。在尚未建立良好的母乳喂养习惯前,应避免让婴儿接触到奶瓶、安抚奶嘴及其他辅助喂哺装置。

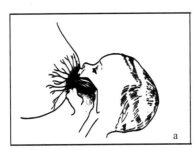 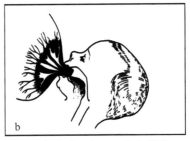

　　　a. 含吸正确——乳房喂养　　　　　b. 含吸不正确——乳头喂养

母乳喂养时婴儿含吸母亲乳房的示意图[中华儿科杂志,2016,54(12):883-890]

正确托乳房姿势:食指和大拇指呈 C 形,以食指支撑着乳房的基底部,大拇指轻压乳房的上方,其余三指并拢贴在乳房下的胸壁上;避免剪刀式夹托乳房(除非在奶流过急或宝宝有呛溢时);手指不应离乳头太近,等宝宝含接好后,可及时撤出手来搂抱宝宝,形成一个舒适的体位。

(三)哺乳次数

宝宝是最好的催乳师,鼓励按需哺乳,对早期建立和维持良好的母乳喂养习惯尤为重要。按需哺乳即在婴儿正确含吸乳房情况下,不限制母乳喂养的频次和持续时间。第一天应努力让宝宝达到吸吮 8 次以上。确定的哺乳时间并不重要,通常每次要持续 10 分钟以上,但如果太长(半小时以上)或太短(<4 分钟),意味着可能有一些问题。

出生后第 1 天,宝宝的胃容量为 5~7 毫升(ml),相当于玻璃球大小,产后第一天的母乳能够提供婴儿所需的全部。而且,宝宝的嘴唇刺激母亲乳头越早、次数越多,越会让妈妈早产奶、多产奶,所以要求尽早开奶。频繁的喂养能保证宝宝获得所需的母乳量,同时也确保泌乳量能满足宝宝的需求。产后 2~4 天母乳的分泌量开始增加。在第 3 天时,宝宝胃容量也在同步增加,相当于乒乓球大小,22~27 ml,婴儿每 24 小时摄入 300~400 ml 母乳。在第 5 天时,宝宝的胃容量相当于鸡蛋大小,43~57 ml,24 小时母乳摄入量为 500~800 ml。第 7~14 天产生的母乳称为过渡乳,2 周后产生的母乳称为成熟乳。在前 6 个月,24 小时母乳摄入量应波动于 440~1 220 ml,平均每天 800 ml。

1~2 月龄的婴儿日间<2 h(小时)哺乳一次,这一时期如睡眠时间>4 h,建议将婴儿唤醒喂哺,避免奶量摄入不足。夜间哺乳间隔时间可延长,约 3 h,或 4~5 h。24 h 母乳喂哺次数为 8~10 次。新生儿、婴儿因尚不适应宫外生活,可有含乳头时间较长(喂哺>30 min/次),或喂哺频率过高情况(1.0~1.5 h 喂哺一次),均属按需哺乳。随着宝宝的成长,每次喂养的时候,他会摄入更多的母乳,延长哺乳间隔。一般 2 月龄后可逐渐规律哺乳,如生长不足需排除吸吮不当或疾病。

（四）识别宝宝婴儿饥饿信号

及时应答是早期建立良好进食习惯的关键。新生儿饥饿时可以出现觅食反射,吸吮动作或双手舞动;婴儿会出现把手放入嘴里吸吮、鬼脸、烦躁,大声哭吵是饥饿的最后信号。婴儿饥饿不同阶段的表情及动作详见下页图。抚养人应该注意观察婴儿饥饿的早期信号,避免其哭闹后再喂哺,增加喂哺的困难。尤其是母乳喂养的婴儿,哭吵会影响含吸母亲乳头。

（五）如何判断宝宝是否摄入了足够的奶量

婴儿停止吸吮、张嘴、头转开等,往往代表饱腹感,不要再强迫进食。生后前几周判断母乳喂养是否充足,可以通过记录婴儿尿湿的尿布(尿不湿)数

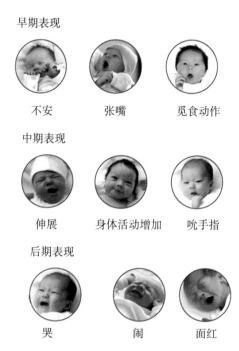

早期表现

不安　　　　张嘴　　　　觅食动作

中期表现

伸展　　　身体活动增加　　　吮手指

后期表现

哭　　　　　闹　　　　　面红

婴儿不同阶段的表情及动作[中华儿科杂志,2016,54(12):883‐890]

量评估:母乳充足的婴儿每日尿湿 6～8 张尿布(尿不湿)。整体喂养良好的判断标准:精神状态良好,大便性状和颜色基本正常,没有明显的过敏表现,体重增加符合规律。

四、母乳喂养的常见问题与处理

(一)溢奶

母乳喂养后,宝宝常有吐奶情况。应对宝宝吐奶、溢奶情况,建议喂奶间歇或喂奶后将婴儿头靠在母亲肩上竖直抱起,轻拍背部,空手心从下往上拍背,持续 10～20 分钟,可帮助排出吞入的空气而预防溢奶。婴儿睡眠时宜右侧卧位,可预防睡眠时溢奶而致窒息。必要时可减少每次奶量摄入量(减少20～30 毫升)。若上述改变后婴儿溢奶症状无改善或体重增长不足,应及时至医院就诊,排除器质性疾病。

(二)妈妈的乳汁不够怎么办

很多刚生完宝宝的宝妈,自己感觉没有乳汁,或者乳汁比较少,担心奶水不够宝宝吃。实际上,这个时期的宝宝需要量也非常少。生后一天的新生儿胃容量仅有 5~7ml,随着日龄增加,胃容量才逐渐增加。新生儿频繁有效的吸吮是对乳房和乳头最良好、最有效的刺激,能增加乳汁的分泌。

1. 宝宝出生后,尽快让宝宝在妈妈胸前进行皮肤接触,并尝试让他自己寻找和吸吮乳头。按需哺乳,频繁有效地吸吮能有效增加泌乳量,每 24 小时不要少于 8 次。

2. 生后 3~5 天时,妈妈会感觉乳房肿胀,但奶量并没有增多,这是生理性乳胀期。此时千万不要按摩或用力挤压乳房,不适当的按摩会让乳房受伤,严重的受伤将影响母乳喂养。宝宝频繁有力的吸吮,是帮助妈妈解决生理性乳胀的最好办法。

3. 除非有明显脱水征象或低血糖,不要给宝宝添加配方奶粉和糖水,添加配方奶粉和糖水将大大影响宝宝吸吮乳头的时间和频率。充分的吸吮能促进乳汁分泌。

4. 乳房亲喂是天然、健康的哺乳方式,要让宝宝的嘴直接刺激乳头。亲喂对泌乳的刺激效果好于任何吸奶泵,所以亲喂的妈妈乳汁会更充足。

5. 放松心情,坚定信念,相信哺乳是与生俱来的本能,过度的焦虑和担心反而会使泌乳减少。

6. 此时的新手妈妈需要家人的支持和鼓励,不要因宝宝哭闹就责怪或者埋怨妈妈乳汁不多。母乳是宝宝最好的食物,鼓励、安抚、帮助新手妈妈进行母乳喂养是对新生儿和妈妈最好的爱护。

（三）安抚奶嘴

1 月龄以内的新生儿不建议使用安抚奶嘴,因可能会影响母乳喂养习惯的建立并导致过早断母乳。若之后使用安抚奶嘴,需避免奶嘴使用和入睡行为之间建立不良条件反射。夜间醒来后依赖奶嘴重新入睡,会影响婴儿良好睡眠习惯的养成,导致频繁夜醒,睡眠质量下降。不建议在安抚奶嘴上涂抹糖浆或蜂蜜等以安抚婴儿。

（四）母亲用药或摄入烟酒

母亲在服用大多数药物时,并不影响其继续母乳喂养婴儿。母亲服用安非他明、麦角胺、化疗药物、他汀类药物、镇静药、抗癫痫药等,建议暂停母乳喂养,具体可详见各种药物说明书。母亲应禁烟,吸烟可增加婴儿呼吸道过敏以及婴儿猝死综合征发生的危险，同时也影响乳汁分泌，致婴儿体重增加不足。酒精可降低婴儿对吸吮引发的"射乳反射"的敏感性，使泌乳下降，也对婴儿的运动发育产生不良影响，故建议母亲不饮酒或含酒精的饮料。母亲摄入含咖啡因的饮品（如咖啡、茶及咖啡因类饮料）每天应限制在 2 杯以内。

（五）母亲不宜哺乳情况

产妇大致有以下六种不宜哺乳的情况。①母亲进行化疗或放射治疗。②患有严重心脏病、肾脏或肝脏疾病、高血压、糖尿病伴有重要器官功能损害、严重精神病、反复发作癫痫时。③患各型传染性肝炎的急性期、活动期肺结核、流行性传染病时。此时，可用配方奶代替喂哺，可定时用吸乳器吸出母乳以防回奶，待母亲病愈，传染期已过，可继续哺乳。④患乳房疱疹者不宜哺乳。⑤吸毒母亲未戒毒前不宜哺乳。⑥艾滋病或感染艾滋病病毒的母亲不宜哺乳。

（撰稿：姜艳蕊；审校：王琴梅、汪欢欢）

第四节　新生儿听力障碍、先天性心脏病的筛查与干预

听力障碍影响新生儿言语和识字能力发育，阻碍儿童社交、认知和学习。先天性心脏病是胎儿时期心脏及大血管发育异常所导致的先天性畸形，严重影响患儿生命和生活质量。本节主要介绍新生儿听力障碍筛查和先天性心脏病筛查的意义、方法及重点筛查人群，同时介绍筛查阳性儿童的注意事项和随访要求，为指导新生儿听力障碍筛查和先天性心脏病筛查提供核心信息。

病案小故事

聪聪妈最近有点焦虑，为什么呢？原来是聪聪上幼儿园了，调皮可爱的他说话口齿不清，小伙伴们听不懂他的话。小聪聪没能交上好朋友，他很沮丧，不想上幼儿园了。周围的医生朋友说，孩子口齿不清有时候可能是因为孩子听力有问题，这可急坏了聪聪妈！

一、听力障碍的筛查与干预

听力障碍,是一种常见的导致听觉敏感度下降的疾病,根据发病部位与性质不同分为传导性、感觉神经性及混合性听力障碍三大类。目前普遍采用的听力障碍分级为国际标准化组织(ISO)标准,单位为赫兹(Hz),以 500 Hz、1 000 Hz 和 2 000 Hz 的平均听阈为准。根据听力损失的不同,分为轻度聋、中度聋、中重度聋、重度聋和极重度聋。

根据世界卫生组织的数据,世界上约有 4.3 亿人患有听力障碍,包括 3 400 万儿童,超过世界人口的 5%;预计到 2050 年,患有各种程度听力损失的人数将达 25 亿人,至少 7 亿人需要听力康复治疗;在新生儿和婴幼儿中,听力损失的发生率为 0.1%~0.347%。

先天性听力损失儿童在交流、认知、学习能力以及社会情感等方面,均落后于听力正常儿童。早期筛查、早期诊断及早期干预,能使听障患儿获得理想的听觉、言语、语言和认知能力,从而使其进入正常的学校和社会工作。

(一)新生儿听力损失高危因素

1. 新生儿重症监护病房(NICU)住院超过 5 天。

2. 儿童期永久性听力障碍家族史。

3. 巨细胞病毒、风疹病毒、疱疹病毒、梅毒或弓形体等病原体引起的宫内感染。

4. 颅面形态畸形,包括耳廓和耳道畸形等。

5. 出生体重低于 1 500 克。

6. 高胆红素血症达到换血要求。

7. 病毒性或细菌性脑膜炎。

8. 新生儿窒息(Apgar 评分:1 分钟 0~4 分或 5 分钟评分 0~6 分)。

9. 早产儿呼吸窘迫综合征。

10. 体外膜氧合。

11. 机械通气超过 48 小时。

12. 母亲孕期曾使用过耳毒性药物或袢利尿剂或滥用药物和酒精。

13. 临床上存在或怀疑有与听力障碍有关的综合征或遗传病。

（二）常规新生儿听力筛查方法

常规新生儿听力筛查方法，包括耳声发射（OAE）和自动听性脑干反应（AABR）。

耳声发射是目前应用最广泛的听力学检查方法，依赖于耳蜗功能的完整，与耳蜗外毛细胞的功能密切相关。但是单纯采用 OAE 进行筛查，会存在以下 2 个问题：①无法筛查出蜗后听神经功能障碍的患儿；②对于听力损失超过 20 dBHL 或存在中耳积液或病变的新生儿，筛查通不过，导致假阳性率增高。

听性脑干反应（ABR）是一种客观听力检测方法，通过给予刺激，记录 ABR 波形或潜伏期来检查听觉通路的完好性，还可用于客观听阈的评估。其中 AABR 相对于 ABR，克服了传统 ABR 测试费时、对波形的鉴别主要依赖于测试者经验等缺点，适合于新生儿听力筛查。但利用 AABR 对高危儿童或扫描次数明显增加的新生儿进行筛查时，有必要进行随访以避免假阴性。

对于无高危风险因素的新生儿，推荐采用 OAE（初筛）、OAE（复筛）的两阶段筛查模式。对于存在高危风险因素的新生儿，推荐同时采用 OAE 和 AABR 进行筛查。对于在 NICU 的新生儿，推荐只采用 AABR 进行筛查。此外，对于存在高胆红素血症并进行换血治疗的新生儿，需要在出生后的 1 个月内再次进行复筛。详见下页听力筛查流程图。

1. 筛查实施　听力初筛在专用房间进行，环境噪声＜45 dB（A）。所有复筛及诊断检查在隔声室完成。筛查时清洁受检儿外耳道，小儿处于睡眠状态或使用 10% 水合氯醛镇静，严格按技术操作要求，采用筛查型耳声发射仪或自动听性脑干反应仪进行测试。

2. 筛查流程　我国在现阶段首先推荐新生儿听力普遍筛查策略，即在有条件的地区和单位，对所有新生儿都应在出院前用电生理学检测方法进行听力筛查，即"初筛"；对未通过"初筛"者，应在出生 42 天内进行"复筛"。"复筛"仍未通过者应当在出生后 3 个月龄内转诊至省级卫生行政部门指定的听力障碍诊治机构接受进一步诊断，确保在 6 月龄内确定是否存在先天性或永久性听力损失，以便实施干预。对于所有确定为永久性听力损失的婴幼儿，都应在 6 月龄内实施干预，包括语声放大和助听器验配等。对

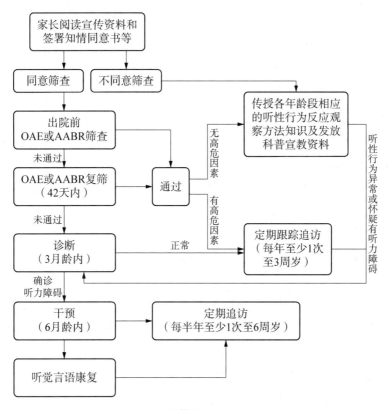

听力筛查流程图

双侧重度或极重度感音神经性听力损失患儿，使用助听器 3～6 个月无明显效果，在 10 个月左右进行人工耳蜗术前评估，建议尽早实施人工耳蜗植入手术。

具有听力损失高危因素的新生儿，即使听力筛查通过仍应当在 3 年内每年至少随访 1 次，在随访过程中怀疑有听力损失时，应当及时到听力障碍诊治机构就诊。

（三）基因筛查

常规新生儿听力筛查方法在我国已普遍开展，具有较高便捷性和准确性，但由于测试方法的局限性，约 25％ 的语前聋不能被现有听力筛查检出。

遗传是导致先天性听力障碍的重要因素之一，研究已经明确基因和听力的关系，半数的听障儿童由致聋基因引起。主要遗传方式包括：常染色体显性、常染色体隐性、性连锁和线粒体遗传。国内外耳聋基因学研究发现，遗传性耳聋存在高度遗传异质性，目前发现的致聋基因近 300 种，不同国家、地区人群的致病基因突变携带率不同，我国主要为 $GJB2$（8%～9%）、$SLC26A4$（1%～2%）和线粒体 $MT-RNR1$（0.23%）。

目前临床常用的基因检测方法有基因芯片法、Sanger 测序、目标耳聋基因靶向捕获测序、全外显子组测序及全基因组测序等来检测。对家族中已明确诊断耳聋基因或基因型表型明确的遗传性耳聋，可以有针对性地进行基因检测，如 Sanger 测序；针对产科及 NICU 新生儿耳聋基因筛查，可使用基因芯片法进行热点突变检测；而对无明确候选致病基因的个体，建议采用全外显子组测序或目标耳聋基因靶向捕获测序，并用 Sanger 测序验证。国内外耳聋基因筛查最常用的是基因芯片法。基因检测的标本类型有全血、脐带血、血斑和口腔脱落细胞等，目前干滤纸血斑最为常用。

二、先天性心脏病的筛查与干预

先天性心脏病（简称先心病）是最常见的出生缺陷，在我国活产新生儿中的发病率为 8.98‰，是导致婴幼儿死亡的主要原因之一。早发现、早诊断、早治疗可有效减少心力衰竭、休克、酸中毒、缺氧性脑损伤和肺炎等并发症的发生风险，并降低患者家庭和社会经济负担。

1. 如何进行先心病筛查　　正常新生儿从出生后 6～72 小时到出院之前在助产机构完成筛查，采用简单易行、无创伤性的双指标（即心脏听诊和经皮脉搏血氧饱和度测定）进行筛查，两项检查仅需几分钟，对新生儿不会造成伤害，方便快捷、准确度高。因各种原因未完成筛查即转诊至新生儿重症监护室（NICU）的新生儿，在 NICU 所在机构完成筛查。筛查结果分为阴性和阳性两种。

2. 先心病筛查的操作步骤　　详见下页图。

3. 先心病筛查阳性怎么办　　筛查结果为阳性者，应当在出生后 7 天内到新生儿先天性心脏病诊断中心或评估治疗中心接受超声心动图检查；检查为阴性者，可以基本排除先天性心脏病。若超声心动图明确诊断为先天性心脏病，患儿应及时接受进一步的评估和必要的治疗。

4. 先心病筛查阴性，就可以高枕无忧了吗　　筛查结果为阴性者，可以暂时不考虑先天性心脏病的诊断。但由于疾病的复杂性和筛查技术的限制，极

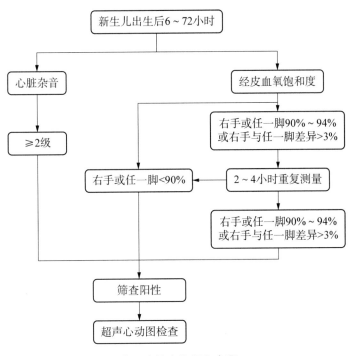

先心病筛查的操作步骤

少部分孩子可能出现假阴性的情况（即患有先天性心脏病但筛查阴性）。因此，建议所有筛查结果阴性者，还需常规体检，平时注意孩子是否存在呼吸急促、口唇发绀、多汗、反复肺炎、体重不增加等情况，如果有这些情况，及时将情况反馈给医生，接受进一步检查。

（撰稿：王琴梅、汪欢欢；审校：郭玉珠）

第五节 新生儿疫苗接种与生长发育监测

新生儿出生后最早领到的证书是出生证和疫苗接种证明。出生证没有可选择性，但疫苗接种证明就不同了。面对那琳琅满目的疫苗品种，新手爸妈应有所选择。还有，接种后宝宝会有哪些反应，也是新手爸妈较为关心的。本节介绍了新生儿疫苗接种与生长发育监测，帮助新手爸妈了解疫苗接种以及生长发育监测的重要性。

随着一声啼哭，莹莹一家迎来了一位小王子帅帅。这天，还没出院，护士过来说要给帅帅进行疫苗接种。宝宝这么小，就要进行疫苗接种吗？

一、疫苗接种

（一）新生宝宝为什么要进行疫苗接种

新生儿期疫苗接种主要是乙肝疫苗和卡介苗。众所通知，接种疫苗是预防、控制乃至消灭传染性疾病较经济、便捷而有效的措施之一。我国是乙肝高发区，30%～50%的慢性乙肝患者通过母婴传播途径感染。阻断母婴传播是控制乙肝流行和降低乙肝病毒（HBV）感染后危害的必要手段。乙肝疫苗是预防乙肝最经济而有效的措施，它能刺激机体产生乙肝表面抗体（HbsAb），当机体受到乙肝病毒的侵入时具有中和乙肝病毒的作用，从而达到阻断母婴垂直传播的目的。此外，由于母体中抗结核病的特异性抗体无法通过胎盘传递给胎儿，加上宝宝的免疫功能发育未臻完善，抵抗疾病的能力较差，因此新生宝宝容易被结核分枝杆菌感染，一旦感染上结核分枝杆菌便容易患上较严重的粟粒性肺结核和结核性脑膜炎，极易留有后遗症，所以新生儿期接种卡介苗非常重要。

（二）首剂乙肝疫苗的接种时间

乙肝表面抗原（HBsAg）阴性母亲所生足月新生儿在出生后 24 小时内接种首针重组酵母乙肝疫苗或重组仓鼠卵巢（CHO）细胞乙肝疫苗，每剂次 10 微克（μg），最迟在出院前完成。危重新生儿，如极低出生体重儿，严重出生缺陷、重度窒息、呼吸窘迫综合征等，应在生命体征平稳后尽早接种首针乙肝疫苗。

母亲 HBsAg 阳性的新生儿，无论出生后身体状况如何，在 12 小时内必须肌内注射 100 单位（U）乙肝免疫球蛋白（HBIG）；若生命体征稳定，无需考虑出生体重及胎龄，应尽快在不同（肢体）部位接种第 1 针 10 μg 重组酵母乙肝疫苗或 20 μg 重组 CHO 细胞乙肝疫苗；如果生命体征不稳定，待稳定后，尽早接种首针乙肝疫苗；若为早产儿或低出生体重儿，出生时接种的疫苗剂次不应计算在必须的 3 针次程序内,在满 1 月龄后,再按 0、1、6 月方案完成 3 剂次共 4 针乙肝疫苗接种程序。如果母亲 HBsAg 结果不明,先给新生儿注射 HBIG,然后立即对母亲进行乙肝标志物快速检测,根据检测结果参照上述标准执行。

(三) 接种卡介苗的时间

严格执行我国疫苗接种计划规定,对胎龄≥37 周且出生体重≥2 500 g 的新生儿出生 24 小时内进行卡介苗。未接种卡介苗的早产儿在出生 3 个月内满足校正胎龄和体重要求后可直接进行接种。

(四) 接种卡介苗之后会出现哪些反应,该如何处理

接种卡介苗之后会出现哪些反应,该如何处理接种? 卡介苗后一般无全身反应,但局部常常可出现与其他疫苗不一样的反应,多比较轻微。常在接种后 2～4 周时接种局部出现红肿,并逐渐从中央开始软化,形成白色小脓疱,脓疱破溃后形成结痂,结痂脱落后便留下瘢痕(即俗称的卡瘢)。此过程属正常反应,并非发生化脓性的感染,一般经历 8～12 周,不需作任何处理。但应注意以下几点。

1. 保持皮肤尤其是接种局部皮肤的清洁,内衣要经常换洗,以防止局部感染。

2. 脓肿破溃时　不要用手去挤,还要避免免宝宝用手去抓结痂。应使结痂自行脱落,以免造成局部感染。

3. 局部破溃时　不宜使用紫药水涂局部,否则容易造成脓液外流不畅而影响结痂的形成。

4. 有时在接种部位的同侧,还会发生颈部、锁骨上或腋窝下淋巴结肿大。如果肿大的直径不超过 10 毫米尚属正常反应,不需特殊处理。如果红肿直径超过 10 毫米且经处理不见好转,则应及时到所辖区、县的结核病防治所就诊,一定不可擅自处理,以免造成严重后果。

5. 如果局部及全身反应剧烈,应速到医疗部门进行就诊,以便得到及时而有效的处理。

(五) 发热是接种疫苗后的正常反应吗? 该如何处理

发热尚属疫苗接种后的正常反应,多在疫苗接种后 1～2 天内出现,持续 1～2 天可自行消退。宝宝接种疫苗后若出现发热,需要根据发热的程度来

区别对待。

如果宝宝的体温在 38.5℃ 以下，而且又无其他明显不适，可以不做特殊处理。只要精心呵护宝宝，照顾好宝宝的日常起居，多让宝宝休息、饮水，少做剧烈运动，为宝宝提供清淡饮食，进行物理降温等。或在医生的指导下服用具有退热作用的中药，体温便可逐渐恢复正常。

如果体温在 38.5℃ 以上，并伴有明显的全身不适，除了上述处理措施以外，还应在医生的指导下使用儿童专用的药物退热。

通常，预防接种后正常反应的发热持续的时间不会超过 48 小时。如果发热超过了 48 小时持续不退，或有逐渐增高的趋势，应考虑是否在此期间偶合了其他感染。需及时带宝宝到医院就诊，以免因此而延误了疾病救治的最佳时机。

二、生长发育监测

通常要设定一些体格发育的指标，通过对指标的测量来判断新生儿的体格发育水平。常用的体格发育指标有体重（kg）、身长（cm）、头围（cm）等。

根据世界卫生组织推荐的母乳喂养儿体重、身长评价标准，刚出生的男婴、女婴发育参考值如下。

1. 身长标准　初生儿男婴平均身长为 50 cm；女婴平均身长为 49 cm。第 1 个月的男婴平均身长为 55 cm；女婴平均身长为 54 cm。

2. 体重标准　初生儿男婴平均体重为 3.3 kg；女婴平均体重为 3.2 kg。第 1 个月的男婴平均体重为 4.5 kg；女婴平均体重为 4.2 kg。新生儿出生后 1 周生理性体重下降 6%～9%，通常在第 7～10 日回复到出生时体重。但是如果体重下降超过出生体重的 10%，需密切随访，必要时转诊。

测量体格生长发育指标能够有效反映新生儿的体格发育及营养健康状况。所谓参考值，是围绕平均数（中间值）的近似值，在平均数左右 2 个标准差范围之内都是可允许的。为了便于家长使用，我们将这个范围的平均数加 2 个标准差的值称为上限，平均数减 2 个标准差的值称为下限。如果超越了上限或下限的值，需要引起家长的注意，可以到医院儿童保健科进行咨询。需要说明一点，所有这些关于体格发育指标的数据只是一个参考值，个体之间是存在差异的，不要因为小小的差异而焦虑，更没必要为此往医院奔波。

目前大多数的家庭关注给宝宝做定期的体格检查，但是具有同等重要地位的"生长发育监测"对许多家长来说还是一个新鲜词。宝宝的成长是动态的，家长要养成规律的记录习惯,长期定时测量。一般地说,年龄越小的宝宝测量时间间隔越短:6月龄以下的宝宝1～2个月测量一次;6月龄至1岁至少3个月测量一次;1～3岁至少每半年测量一次;3岁以后至少每年测量一次。我们要意识到儿童的生长发育是弹性的、纵向的、连续的、积累的发展过程,定期的"生长发育监测"可以达到健康促进和早期发现、早期干预和早期治疗的目的。

　　婴幼儿时期是人生中发育速度最快的阶段,每个宝宝生长的具体情况也不尽相同。宝宝长得好不好,不能只看某次的体重身高值,科学的做法是定期记录宝宝的各项身体测量数据,通过生长曲线观察判断。

　　生长曲线包括体重生长曲线(下图)和身长(身高)生长曲线(下页图)。宝宝的生长是动态的,因此单独一次记录的体重、身高值并不能提供很多信息,只有标示出不同时期多次体重、身高值之后才能判断宝宝的生长情况。比起宝宝某个数据的位置,更重要的是看数据整体的发展趋势,即水平上升还是下降,这叫做生长速度。宝宝的出生情况和带养习惯不同,遗传不一样,生长发育的情况也就大不相同,即使是同年龄同性别,生长发育也会有快有慢。因此,只要宝宝的生长曲线在正常范围内,不发生剧烈波动,家长就不必担心。

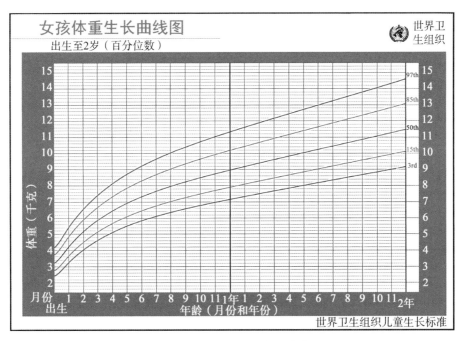

世界卫生组织女孩体重生长曲线图

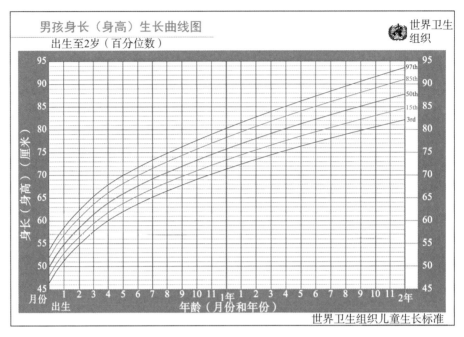

世界卫生组织男孩身长（身高）生长曲线图

图中的曲线根据百分位法，将体格生长划分为5个等级。

绿色曲线：中间的一条曲线，代表第50百分位数值，相当于平均值，即平均体重、平均身长（身高）等。有50％的宝宝，超过这个中间值，还有50％在中间值以下。

橙色曲线：从下往上来看，两条橙色曲线分别代表第15百分位数值和第85百分位数值，表示宝宝的生长水平位于同龄人第15％或85％的水平。

最下面一条红色曲线：代表第3百分位数值，表示宝宝的生长水平位于同龄人第3％的水平，如果低于这一水平就有可能存在生长迟缓。

最上面一条红色曲线：代表第97百分位数值，表示宝宝的生长水平位于同龄人第97％的水平，高于这一水平可能存在生长过速。

宝宝的身长（身高）、体重数值在第3百分位数与第97百分位数之间都属于正常范围。但需要注意的是宝宝在正常发育的情况下，生长曲线的大致走向应该与监测图上的参考曲线近似，也就是说，应该总是向上的趋势，而不是水平或下降。

每个宝宝的成长都有自己的轨迹，制作生长曲线图只是为了更好地观察、了解宝宝的发育情况，家长不用过于纠结数据。家长平时不仅要做好记录，还要带宝宝定期体检，才能及时发现发育问题，保护宝宝健康。

定期生长监测后，可采用生长曲线进行喂养是否充足的评价，建议采用世界卫生组织生长曲线进行监测，重点关注年龄的体重、年龄的身长以及身长的体重三个指标。如果宝宝出生体重低，定期的生长监测过程中，体重身高哪怕是低于同年龄同性别的平均值，但只要循着自己的体重身高轨迹在走，也是正常的，所以定期生长发育监测对于评估儿童喂养是否充足时非常重要的。但如果生长曲线上相关测量值<第 3 百分位数或者>第 97 百分位数，或与前次评估相比指标上升或下滑跨 2 个主要百分位，需引起重视，及时到医院就诊，寻求专业的喂养指导。

（撰稿：姜艳蕊；审校：王琴梅、汪欢欢）

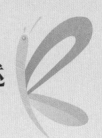

第四章　出生缺陷防治概述

本章将介绍出生缺陷的概念、分类、危害以及出生缺陷防治的三级预防模式。防患于未然，护佑每个宝宝的健康成长！

第一节　出生缺陷的概念、分类、流行病学特征和危害

病案小故事

小明的妈妈怀孕时并没有意识到摄入足够的叶酸对预防神经管缺陷的重要性。她的饮食习惯并不健康，很少吃富含叶酸的食物（如绿叶蔬菜），也未服用叶酸补充剂。她直到小明出生后被诊断患有脊柱裂才关注到这一点，但已经晚了。

脊柱裂是一种严重的神经管缺陷，通常在怀孕的早期就会形成，从孕前3个月至怀孕3个月补充叶酸是预防神经管缺陷的有效措施，但由于缺乏出生缺陷预防知识以及产检意识，小明的母亲并没有提前采取预防措施。因此，了解出生缺陷的病因、分类以及预防措施，对于家庭和社会都是非常必要的。采取正确的出生缺陷预防措施，可以有效降低出生缺陷发病风险，提高出生人口素质，让每个家庭都拥有健康的孩子。

一、概念

出生缺陷是指胎儿在怀孕期间或婴儿出生后出现的结构或功能异常,可能导致身体部位的不正常发育或功能障碍。这些异常可能是由遗传因素、环境因素或两者的相互作用引起的。

出生缺陷对婴儿及其家庭来说是一个重大的挑战,因为它们可能导致生活的各个方面出现问题,从健康到社交、情感等各个层面都可能受到影响。了解出生缺陷的概念及其可能的原因,对于准备怀孕或已经怀孕的家庭来说至关重要。

二、分类

根据缺陷的性质和影响范围,通常将出生缺陷分为结构性缺陷和功能性缺陷两大类。

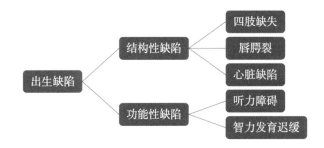

(一) 结构性缺陷

结构性缺陷涉及身体结构的异常,可能导致组织、器官或身体部位的形态、位置或数量发生异常。这种类型的缺陷通常在胚胎发育的早期阶段就会形成,并且在出生后通常是永久性的。结构性缺陷可能涉及各个身体系统,包括但不限于以下几种。

1. 四肢缺失　这是一种非常严重的结构性缺陷,可能是由遗传因素、环境因素或两者的相互作用引起的。患者可能出生时缺少一个或多个四肢,这对他们的生活功能和自理能力产生显著影响。

2. 唇腭裂　这是一种面部结构异常,包括口腔和鼻腔之间的裂缝(唇裂)、鼻腔和上颚之间的裂缝(腭裂)。唇腭裂可能会影响孩子的饮食、语言发育和面部外貌,需要经过多次手术和长期康复治疗。

3. 心脏缺陷　这是一组心脏结构异常,可能影响心脏的形态、功能或血液流动。心脏缺陷包括先天性心脏病、心脏瓣膜异常等，严重者可能需要手术干预以纠正心脏结构和功能异常。

（二）功能性缺陷

功能性缺陷涉及器官或系统功能的异常，可能导致身体的某些功能无法正常运作。与结构性缺陷不同，功能性缺陷通常涉及内部器官或系统的异常，而外部形态可能是正常的。这种类型的缺陷可能对患者的生活质量和日常功能产生严重影响。一些常见的功能性缺陷包括但不限于以下几种。

1. 听力障碍　这是一种影响听觉感知的功能性缺陷，可能由内耳或听神经的异常引起。听力障碍可能是先天性的，也可能是在后天发生的。严重的听力障碍可能影响语言发育、社交能力和学习能力。

2. 智力发育迟缓　这是一种影响智力和认知能力发育的功能性缺陷，患者可能在智力上发育缓慢，无法达到与同龄人相当的认知水平。智力发育迟缓可能由遗传因素、代谢异常或其他因素引起，对患者的教育和社交生活造成重大影响。

这些不同类型的出生缺陷，可能导致患者及其家庭面临各种挑战，需要综合整合医疗和康复治疗来改善患者的生活质量。因此，了解出生缺陷的分类对于采取针对性的预防和治疗措施至关重要。

三、流行病学特征

出生缺陷的发生受到遗传、环境、生活方式等多种因素的影响。流行病学研究揭示了不同出生缺陷的发病率、发病时机、地域分布等特征，有助于采取针对性的预防和干预措施。了解这些特征，可以帮助我们更好地了解出生缺陷的现状，制定更有效的预防和干预策略。

（一）发病率

出生缺陷的发病率在全球范围内有所不同。据世界卫生组织统计，全球每年有超过 800 万婴儿患有出生缺陷，其中约 94% 发生在低收入和中等收入国家。发达国家的出生缺陷发病率通常较低，而发展中国家由于医疗资源的限制以及环境污染等因素，出生缺陷的发病率相对较高。

（二）发病时机

大多数出生缺陷是在胚胎发育的早期阶段就已经形成的。在怀孕的头几周内,器官的形成和发育就已经开始,因此孕妇在怀孕初期特别需要注意避免接触有害物质,保持良好的生活习惯。此外,一些出生缺陷也可能在孕晚期或甚至出生后才被发现,因此定期的产前检查和婴儿出生后的筛查也非常重要。

(三) 地域分布

不同地区的出生缺陷类型和发病率可能存在一定差异。在中国的不同地区,由于地理环境、生活习惯、饮食结构等因素的不同,一些出生缺陷可能更为突出。例如,在一些农村地区,由于环境污染和饮食结构的单一性,唇腭裂、先天性心脏病等结构性缺陷可能较为常见。在一些工业城市,由于工业污染和大气污染等因素,神经系统相关的功能性缺陷,如智力发育迟缓、运动障碍等可能更为突出。在边远地区和经济欠发达地区,由于医疗资源匮乏,一些出生缺陷可能没有得到及时的诊断和治疗,导致患儿面临更大的健康风险。

因此,针对不同地区的出生缺陷特点,需要采取相应的预防和干预措施。提高公众对出生缺陷的认识,加强孕期保健和生活习惯的指导,以及提高医疗服务的覆盖范围和质量,都是减少出生缺陷发生率的重要举措。

四、出生缺陷的危害

出生缺陷对患者及其家庭可能造成长期的身体和心理负担,对社会经济也会产生影响。

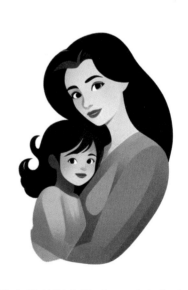

(一) 对患者及家庭的影响

1. 身体健康受损　出生缺陷可能导致患者的生理功能受损,影响生活质量。例如,结构性缺陷可能影响行动能力和自理能力,功能性缺陷可能影响感知能力和认知能力。

2. 心理压力增加　患有出生缺陷的个体可能面临来自社会、家庭和自我身份认同方面的心理压力。他们可能感受到来自他人的歧视和排斥,以及自身对于正常生活的渴望与现实的差距,这可能导致心理健康问题的出现。

3. 经济负担加重　出生缺陷患者的治疗和康复需要耗费大量的医疗资源和经济支出。医疗费用、康复费用、辅助器具购买等方面的支出可能会给家庭经济带来沉重负担，甚至可能导致家庭财务危机。根据世界卫生组织的数据，全球每年因出生缺陷导致的医疗支出约为 2.3 万亿美元。

4. 家庭关系受影响　抚养患有出生缺陷的孩子可能需要家庭成员付出更多的时间、精力和情感支持，这可能会导致家庭内部的紧张和冲突，影响家庭成员之间的关系。

(二) 对社会经济的影响

1. 医疗资源压力　大量的出生缺陷患者需要长期的医疗治疗和康复护理，这给医疗资源和医疗服务系统带来了压力。据估计，出生缺陷每年给全球医疗系统带来的经济负担约为 6 000 亿美元。医院、医生和护理人员的工作负荷增加，可能导致医疗服务质量下降和医疗资源不足。

2. 教育和就业机会受限　患有出生缺陷的个体可能面临教育和就业机会受限的问题，这可能会影响他们的人生发展和社会参与。据统计，患有出生缺陷的人群中，有 30%～50% 会受到教育和就业机会的限制。缺乏教育和就业机会可能导致他们长期依赖家庭或社会救济，增加社会经济负担。

3. 社会参与度降低　出生缺陷可能导致个体的社会参与度降低，他们可能面临障碍和限制，无法像其他人一样自由地参与社会活动和公共生活，这可能会影响社会的包容性和公平性。

因此，预防出生缺陷至关重要。通过遗传咨询、生活习惯的调整、孕期保健等措施，可以降低出生缺陷的发生率，减少对患者及其家庭、社会经济的影响，提高整个社会的健康水平和生活质量。

（撰稿：尹胜菊、付德政；审校：郭琪）

第二节　出生缺陷防治的概念和策略

本节介绍了出生缺陷防治的概念和目标，同时介绍了出生缺陷防治的重要性及主要策略，并列举了防治出生缺陷的具体措施。

病案小故事

　　孕妇王某,38 岁,有生育史,第一胎 7 年前顺产。本次怀二胎,自认为有经验,不愿意花"冤枉钱",经常漏掉定期孕检,并拒绝出生缺陷筛查。孕 38 周时入院,顺产一名男婴,有出生缺陷,其左手六指畸形(左手大拇指旁多趾,小于大拇指,肤色正常)。

一、概念

　　出生缺陷防治是指为了防治先天性身体结构、功能或代谢的异常而采取的各种干预措施,可避免早期流产、死胎、婴幼儿死亡和先天残疾等。这些措施包括婚前、孕前和孕早期健康教育指导,孕前/产前筛查和产前诊断、新生儿先天性疾病筛查,以及对出生缺陷儿进行治疗和康复等。

二、导致原因

　　导致出生缺陷的原因较复杂,主要与遗传因素和环境因素有关。环境因素包括物理因素、生物因素、化学因素及营养因素。大多数出生缺陷主要由遗传因素与环境因素共同作用引起,主要有以下原因。

　　1. 近亲结婚生育后代,遗传病发生率明显增加。

　　2. 高龄怀孕生育后代,唐氏综合征的发病风险提高。

　　3. 孕期营养缺乏导致的胎儿畸形,如叶酸缺乏会造成神经管畸形。

　　4. 孕妇被病毒感染,如风疹病毒感染会导致新生儿耳聋、先天性心脏病、青光眼、视网膜炎等发生。

　　5. 妊娠合并症,如妊娠糖尿病会增加胎儿畸形的发生概率。

　　6. 怀孕期间服用药物史。

　　7. 孕期不良情绪以及不良嗜好,如抑郁、吸毒、吸烟、饮酒等。

　　8. 接触有毒有害物质,如汞、铅、苯、农药、X 线等。

　　9. 父亲的不良嗜好,如吸烟、饮酒等。

三、防治的重要性

　　从个人和家庭的角度来看,预防出生缺陷可以保障新生儿健康和生命安全,从而降低家庭的经济和精神负担,保障儿童的生存和生活质量,提升家庭的幸福感。

从社会角度来看,出生缺陷防治对于社会的和谐稳定也具有重要意义。防止出生缺陷的发生,可以减少因出生缺陷而造成的社会医疗资源的消耗和社会福利的支出,减轻社会经济负担。

因此,出生缺陷防治对提高人口素质、维持社会稳定和可持续发展、增强国家和民族综合竞争力具有重要意义。

四、防治的目标

出生缺陷防治的主要目标可以分为多个层次和方面,涵盖了预防、筛查、诊断、治疗以及改善生活质量等多个环节。

首先,最基础的目标是通过普及出生缺陷防治知识,提高公众的知晓率和重视程度,使大众认识到出生缺陷对个人、家庭和社会的影响,从而积极参与防治工作。

其次,通过实施婚前医学检查、孕前优生健康检查等预防措施,降低出生缺陷的发生率。这些检查可以及早发现潜在的健康问题,并提供相应的干预措施,从而避免或减少出生缺陷的发生。

在孕期,通过全面的产前筛查和诊断,及时发现和处理可能导致出生缺陷的风险因素。这包括对胎儿进行遗传咨询、影像学检查等,以便早期发现和处理可能的异常。

对于已经出生的缺陷儿,提供及时、有效的治疗和康复服务,改善他们的生活质量。这包括手术治疗、药物治疗、康复训练等,旨在最大程度地恢复患儿的身体功能和生活能力。

最后,通过长期跟踪和监测,评估防治工作的效果,并不断完善和优化防治策略。这包括收集和分析出生缺陷的发生数据,了解其流行趋势和影响因素,为制定更有效的防治措施提供依据。

综上所述,出生缺陷防治的目标是一个综合性的体系,旨在通过多层次的干预措施,减少出生缺陷的发生,提高出生人口素质,保障儿童的健康和生命安全,同时促进社会的和谐稳定和可持续发展。

五、遵循原则

首先,政府应主导防治工作,将出生缺陷防治融入所有健康政策中,确保公平、可及的防治服务,实现人人享有的目标。政府不仅要在政策层面进行引导和规划,还需要在资源配置、资金投入等方面给予充分保障。

其次,坚持防治结合的原则。既要重视预防工作,通过婚前检查、遗传咨询、孕期保健等措施减少出生缺陷的发生,也要加强筛查、诊断、治疗、康复等环节的全程服务,确保缺陷患儿能够得到及时有效的干预和治疗。

同时,统筹协调各部门和社会各界的参与也是至关重要的。出生缺陷防治工作需要卫生、教育、民政等多个部门的密切配合和协作,也需要社会组织和公众的广泛参与和支持。通过跨部门合作和社会动员,形成防治工作的合力,提高防治效果。

最后,出生缺陷防治工作还要注重科学研究和技术创新。通过不断开展科学研究,探索新的防治技术和方法,实施精准施策,制定针对性的防治措施,提高防治工作的科学性和有效性。同时,加强国际交流与合作,借鉴国际先进经验和技术,推动我国出生缺陷防治工作不断向前发展。

综上所述,出生缺陷防治工作需要遵循政府主导、防治结合、精准施策、统筹协调以及科学研究和技术创新等原则,以确保防治工作的顺利开展并取得实效。

六、相关政策法规

目前有《中华人民共和国母婴保健法》《中华人民共和国人口与计划生育法》《中国妇女发展纲要》《中国儿童发展纲要》等,从法律和总体规划层面对出生缺陷防控工作提出要求。同时,为落实《中共中央 国务院关于优化生育政策促进人口长期均衡发展的决定》和《中国妇女发展纲要(2021—2030年)》《中国儿童发展纲要(2021—2030年)》要求,进一步完善出生缺陷防治网络,提升出生缺陷防治能力,改善优生优育服务水平,国家卫生健康委员会制定了《出生缺陷防治能力提升计划(2023—2027年)》,各级政府及有关部门也出台了相关政策和法规,如《江苏省出生缺陷防治办法》《湖南省出生缺陷防治办法》《上海市人口与计划生育条例》等。

七、主要策略

目前出生缺陷的预防和控制采用"三级预防"策略。

1. 一级预防（病因预防） 加强健康知识的普及,广泛开展健康教育宣传。通过婚前保健检查、孕前优生检查、地中海贫血筛查、科学补服叶酸和孕期保健等服务,大力普及防治知识,提高育龄人群防治知识知晓率。改善环境卫生,控制危险因素,如提倡无烟环境、减少空气和水的污染,避免出生缺陷等疾病的发生。

2. 二级预防 通过早期发现、早期诊断、早期治疗（"三早"预防）来控制疾病的发展和恶化;落实产前筛查诊断,规范应用高通量基因测序等新技术;落实产前筛查,并加强筛查随访,给予专业医学指导和建议,及时识别并处理潜在的健康问题。

3. 三级预防 即并发症的预防。对已患有出生缺陷的新生儿,采取有效措施进行康复治疗,促使其功能恢复、心理康复,并进行家庭护理指导等,防止病情恶化,预防并发症和伤残。

八、具体举措

根据孕前保健相关规范指南,结合出生缺陷的发病原因和危险因素,提出以下防治举措。

1. 避免近亲结婚,有疾病家族史的人员应主动进行遗传咨询。

2. 孕前进行优生健康检查及优生咨询指导,科学备孕,避免低龄和高龄生育。

3. 倡导平衡膳食与均衡营养,保持体质指数（BMI）在适当范围（18.5～24）,合理补充叶酸、钙剂、铁剂等多种维生素和微量元素。

4. 避免接触生活及职业环境中污染、高温、辐射、病毒等有毒有害物质。

5. 夫妇二人均需改变吸烟、饮酒等不良生活方式,远离二手烟环境。

6. 孕前接种风疹、乙肝、流感等疫苗,管理好宠物,及时治疗已感染疾病。

7. 积极控制孕前基础疾病,如高血压、糖尿病等,在专业医生指导下合理用药。

8. 开展孕早期保健,定期产检,及早识别、监测和管理妊娠高血压、糖尿病等妊娠并发症和合并症。

9. 有出生缺陷高发风险因素暴露人群，及时寻求专业指导与建议。

10. 保持心理健康及良好健康状况。

11. 出生后及时开展新生儿疾病筛查、诊断与治疗，对出生缺陷儿进行及时矫治和康复。

九、预防

并非所有出生缺陷都能被完全预防。出生缺陷的发生原因非常复杂，种类繁多，涉及遗传、环境、行为、保健服务、社会经济等诸多因素。目前，尽管已经采取了包括婚前检查、遗传咨询、孕期保健、新生儿筛查等一系列预防措施，但仍有部分出生缺陷无法避免。尽管如此，通过实施"三级预防"策略，可以显著降低出生缺陷的发生率，并改善已经发生的出生缺陷的预后。随着医学科技的进步和研究的深入，人们对出生缺陷的认识将更加深入，预防和治疗手段也将不断完善。因此，虽然并非所有出生缺陷都能被完全预防，但通过综合应用现有的预防策略和不断的研究创新，可以逐步降低出生缺陷的发生率，提高人口的健康水平。

（撰稿：郭琪；审校：张蕊）

第三节　出生缺陷防治的三级预防模式

本节主要介绍出生缺陷防治三级预防模式的提出依据、主要内容、现状总结，以及对未来的展望与建议等内容。

病案小故事

小丽和她的丈夫准备要他们的第一个孩子。兴奋之余，他们也意识到肩负着一份重要的责任——确保孩子的健康发育。小丽深知出生缺陷的严重性，因此决定采取出生缺陷防治三级预防模式，为她的孩子打下一个健康的基础。

在孕前，小丽就开始为怀孕做准备。她了解到，合理饮食、规律的生活习惯以及避免有害物质的接触是一级预防的重点。因此，小丽开始注意均衡摄入营养，每天服用医生推荐的叶酸补充剂，以预防神经管缺陷。同时，她放弃了饮用咖啡和酒精类饮料，尽可能地避免置身于有烟环境中。此外，小丽还坚持每天进行适量的运动，如散步和瑜伽，以保持身体的最佳状态。

怀孕后，小丽更加注重孕期检查，遵循医生的指导进行定期产前检测。这包括孕早期的唐氏综合征筛查和孕中期的超声检查，以检测胎儿的发育情况。在一次常规的超声波检查时，医生发现胎儿可能存在心脏结构异常的迹象。这一发现让小丽和她的丈夫感到焦虑。

在医生的建议下，小丽接受了更详细的胎儿心脏超声和遗传咨询，以评估胎儿的状况并制定干预计划。幸运的是，经过详细检查后，医生确认胎儿的心脏异常是轻微的，可以等待宝宝出生后进行早期干预，大多数情况会有很好的预后。

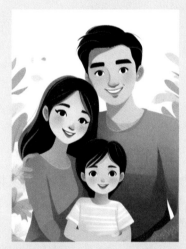

小丽的宝宝顺利出生后，尽管确诊有轻微的心脏瓣膜问题，但在医生的指导下，通过定期的检查和特定的药物治疗，宝宝的状况得到了有效控制。在后续的几年里，小丽和她的丈夫遵循医生的建议，带着孩子进行了必要的干预，包括心脏手术和康复训练。经过不懈地努力，孩子的心脏功能逐渐恢复正常，能够像其他孩子一样自由地奔跑和玩耍。

小丽和她的家庭成功应对出生缺陷

通过遵循出生缺陷防治三级预防模式，小丽和她的家庭成功地应对了孩子出生缺陷的挑战。他们的故事证明了通过积极的预防措施、早期诊断和及时的干预治疗，即使存在出生缺陷，家庭也能够克服困难，拥有一个充满希望和快乐的未来。小丽的宝宝不仅健康成长，还成为了家庭中"开心果"。

这个"病案小故事"将帮助我们更好地理解三级预防模式在实际情境中的运用，并体现了出生缺陷防治的综合性和个体化。

一、提出依据

通过前两节的介绍，我们已经了解到出生缺陷的概念、分类、流行病学特征和危害，以及出生缺陷防治的概念、目标、原则和策略。这些知识为我们提供了出生缺陷防治的基础理论和实践指导。

然而，出生缺陷防治不仅仅是一个单一的干预措施，而是一个多层次、多领域的综合干预过程。为了更好地组织和实施出生缺陷防治工作，出生缺陷防治的三级预防模式被提出。

1. 出生缺陷的多因素性　　出生缺陷是指由于遗传因素、环境因素或者两者共同作用于孕前或孕期而造成胚胎或是胎儿在发育过程中出现的结构或者功能异常。因此，仅仅通过一种干预措施是不够的，需要采取综合的干预措施。三级预防模式提供了针对不同因素的干预策略，以全面降低出生缺陷的发生率。

2. 预防层次的划分　　在公共卫生领域，有一个重要的概念叫做三级预防模式，它像是一把三段式的雨伞，旨在保护我们免受疾病的侵扰。这个模式将预防措施分为三个层次，每个层次都针对疾病的不同阶段，形成了一个全方位的保护网。

一级预防是最外层的保护伞，它发挥作用于疾病尚未出现之前。想象一下，通过改变危害健康的行为、接种疫苗、改善生活环境等措施，就像是在雨季到来之前，我们已经准备好了雨具，尽可能避免淋雨。这个阶段的目的，是减少新的疾病案例出现，让大家远离疾病的威胁。

二级预防则更像是在梅雨季节中，我们发现天空开始阴沉，第一滴雨水快要落下的时刻。这时候，通过早期筛查和诊断，我们可以及早发现问题，比如定期体检，就像是及时打开了雨伞，防止被雨淋湿。这一层次的关键在于尽早发现并介入治疗，阻止疾病恶化。

三级预防相当于在我们已经被雨淋湿的情况下，如何尽快找到避雨的场所，换上干爽的衣物，避免着凉生病。对于那些已经患病的人，这个阶段的目标是减轻疾病的严重程度，提高生活质量，通过康复治疗和长期管理，让患者尽可能恢复正常生活。

以上三级预防模式强调的是一个从前端预防到后端干预的连续过程，通过这样一个分层次的方法，我们可以更加有针对性和更有效率地保护好自己的健康。简而言之，就是做好准备、早发现、早治疗、努力康复，这样我们就能在面对疾病这场"雨季"时，更加从容不迫。

3. 全面覆盖的需求　通过三级预防模式，可以为不同的人群提供定制化的干预措施，实现出生缺陷防治的全面覆盖。这种方法不仅适用于整个人口，还针对高风险群体和已有出生缺陷的个体，确保每个人都能从中受益，有效降低出生缺陷的发生率和相关风险。

简而言之，出生缺陷防治的三级预防模式提供了一个全面且系统的框架，依托于出生缺陷的多重原因、预防措施的层次化以及对不同群体的广泛覆盖，帮助我们有组织地进行有效干预。这是一种既专业又有效的策略，指引我们在出生缺陷防治方面的方向和实践。

二、三级预防模式

回顾本节"病案小故事"，我们可以了解到针对不同阶段的人群，采取不同的预防干预措施是非常必要和有效的。为此，出生缺陷防治的专家们也提出了三级预防模式，以减少和预防出生缺陷的发生。接下来，我们将详细介绍出生缺陷防治的三级预防模式，以帮助更多的人了解和应用。

（一）出生缺陷的三级预防模式概述

出生缺陷的防治是提高人口素质和人力资源健康水平的关键措施。为防止或降低出生缺陷的发生、避免或减轻先天残障的发生，世界卫生组织在1999年提出了出生缺陷的"三级预防"策略，我国政府高度重视并大力推进，通过实施综合预防策略，成功减少了出生缺陷带来的不良影响。这一策略也分为三级预防，各有其重点和方法。

（二）一级预防

一级预防，即孕前预防，一般从计划怀孕前6个月开始进行，是避免出生缺陷的基础。此阶段包括婚前检查、遗传咨询、选择最适生育年龄及孕前保健等措施。

1. 婚前医学检查　虽然强制性检查已取消，但鼓励自愿检查以识别生育风险，为健康生育提供指导。

2. 孕前医学检查及咨询　通过检查和咨询,评估夫妻双方的生育适应性,包括健康状况和可能的遗传风险。

3. 遗传咨询　对有家族遗传病史的夫妻提供专业咨询,如神经管畸形等,指导如何通过预防措施减少风险。

4. 孕前保健指导　强调营养、预防感染和健康生活方式,为孕育健康新生命创造有利条件。

5. 补充叶酸　孕前和孕早期应补充叶酸,预防神经管畸形等缺陷。

6. 戒烟戒酒　孕前应禁止吸烟和饮酒,避免对胚胎发育造成不良影响。

7. 孕前病毒筛查　孕前做 TORCH 检查,避免孕期病毒感染引起的胎儿问题。

8. 环境注意　远离辐射和有毒物质,避免高温环境,保护生殖健康。

9. 适龄生育　女性 24～29 岁、男性 26～30 岁为理想生育年龄,减少生育风险。

10. 早孕知识普及　了解早孕敏感期,避免接触致畸因素,保护胚胎发育。

近年来,全国各省区市纷纷实行免费婚前医学检查,使得全国婚检率显著提高。福建、广西、宁夏等地的婚检率已达到 90％以上。同时,实施国家孕前优生健康检查项目,为农村计划怀孕夫妇免费提供健康教育、健康检查、风险评估、咨询指导等 19 项孕前优生服务,为 2010—2018 年的 8 349 万名计划怀孕夫妇提供了免费检查。此外,实施增补叶酸预防神经管缺陷项目,2009—2018 年免费为近 1.02 亿生育妇女补充了叶酸。

(三) 二级预防

二级预防,即产前干预,是对一级预防的补充。主要内容是孕期筛查与产前诊断,目的是孕期通过各种技术早发现、早诊断和早采取措施,以降低出生缺陷的发生率。到 2018 年底,全国范围内设有 1 000 多家产前筛查机构,其中 371 家医疗机构通过审批开展产前诊断技术服务。此外,30 个省份都在进行产前筛查和产前诊断工作,这进一步提高了服务的公平性和可及性。

1. 开展产前筛查减少缺陷儿产生　产前筛查通过孕早期和孕中期的血清学检查和影像学检查,识别潜在的高风险孕妇,以便进行更深入的诊断。例如,通过产前筛查,可以预防 60％～70％的唐氏综合征患儿和 80％～90％的苯丙酮尿症患儿出生,这些病症的发生率分别是 1：800 和 1：10 000,这

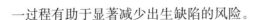

一过程有助于显著减少出生缺陷的风险。

2. 应用无创DNA产前检测　随着科技进步,现在可以从孕妇血液中提取胎儿的DNA片段。利用先进的深度测序技术对这些DNA片段进行分析,可以评估胎儿是否有患上13-三体综合征、18-三体综合征、21-三体综合征(常见的染色体异常)的风险,准确率为85%～99%。这种方法不仅精确,而且对母亲和胎儿都很安全。

3. 产前诊断　也称作宫内诊断,专门用于检测胎儿是否携带先天性或遗传性疾病。这一过程借助于最新科技手段进行,与普通的产前检查不同,它提供了针对性的检测。目的是在怀孕的早期或中期准确诊断胎儿的健康状况,以便于做出是否让胎儿出生或进行适当干预的决策。

(四) 三级预防

三级预防,即产后干预,减少先天残疾发生。主要包括新生儿遗传代谢病筛查、听力筛查、内外科康复治疗等,以防止病残,促进健康。我国新生儿必须筛查的疾病有苯丙酮尿症、甲状腺功能低下等,不同地区在此基础上根据当地情况增加其他疾病的筛查。国家和地区规定筛查的疾病,一般是可以及时进行干预治疗的。为了进一步细化这个过程,近年来我国不断推进新生儿遗传代谢病的筛查,2017年全国的筛查率已经达到了97.5%。

新生儿遗传代谢病筛查的普及,是我国在减少先天残疾领域取得的显著进步之一。此外,针对新生儿的听力损失,我国面临着较大的挑战。据统计,我国每年约有3万新生聋儿,加上迟发性耳聋及药物性耳聋患者,每年有5万～6万儿童在成长过程中发病,其中约60%的病例是由遗传因素导致的。

自2018年起,我国启动了针对新生儿先天性心脏病的筛查工作,进一步加强了对出生缺陷的救治保障。政府将先心病、血友病、唇腭裂、尿道下裂和苯丙酮尿症5种常见出生缺陷疾病纳入大病保障范围,并实施了针对先天性结构畸形和遗传代谢病的救助项目,为包括72种结构畸形和多种遗传代谢病在内的6大类患儿提供医疗费用补助,体现了我国在保障新生儿健康方面的决心与努力。

三、总结

出生缺陷防治是一个全面提升国民健康水平和人口质量的重要环节。

面对我国人口基数大、地区发展不平衡等挑战，出生缺陷的防控任务依旧艰巨。在此背景下，实施三级预防模式显得尤为关键：提高公众意识、完善监测筛查体系，以及加强对已发生的出生缺陷的干预和康复。

1. 提高公众意识　首要任务是提升全民对出生缺陷的认识，尤其是在经济欠发达地区。全民教育和健康普及是基础，能够为预防工作打下坚实的基础。

2. 完善监测与筛查　早期发现是减少出生缺陷发生的关键。通过建立和完善高效的监测系统和筛查诊断技术，能够及早发现风险，实施有效干预。

3. 加强干预与康复　对于已经发生的出生缺陷，提高医疗干预能力和康复指导是改善患儿生活质量，减轻家庭和社会经济负担的重要措施。

四、未来展望与建议

1. 出生缺陷防治需要全社会的共同努力，包括科研和技术创新、防治体系的完善，以及政府和社会机构的支持。

2. 对即将成为父母的人士，建议积极学习有关出生缺陷的知识，做好孕前和孕期的各项检查与筛查，根据医生建议采取相应的预防措施。

3. 培养健康的生活习惯，注意饮食均衡、避免接触有害物质，以及适量运动，为未来宝宝的健康打下良好基础。

总之，出生缺陷的防治是一项长期而系统的工作，需要来自政府、社会和家庭的共同参与和努力，确保每一个家庭都能迎来健康的新生命。

（撰稿：张蕊；审校：郭琪）

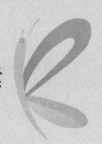

第五章 出生缺陷风险因素及预防措施

"不识庐山真面目，只缘身在此山中。"通过上一章的介绍，我们对出生缺陷有了初步的了解，出生缺陷防治的三级预防措施也深入人心；深入问题的本质，才能接近真相，本章将延续上一章内容对出生缺陷风险因素加以更详细的解读，提出有效的预防措施以及明确重点人群和重点时期，从而有针对性地为宝宝的茁壮成长保驾护航！

第一节 出生缺陷发生的遗传、环境因素及其相互作用

本节主要介绍出生缺陷发生的遗传因素、环境因素及其相互作用，以便对出生缺陷出现的原因有个大致了解。

病案小故事

在20世纪50—60年代，一种可怕的疾病曾席卷全世界，数万名婴儿"中招"后夭折。患病婴儿大部分没有手臂，也没有腿，有的甚至连眼睛、耳朵都有残缺。婴儿出生不久后就夭折，很难挺过一岁……由于他们的样子像极了海豹，被称作"海豹儿"，这种疾病也被称作海豹儿病。

1953年，瑞士一家制药公司在研发抗菌药物时合成了一种化合物沙利度胺，因为没有强大的抗菌药物活性而被放弃。但德国一家制药公司继续进行研发，发现它对中枢神经系统有抑制作用，用作镇静药治疗

妊娠初期妇女的恶心、呕吐、失眠、食欲减退等早孕反应，并以商品名"反应停"作为非处方药销售。因为疗效确切、价格便宜，又逢"二战"后生育高峰，很快被推广，在欧美、非洲、澳大利亚和日本上市，且用量极大。据报道，在1959年德国每天有100多万名妇女服用，每月销售量达1吨之多，先后在全球46个国家或地区应用。

1961年10月，在妇产学科国际会议上，3位德国医师在报告中谈及最近发生的一些海豹肢畸形胎儿病例，引起了大家高度重视。1962年3月，澳大利亚妇产科医生威廉·米切尔在《柳叶刀》上发文，将畸形胎儿命名为"海豹胎"。通过流行病学调查，证明这种畸形与其妈妈在孕间服"反应停"密切相关。而停止应用"反应停"10个月后，畸胎也不再出现。由此，确证由该药品所致的生殖毒性无疑。

出生缺陷的病因多种多样，主要由环境因素、遗传因素及两者交互作用所致。据估计，遗传因素为主所致出生缺陷占25%，环境因素（如母体疾病、营养不足、宫内病原体感染或环境有害化学物质、药物或射线等因素）占10%，环境与遗传因素相互作用和不明原因者占65%。

一、遗传因素

遗传物质决定胎儿的生长发育，父母任何一方有遗传病或染色体病者都可能影响到胎儿。人类遗传性疾病可分为6类。

1. 染色体疾病　这是导致出生缺陷最多的一类遗传学疾病。包括数目异常和结构异常。染色体数目异常，如21-三体综合征、18-三体综合征、13-三体综合征、超雌综合征等；结构异常，如染色体部分缺失、重复、易位、倒位、插入、等臂以及环形染色体等。染色体平衡易位是人群中最常见的结构畸变之一，是出生缺陷的常见原因。染色体平衡易位可能导致不孕、胚胎未植入、胚胎或胎儿存活时间较短及先天性缺陷和发育障碍等。针对先天性染色体疾病尚无有效治疗方法，因此应早期诊断，达到优生优育目的。

2. 基因组疾病　是由基因组DNA的异常重组而导致的微缺失与微重复，或基因结构的彻底破坏而引起异常临床表型的一类疾病。这种微缺失与微重复通常很小，传统细胞遗传学分析很难发现。

3. 单基因遗传病　即染色体外观正常,但是 DNA 分子发生碱基顺序等点突变,是由单个位点或等位基因变异引起的疾病,也称孟德尔遗传病。包括符合经典孟德尔遗传方式的常染色体显性遗传、常染色体隐性遗传、X 连锁和 Y 连锁遗传,其他的单基因遗传病方式有基因组印记、遗传早现、单亲二倍体、假常染色体显性遗传等。只有不到 1% 的单基因遗传病有治疗方法,故而该类患者应争取早诊早治,做好出生缺陷的三级预防。

4. 多基因遗传病　这是多个致病基因或易感基因与环境因素的复杂相互作用,发病机制复杂,且人种间存在差异。若干对基因作用积累之后,形成一个明显的表型效应,称为累加效应。在微效基因中可能存在一些起主要作用的基因,称为主基因,主基因对了解多基因疾病的发生、诊断、治疗和预防均有十分重要的意义。多基因疾病有一定的家族史,一些人类常见病如高血压、动脉粥样硬化、糖尿病、精神分裂症等均属于多基因遗传病。先天性心脏病的发病率居全球出生缺陷发病率的首位。越来越多的证据表明,遗传缺陷在先天性心脏病的发病机制中起着重要的作用。

5. 线粒体遗传病　这种病由线粒体环 DNA 异常引起。核基因组中也有与编码线粒体组分相关的基因,这部分基因变异引起的线粒体异常疾病遵循单基因遗传病的遗传模式,大部分为隐性遗传模式,发病较早。线粒体环 DNA 变异时引起线粒体遗传病,其遗传模式为母系遗传,一般发病较晚。

6. 体细胞遗传病　这种病是除生殖细胞外的体细胞内的基因发生变异,由于该变异的累加效应导致疾病发生。该变异不会遗传给子代,最典型病例是各种散发性癌症。

二、环境因素

环境中的很多暴露因素,如各种化学污染物、致畸类药物、辐射均可直接或间接作用于正在发育的胚胎或胎儿,从而影响其正常发育,导致出生缺陷。

(一) 物理因素

1. 噪声　有报道称噪声可引起畸胎。

2. X 线　孕妇一次性大剂量或多次小剂量接受 X 线治疗可引起胎儿畸形,新的研究关注于对智力发育的影响。

3. 超声波　在临床上很常用,文献报道超声波强度在 3～5 MHz 时,未见对胎儿有致畸作用。

4. 微波　微波对孕 8～10 天的鼠胚有明显致畸作用,对人类胎儿的影响尚无报道。

5. 其他　如无线电波、电视、雷达探测、手机、电脑等电磁辐射仅知对生殖细胞有影响,尚无胎儿致畸报道。

6. 子宫内营养　目前逐渐予以重视。

(二) 化学因素

1. 铝　一般低剂量无毒,高剂量有蓄积作用。铝具有遗传毒性、胚胎毒性,对生殖细胞有致畸作用,对神经系统有损害,孕妇要慎用铝制药物及铝制炊具。

2. 铅　具有神经毒性,与胎儿小头畸形有明显的剂量关系。

3. 汞　有机汞可致先天性神经系统疾病,而甲汞可导致神经元移行和细胞损伤。

4. 烟草　烟草中的尼古丁、一氧化碳和多环芳香烃对孕期胎儿最有害。父亲长期重度吸烟使孕妇处于烟雾环境中,造成人体生殖细胞遗传物质 DNA 的损伤,胚胎发育受影响而发生致畸、致癌和致死性突变。

5. 酒精　能引起多种畸形,诱发胎儿酒精中毒综合征,酒精与腭裂也有相关。

6. 石油化工企业常见有毒物质　如丙烯腈、二甲基酰胺、丁二烯、混苯、汽油对作业女工生殖功能均有危害,均可致畸。乙二醇醚使唇裂等的发生率上升。

7. 微量元素　铜、锌、铁、锰、镍等微量元素对胚胎的发育有重要意义,缺乏或过多均会导致出生缺陷。锌过量可使精子活力下降,又可影响受精卵着床,尚无锌过量引起胎儿畸形的报道,而大量资料涉及缺锌时可致子代畸形。

8. 药物

(1) 磺胺类:仅在动物实验中证实对胎儿有致畸或导致胚胎死亡的作用,但临床研究尚未证实这一结果。

(2) 抗生素:庆大霉素、卡那霉素、链霉素、四环素、奎宁、氯喹、氯霉素、灰黄霉素等可致畸。

（3）激素类：孕早期接触过女性激素者，心脏出生缺陷率占 18.2%，而未用药者为 7.8%；类固醇性激素还可引起神经管畸形、大血管易位、迪格奥尔格综合征及泌尿生殖器官畸形。

（4）镇静药：苯巴比妥可导致骨骼、心脏、肾、神经及泌尿生殖系统缺陷；苯妥英钠为潜在的致畸剂；安定对胚胎的致畸作用尚有争论；孕早期服用丙戊酸后，其子代脊柱裂发病率增加（10%）。

（5）解热镇痛药：大剂量的阿司匹林具有致畸作用，小剂量可引起子代行为功能缺陷。

（6）维生素类：维生素 A 过量可使胎儿骨骼发育异常或先天性白内障；维生素 D 过量可使胎儿或新生儿血钙过高，智力发育障碍；叶酸缺乏可致神经管畸形。

（7）农药：可使出生缺陷发生率增加，使死胎、死产、围产儿死亡均增加。

9. 次生环境　如城市建筑、垃圾、空气污染等因素。孕妇接触各种空气污染物，比如氮氧化物、PM_{10}、二氧化硫、二氧化氮和总悬浮颗粒物，可能会增加宝宝早产、低出生体重、先天性心脏病及其他先天缺陷的风险。

（三）生物因素

弓形体、风疹病毒、巨细胞病毒、单纯疱疹病毒、其他病原体（如梅毒螺旋体、微小病毒等）等引起的胎儿宫内感染常导致出生缺陷，这种情况被称为 TORCH 感染。母亲在妊娠期间发生 TORCH 感染可能导致胎儿流产或出生缺陷，尤以孕早期 TORCH 感染对胎儿的影响最大。先天性人类巨细胞病毒感染与出生缺陷、婴幼儿期神经系统障碍、智力发育迟缓、听力障碍等有密切关系；风疹病毒可致先天性风疹综合征，也可影响到神经系统等其他系统；胚胎在孕早期感染弓形体常会发生流产、死胎，以及无脑儿、小头、小眼、先天痴呆、先天性耳聋等多种出生缺陷；单纯疱疹病毒Ⅱ型可造成小头畸形、脉络膜视网膜炎等。

三、遗传、环境因素共同作用

大部分出生缺陷是由环境与遗传因素交互作用引起的。全国发病率较高的出生缺陷为先天性心脏病、唇裂、畸形足、神经管缺陷、尿道下裂、唐氏综合征等。

先天性心脏病(简称先心病)是最常见的出生缺陷之一,也是导致胎儿流产和新生儿死亡的重要原因。先心病是一种多因素疾病,由胚胎期遗传因素和环境因素的共同作用,导致心脏血管发育异常,其活产儿发病率为 6‰~10‰。约有 20% 病因已查明,如遗传综合征及一些致畸化学物,但大多数先心病的致病因子还不明确。研究发现先心病发病具有家族聚集性,且一代亲属的发病风险大于二代亲属;相对于父亲患病,母亲患先心病更易导致后代患先心病,且后代中女孩比男孩更易发病;孕期入住新家、工作或居住地剧烈噪声、室内焚烧取暖、吸烟、饮酒、妊娠早期呼吸道感染及早期先兆性流产等均是后代患先心病的环境危险因素。与散发式的先心病患者相比,孕早期先兆性流产更易导致家族聚集性先心病发生。

非综合征性唇腭裂是指不伴发其他系统器官畸形的,不在综合征之内的唇裂、唇裂合并腭裂或单纯腭裂的总称,是一种常见的出生缺陷。

四、其他因素

1. 辅助生殖技术　使用辅助生殖技术会增加宝宝出生缺陷的风险。可能涉及心脏、骨骼、泌尿系统、消化系统、呼吸系统,甚至可能导致死产。研究表明,使用辅助生殖技术的宝宝,出生缺陷的可能性比自然受孕的宝宝要高。除了辅助生殖技术本身会增加出生缺陷的风险外,多次妊娠也可能是其中的一个因素。

2. 晚婚晚育　随着社会经济的发展,越来越多女性将首次妊娠年龄推迟到 30 岁以上,随着年龄增长,卵子质量会下降,导致染色体异常或基因突变的可能性增加。此外,高龄妊娠也可能会对子代的神经认知和情绪发育产生不良影响。

3. 不良生活方式　母亲吸毒、吸烟、喝酒等,可能会对胎儿产生各种不良影响。酒精会影响精子和卵子的质量,如果孕妇长期酗酒,宝宝可能会出现乙醇综合征,表现为发育迟缓、出生体重低、智力下降等,影响胎儿的正常生长发育。因此,孕期特别是孕早期应尽量避免吸烟和饮酒。

4. 营养因素　营养不良、微量元素缺乏等,除了我们所熟知的叶酸缺乏会导致神经管畸形外,其他微量元素如碘、锌、铁等缺乏也会导致智力障碍、先心病等,挑食、偏食的人群易出现营养缺乏,所以一定要营养均衡。

5. 孕期患病　孕期合并贫血、糖尿病、甲状腺功能异常、结核病、癫痫等疾病,以及一些治疗疾病的相关药物,如链霉素、抗肿瘤药、性激素等,也会引起出生缺陷。因此,在怀孕前一定要排查是否有基础疾病。最好在治愈后再怀孕;如果无法治愈,要在医生允许的前提下,控制好病情,选择对胎儿没有影响或影响小的药物服用,加强孕期监测。

(撰稿:王光花、王耀玲;审校:何晓敏)

第二节 预防出生缺陷的有效措施

在备孕和怀孕的过程中,了解预防出生缺陷的有效措施至关重要,这不仅关系到宝宝的健康,还直接关系到家庭的幸福。本节简要介绍了预防出生缺陷的一些有效措施,供育龄夫妇参考,为宝宝的未来创造一个健康美好的起点。

一、主动接受婚前/孕前医学检查及咨询

婚前医学检查(俗称"婚检")是预防出生缺陷的第一道防线,对发现和预防遗传病、减少新生儿神经系统出生缺陷,有效预防乙肝、艾滋病等传染性疾病的母婴传播具有重要作用。因此,建议准备结婚的男女双方在登记前,主动到医疗机构接受婚检。现在,全国各省区市已出台免费婚检政策。婚检项目主要包括询问病史、体格检查、常规辅助检查和其他特殊检查,通过一系列

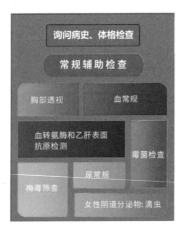
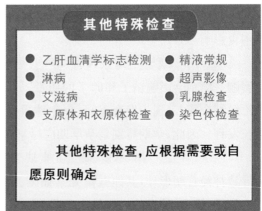

婚检项目

的医学检查和咨询,有助于男女双方了解各自的身体状况,及时发现潜在的健康问题,并采取预防措施、降低潜在风险。

孕前优生健康检查已经纳入国家基本公共卫生服务项目,所有准备怀孕的夫妇,包括流动人口,均可在居住地定点服务机构接受免费孕前优生服务。免费孕前优生健康检查的服务流程如下图所示。通过孕前优生健康检查,能及早发现可能影响孕育的一些风险因素,及时采取干预措施,从而有效地减少出生缺陷发生风险。

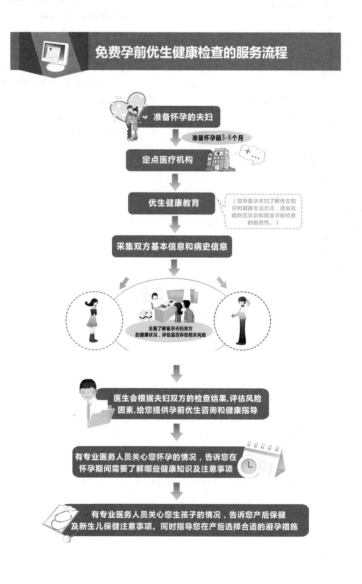

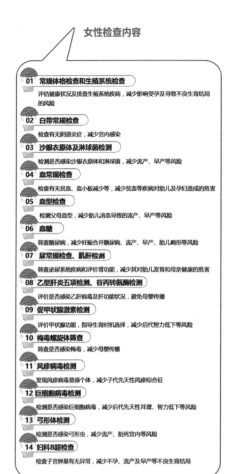

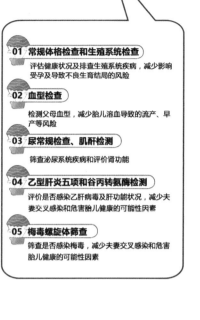

女性检查内容

01 **常规体格检查和生殖系统检查**
评估健康状况及排查生殖系统疾病，减少影响受孕及导致不良生育结局的风险

02 **白带常规检查**
检查有无阴道炎症，减少宫内感染

03 **沙眼衣原体及淋球菌检测**
检测是否感染沙眼衣原体和淋球菌，减少流产、早产等风险

04 **血常规检查**
检查有无贫血、血小板减少等，减少贫血等疾病对胎儿及孕妇造成的危害

05 **血型检查**
检测父母血型，减少胎儿溶血导致的流产、早产风险

06 **血糖**
筛查糖尿病，减少妊娠合并糖尿病、流产、早产、胎儿畸形等风险

07 **尿常规检查、肌酐检测**
筛查泌尿系统疾病和评价肾功能，减少其对胎儿发育和母亲健康的危害

08 **乙型肝炎五项检测、谷丙转氨酶检测**
评价是否感染乙肝病毒及肝功能状况，避免母婴传播

09 **促甲状腺激素检测**
评价甲状腺功能，指导生育时机选择，减少后代智力低下等风险

10 **梅毒螺旋体筛查**
筛查是否感染梅毒，减少母婴传播

11 **风疹病毒检测**
发现风疹病毒易感个体，减少子代先天性风疹综合征

12 **巨细胞病毒检测**
检测是否感染巨细胞病毒，减少后代先天性耳聋、智力低下等风险

13 **弓形体检测**
检测是否感染弓形虫，减少流产、胎死宫内等风险

14 **妇科B超检查**
检查子宫卵巢有无异常，减少不孕、流产及早产等不良生育结局

男性检查内容

01 **常规体格检查和生殖系统检查**
评估健康状况及排查生殖系统疾病，减少影响受孕及导致不良生育结局的风险

02 **血型检查**
检测父母血型，减少胎儿溶血导致的流产、早产等风险

03 **尿常规检查、肌酐检测**
筛查泌尿系统疾病和评价肾功能

04 **乙型肝炎五项和谷丙转氨酶检测**
评价是否感染乙肝病毒及肝功能状况，减少夫妻交叉感染和危害胎儿健康的可能性因素

05 **梅毒螺旋体筛查**
筛查是否感染梅毒，减少夫妻交叉感染和危害胎儿健康的可能性因素

孕前优生检查服务流程（国家妇幼健康司网站）

二、养成健康生活方式

（一）戒烟限酒

研究表明孕期吸烟可能与新生儿低出生体重、早产、死产和某些出生缺陷相关，因此夫妻双方孕前最好戒烟，并尽量减少二手烟、三手烟的暴露。母亲饮酒与酒精相关的多种出生缺陷和神经发育密切相关。一项对中国2010—2012年的全国免费孕前健康检查项目数据分析的结果表明，父亲怀孕前饮酒可能会影响精子细胞，从而增加后代出现出生缺陷的风险。因此，建议夫妻双方备孕期间都应避免或减少酒精摄入，以降低出生缺陷发生

风险。

(二) 健康饮食,合理营养,保持适当体重

1. 科学补碘　碘是怀孕期间关键的营养素,妊娠妇女缺碘可能导致胎儿大脑发育落后、智力低下,严重者可患呆小症(也称克汀病)。合理补充碘可以预防碘缺乏对胎儿神经系统和体格发育的不良影响。根据 2019 年中国《妊娠和产后甲状腺疾病诊治指南》推荐,开始补充碘的最佳时间是孕前至少 3 个月,健康备孕、妊娠期和哺乳期妇女每天要保证摄碘至少 250 微克(μg)。除选用碘盐外,还应每周摄入 1～2 次富含碘的海产品如海带、紫菜等。然而,在预防碘缺乏的同时,也必须警惕碘摄入过量的问题。研究显示,孕晚期碘过量可能会增加孕妇患亚临床甲减、胎儿患先天性甲减的风险。所以补碘应适量,我国营养学会推荐妊娠妇女和哺乳期碘可耐受最高摄入量均为 600 微克/日。

2. 个性化增补叶酸　叶酸又名维生素 B_9、维生素 M,围孕期叶酸缺乏显著增加神经管缺陷的发生风险,我国在 2009 年启动了"增补叶酸预防神经管缺陷项目",为准备怀孕的农村妇女免费增补叶酸。

根据《中国临床合理补充叶酸多学科专家共识》,对于无高危因素的妇女,建议从可能妊娠或孕前至少 3 个月开始,增补叶酸 0.4 毫克/日(mg/d)或 0.8 mg/d,直至妊娠满 3 个月。存在以下情况的妇女,可酌情增加补充剂量或延长孕前增补时间:①居住在北方地区,尤其是北方农村地区;②新鲜蔬菜和水果食用量小;③血液叶酸水平低;④备孕时间短。同时,建议备孕和孕早期妇女多食用富含叶酸的食物,如绿叶蔬菜和新鲜水果,养成健康的生活方式,保持合理体重,从而降低胎儿发生神经管缺陷的风险。

夫妻之一患神经管缺陷或既往有神经管缺陷生育史的,从可能怀孕或孕前至少 1 个月开始每日增补叶酸 4 mg,直至妊娠满 3 个月。

患有先天性脑积水、先天性心脏病、唇腭裂、肢体缺陷、泌尿系统缺陷,或有上述缺陷家族史,或一二级直系亲属中有神经管缺陷生育史的妇女;患糖尿病、肥胖或癫痫的妇女;正在服用增加胎儿神经管缺陷风险药物(如卡马西平、丙戊酸钠、苯妥英钠、扑米酮、苯巴比妥、二甲双胍、甲氨蝶呤、柳氮磺胺吡啶、甲氧苄啶、氨苯蝶啶、考来烯胺等)的妇女;患胃肠道吸收不良性疾病的妇女,从可能怀孕或孕前至少 3 个月开始每日增补叶酸 0.8～1.0 mg,直至妊娠满 3 个月。

2022年加拿大妇产科医师协会发布的《叶酸和复合维生素预防叶酸敏感性先天性异常指南》指出,同时增补叶酸和维生素 B_{12} 可能比单纯增补叶酸预防神经管畸形(NTD)的作用更强,并建议计划妊娠的育龄期女性,每日口服含叶酸 $0.4\sim1.0$ mg 的复合维生素以优化血清和红细胞叶酸水平;孕期应每天补充含 0.4 mg 叶酸和 2.6 μg 维生素 B_{12} 的复合维生素片(1 片口服复合维生素补充剂,含 1.0 mg 叶酸和 2.6 μg 维生素 B_{12},铁补充剂 $16\sim20$ mg/d,3 片 1.0 mg 叶酸片)。也有研究表明,过量的叶酸补充也会增加不良妊娠结局的风险(如妊娠糖尿病)。因此,在补充叶酸时,建议咨询医生获取合理的叶酸补充计划。

3. 补充维生素和矿物质 近年来,孕妇大多有产前服用维生素的意识,但围孕期某些维生素、矿物质摄入过多或过少都可能会导致一些问题。例如,研究发现大量维生素 A 摄入会增加颅面(头部和面部)缺陷的发生率,母亲围孕期维生素 E 摄入过高可能与先天性心脏缺陷(CHD)的风险增加相关。因此,孕妈妈们在进行微量营养素补充时,首先应选择通过健康平衡的膳食摄入足量的营养;对于营养摄入不足或缺乏的孕妈妈,建议个体化添加补充剂,此时一定要遵循医生关于维生素和矿物质推荐剂量的建议。

4. 保持适当体重 孕期超重可能会增加妊娠期高血压、妊娠期糖尿病、流产、死产、出生缺陷等的发生风险。孕期体重过轻,胎儿无法获得足够的养分供给,生长发育就容易出现停滞、减缓的状态,也可能会影响神经发育,甚至增加无脑畸形风险。因此,在怀孕前达到适当的体重对母婴健康非常重要。体重超重的准孕妇应该规律饮食、增加运动量、保证每天的饮水量;体重偏瘦的准孕妇应该增加进食量、加强营养补充、保持适当的运动量。

(三)避免接触有毒有害物质,谨慎使用药物

孕期应避免接触有毒化学物质(如甲醛、汞、苯、铅、农药、杀虫剂等)以及辐射(如 X 线)。在服用任何药物之前,应咨询专业医生的建议,避免使用可能影响胎儿正常发育的药物。

(四)预防感染

1. 孕前 TORCH 筛查 TORCH 是一组特殊病原体的简称,即弓形体(toxoplasmagondii,T)、其他如梅毒、水痘、腮腺炎、细小病毒、艾滋病病毒(others,O)、风疹病毒(rubella virus,R)、巨细胞病毒(cytomegalo virus,

C)、单纯疱疹病毒（herpes simplex virus，H）。围产期 TORCH 病原体感染是导致先天缺陷的一个重要原因。鼓励生育期妇女及时在孕前 3 个月进行 TORCH 相关的免疫球蛋白 IgM 和 IgG 检测，以明确免疫状态，选择最佳受孕时机。活动性感染者可遵医嘱进行治疗，抗体阴性者可采取一定的保护措施，如注射疫苗。

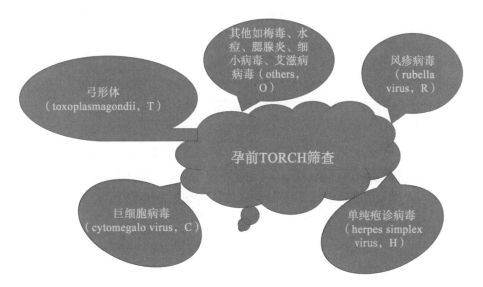

2. 避免前往已知与先天性疾病相关的感染地区　如寨卡病毒可以在孕期从孕妇传染给胎儿，孕期感染寨卡病毒可能会导致小头畸形和其他严重的脑部缺陷。因此，怀孕的妇女应避免前往寨卡病毒流行地区，备孕的夫妇前往寨卡病毒流行地区应注意避免蚊虫叮咬。

3. 预防感染的措施　保持手部卫生，在接触生肉、生鸡蛋、土壤、宠物、病毒感染的患者等后，应及时用肥皂水洗手。减少与婴幼儿唾液和尿液的接触，避免食用未经高温消毒的生牛奶及其制品。远离野生/家养啮齿动物及其粪便，不接触或更换猫砂，如需自己更换，请戴上手套并洗手。

三、控制疾病

管理慢性疾病，如糖尿病和高血压，对孕妇和胎儿都至关重要。稳定血糖和血压水平，可降低一系列出生缺陷的风险。在大多数研究中，妊娠糖尿病与出生缺陷无关，但有一些研究表明妊娠糖尿病可能与特定出生缺陷的风险增加有关。因此,需要密切监测血糖水平,并根据医生的建议进行饮食调整和药物治疗。丹麦的一项回顾性研究显示,母亲是否有先兆子痫(尤其是早发型先兆子痫)可能会增加胎儿发生先天性心脏病的风险。因此,加强对孕妇妊娠高血压及先兆子痫的监测和管理,对预防胎儿先天性心脏病的发生有一定意义。

孕妈妈甲状腺功能异常与多种不良妊娠风险增加有关,并可能对后代的认知功能产生不良影响。因此,备孕的妇女应在怀孕前进行甲状腺疾病的筛查,如筛查出相关疾病要根据医生的建议进行适当的治疗和监测。目前,我国已将血清促甲状腺素(TSH)纳入国家免费孕前优生健康检查项目,推荐所有备孕妇女均要筛查血清 TSH。如果 TSH 异常,要进一步完善 FT4(游离甲状腺素)、FT4(游离三碘甲状腺原氨酸)、TPOAb(甲状腺过氧化物酶抗体)、TgAb(甲状腺球蛋白抗体)的检测。同时,甲状腺超声有助于判断甲状腺形态及甲状腺结节性质。对于怀孕的妇女,一旦发现怀孕,无论备孕期甲状腺筛查结果是否异常,均应在妊娠早期进行甲状腺疾病筛查,筛查指标应至少包括血清 TSH、FT4、TPOAb。

四、做好产前筛查和诊断

产前筛查是指通过一些经济、简便、无创的检测方法,对胎儿是否有出生缺陷和畸形进行初步筛查,如血清学筛查、医学影像筛查等,以此判断胎儿罹患结构性出生缺陷、唐氏综合征以及神经管缺陷、18-三体综合征、地中海贫血等一些先天性疾病的概率。常用的筛查方法包括非整倍体染色体异常的产前血清学筛查(早期和中期唐筛)、非侵入性产前检测(无创 DNA 检测)、产前超声结构筛查技术。产前筛查结果高风险仅意味着患病风险升高,但并非确诊疾病;低风险结果表示患病风险无增加,并不意味胎儿正常。

产前诊断是以产前筛查为基础或者针对高风险孕妇(如高龄、产前筛查高风险者、生育过染色体异常胎儿的孕妇或夫妇一方有染色体异常者、曾有不良孕产史者、曾生育过或家族中有某些已具备产前诊断条件的单基因病)进行的,在胎儿出生前通过一定的方法对胚胎或胎儿的发育状态、是否患有疾病等方面进行检测诊断,是预防出生缺陷的关键环节。产前诊断包括胎儿结构异常和胎儿遗传学异常的产前诊断,主要方式有绒毛膜活检、羊水穿刺、产前超声检查、四维彩超检查、磁共振成像、染色体核型分析、基因芯片技术

(染色体异常检测)、WES(全外显子组测序)检测等。

五、进行新生儿出生缺陷筛查和干预

新生儿筛查是防控出生缺陷的重要抓手,目的是对新生儿群体进行快速、简便、敏感的检查,以早期发现一些可能危害儿童生命、导致体格及智能发育障碍的先天性、遗传性疾病,通过早期诊断、早期干预,避免或减轻患儿的器官损害,提升生命质量,减少这些疾病导致的残障及死亡。国家卫生健康委员会印发的《健康儿童行动提升计划(2021—2025 年)》中提出:将扩大新生儿疾病筛查范围,逐步将先天性髋关节脱位等疾病纳入筛查病种,使新生儿遗传代谢病筛查率和新生儿听力障碍筛查率分别达到 98% 和 90% 以上;推进新生儿先天性心脏病筛查覆盖所有区县,筛查率达到 60% 以上;实施出生缺陷干预救助项目。

新生儿疾病筛查一般包含两部分。一部分为国家负担的免费筛查项目,如新生儿"四病"筛查[苯丙酮尿症、先天性甲状腺功能减退症、先天性肾上腺皮质增生症、葡糖-6-磷酸脱氢酶(G6PD)缺陷病]和听力耳声发射(OAE)筛查;另一部分是自费项目,如听力自动脑干诱发电位(AABR)筛查、新生儿先天性心脏病多普勒 B 超筛查、新生儿眼健康筛查、新生儿疾病筛查[50 项＋地中海贫血＋耳聋基因＋SMA(脊髓性肌萎缩症)基因]等。除国家规定的免费筛查项目外,我国各省区市根据当地高发出生缺陷相关疾病也出台了多项免费筛查政策。进行新生儿疾病筛查很有必要,新生儿出生后都需要进行常规筛查,不同地区筛查项目略有差异,自费项目可根据实际情况听从当地医生建议进行筛查,尽量做到早发现、早干预、早治疗。

为减少出生缺陷人口发生比率,促进出生缺陷患者康复,提高救助对象生活质量,减轻出生缺陷患儿家庭医疗负担,中国出生缺陷干预救助基金会实施了中央专项彩票公益金支持出生缺陷救助项目,为患有先天性结构畸形、功能性出生缺陷和遗传代谢病三类出生缺陷疾病的经济困难家庭患儿提供医疗费用补助。目前,项目实施区域已覆盖 31 个省(区、市)及新疆生产建设兵团,符合条件的患病家庭均可按照有关程序和要求申请救助。救助项目包含遗传代谢病、先天性结构畸形、功能性出生缺陷共三个子项目,覆盖 285 种先天疾病。此外,中国出生缺陷干预救助基金会还推出了多项专项基金和

公益项目支持部分出生缺陷的防控和救助工作。

（撰稿：郭玉珠；审校：杨东见）

第三节　预防出生缺陷的重点人群和重点时期

一、出生缺陷高危人群

预防出生缺陷的发生，千万不可心存侥幸，错过各类检查时机。对于有以下一些情况的高危夫妇，建议进行相关咨询和明确诊断，生育时进行产前诊断。

1. 夫妇任何一方或其家系成员患有某些遗传性疾病或先天性畸形。
2. 曾生育过遗传病患儿的夫妇。
3. 不明原因智力低下儿或先天畸形儿的父母。
4. 不明原因的反复流产或有死胎死产史的夫妇。
5. 年龄＞35周岁的孕妇。
6. 产前筛查高风险的孕妇。
7. 长期接触高危环境因素的育龄男女。
8. 患有某些慢性疾病、服用具有致畸作用药物的夫妇。

二、预防出生缺陷重点时期

第一个时期是孕前，孕前预防出生缺陷的主要方式是婚前、孕前医学检查和遗传咨询。

第二个时期是从孕期（280天）到宝宝2岁（720天）的"关键1000天"，是预防出生缺陷的关键期。

孕期，主要进行产前筛查和产前诊断。下图显示孕期胎儿在发育过程中最敏感的时间段。孕期胎儿身体的每个部分都会在特定的时间发育形成，这个特定的时间被称为该身体部位的"发育关键期"，此时胎儿对药物、酒精、感染、健康状况或其他物质等暴露非常敏感。一旦身体某个部位发育形成，就不再出现重大出生缺陷的风险，但即使身体部位已经形成，某些暴露仍然可能影响其生长和/或功能。

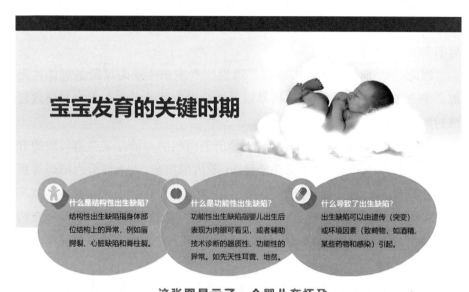

宝宝发育的关键时期

什么是结构性出生缺陷？
结构性出生缺陷指身体部位结构上的异常，例如唇腭裂、心脏缺陷和脊柱裂。

什么是功能性出生缺陷？
功能性出生缺陷指婴儿出生后表现为肉眼可看见，或者辅助技术诊断的器质性、功能性的异常。如先天性耳聋、地贫。

什么导致了出生缺陷？
出生缺陷可以由遗传（突变）或环境因素（致畸物，如酒精、某些药物和感染）引起。

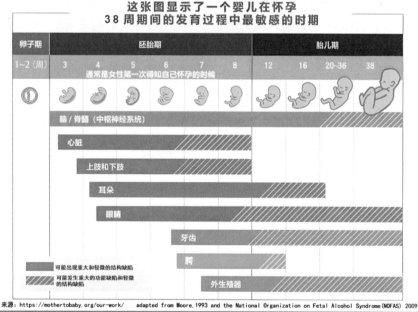

这张图显示了一个婴儿在怀孕38周期间的发育过程中最敏感的时期

卵子期	胚胎期						胎儿期			
1~2（周）	3	4	5	6	7	8	12	16	20-36	38

通常是女性第一次得知自己怀孕的时候

脑/脊髓（中枢神经系统）

心脏

上肢和下肢

耳朵

眼睛

牙齿

腭

外生殖器

■ 可能出现重大和轻微的结构缺陷
▨ 可能发生重大的功能缺陷和轻微的结构缺陷

来源：https://mothertobaby.org/our-work/ 　　adapted from Moore,1993 and the National Organization on Fetal Alcohol Syndrome(NOFAS) 2009

注：该图从卵子和精子结合的受孕时间开始，图中列出的周数是怀孕的"胚胎年龄"或"胎儿年龄"，与"孕龄"不同。孕龄是从怀孕妇女末次月经的第一天开始，通常是怀孕前两周左右。例如，妊娠12周（从末次月经的第一天算起）与胎儿10周（从受孕第一天算起）相同。

在胚胎发育的前两周,接触有害物质暴露的最大风险是流产。如果没有流产,那么这段时间内的暴露导致出生缺陷的可能性不大,但也有例外,具体还是需要咨询专业医生的意见。胚胎很多重要器官系统的发育发生在怀孕后的头三个月(孕早期)。

因此,孕早期暴露于有害物质导致发生严重出生缺陷风险的可能性增加。孕中期和孕晚期的有害物质暴露可能会影响胎儿的生长发育和导致轻微的出生缺陷。

新生儿期,主要进行新生儿筛查,是出生后预防和治疗某些遗传病的有效方法。主要对先天性甲状腺功能低下、苯丙酮尿症、先天性听力障碍等疾病进行筛查诊断,便于尽早开展治疗。

婴幼儿期,建议在坚持母乳喂养、合理安排均衡饮食之外,科学地补充钙(如柠檬酸钙)和维生素 D。6 个月之后还可在辅食中添加富含铁的泥糊状食物,满足幼儿发育营养需求。

总结而言,预防出生缺陷是需要社会支持和个人关注相结合的长期工作。重点人群的早期识别和细心照料,结合重点时期的精准管理,将大大降低出生缺陷的风险,这不仅是对个体家庭的保护,也是对社会整体未来的投资。

(撰稿:郭玉珠;审校:杨东见)

第六章　出生缺陷重点防治

> 　　本章将在无数件出生缺陷的病例中查缺补漏，从出生缺陷的防治展开，首先阐述出生缺陷防治的重点领域和重点疾病，概括出生缺陷重点防治的主要内容和方法，最后对先天性心脏病、先天性听力障碍、唐氏综合征、地中海贫血这四种疾病防治做详细介绍。点对点，让您对出生缺陷的防治了如指掌！

第一节　出生缺陷防治的重点领域和重点疾病

　　本节拟从出生缺陷防治的网络构建、人才培养、三级防治等方面概述出生缺陷防治的重点领域，并以先天性心脏病、先天性听力障碍、唐氏综合征、地中海贫血等重点疾病为例，概述出生缺陷防治的重点内容。

　　2023 年国家卫生健康委员会印发了《出生缺陷防治能力提升计划（2023—2027 年）》，旨在落实《中共中央　国务院关于优化生育政策促进人口长期均衡发展的决定》《中国妇女发展纲要（2021—2030 年）》以及《中国儿童发展纲要（2021—2030 年）》目标要求，坚持预防为主、防治结合的原则，围绕孕前、孕期、新生儿期和儿童期等多个年龄阶段，以期进一步完善出生缺陷防治网络建设，提升出生缺陷防治能力，同时改善优生优育服务水平。

一、重点领域

（一）完善出生缺陷防治的网络建设

建设和完善出生缺陷防治网络，是推进落实国家医疗卫生服务体系相关规划中关于出生缺陷防治的基础。在网络建设过程中，夯实区域、省、市、县等的防治机构设置，明确职能，有助于提升并充分发挥基层宣教、县级筛查、地市诊治、省级指导管理和区域技术辐射的能力，形成分工明确、服务联动的出生缺陷防治网络。

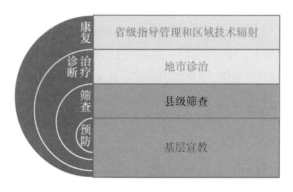

1. **在预防层面**　基层医疗卫生机构加强健康教育和出生缺陷防治宣传动员；婚前医学检查机构设置婚前保健门诊；孕前优生健康检查机构设置孕前保健门诊，提供优生健康检查和咨询指导。

2. **在筛查和诊断层面**　每个县（市、区）至少设置 1 个产前筛查机构，重点加强生化免疫实验室、医学影像科室和咨询门诊建设；原则上每个地市均设置产前诊断机构，加强对产前筛查机构业务指导；省级产前诊断中心做好全省人才培养、质量控制和管理、疑难病例转诊会诊；区域产前诊断中心主要发挥技术辐射作用。

3. **在治疗和康复层面**　医疗机构相关从业人员应遵循诊疗指南、技术操作规范和临床路径等要求，开展出生缺陷疾病诊疗工作，并畅通严重、疑难和复杂疾病的转诊会诊制度。同时，围绕常见出生缺陷疾病，推动妇幼保健机构相关诊疗专科建设，强化外科诊疗能力和康复训练等服务。

（二）加强出生缺陷防治各型人才培养

继续优化人才队伍，按照机构标准和服务需求配置专业技术人员。重点加强各型人才培养,包括紧缺人才、学术骨干和前沿技术人才培养。通过持续实施全国出生缺陷防治人才培训项目,完成紧缺人才培养;开展出生缺陷防治人才培训项目专项培训,针对重点专业和重点疾病防治,培养学科带头人和学术骨干;结合行业发展趋势,加强对掌握生物医学信息、基因检测、医学人工智能等前沿技术的人才建设。

同时,进一步提高从业人员的专业技术水平。如提高出生缺陷咨询水平,重点提升婚前保健、孕前保健主检医师对出生缺陷相关孕育风险因素识别和咨询能力,从事遗传咨询的临床医师对常见遗传性疾病遗传风险的分析和评估能力,妇产科、儿科医师对常见胎儿异常识别和咨询能力。加强新生儿疾病筛查专业技术人员培训,加强医学影像、检验专业等专科人员能力建设,强化标准化操作和质量控制,提高遗传代谢病、听力障碍、先天性心脏病、地中海贫血等先天性疾病的筛查、诊断、治疗和康复服务等能力。

(三)深化出生缺陷三级防治服务

广泛开展一级预防,加大出生缺陷防控的知识普及和健康教育力度,提高育龄人群防治知识知晓率。并加强重点人群健康宣教,强化风险因素预防控制。加强婚前保健和孕前保健,降低出生缺陷发生风险。

规范开展二级预防,规范产前筛查和产前诊断,落实临床诊疗指南、临床技术操作规范、行业标准和临床路径的规范化临床应用。加强产前筛查随访服务,提升高风险孕妇产前诊断率,减少严重出生缺陷儿出生。

深入开展三级预防,全面开展新生儿疾病筛查,加强筛查阳性病例召回、诊断、治疗、干预和随访服务,建立健全多层次出生缺陷相关医疗保障制度。深入开展出生缺陷干预救助项目,推进出生缺陷疾病治疗,减少先天残疾的发生。

二、重点疾病

(一)先天性心脏病等结构畸形

先天性心脏病是新生儿最常见的先天性疾病。危重先天性心脏病定义为出生后1年内需要手术或导管介入治疗的先天性心脏病,在所有先天性心脏病中约占25%,延迟诊断和治疗会增加并发症和死亡的风险。针对先天性心脏病,一方面需建立常见心脏结构畸形的孕期筛查预警体系和预后评估体系,加强影像学诊断、遗传咨询和专科评估,推进多学科诊疗协作;另一方面,加强先天性心脏病预后分级及围产期风险评估,针对危重系统性心脏病应提供产前产后一体化管理服务,强化产儿科联合救治和术后康复服务,减少严重先天性心脏病所致新生儿死亡和婴儿死亡。

(二) 先天性听力障碍等功能性出生缺陷

听力损失如未及时发现和治疗,可导致语言和认知发育迟缓,早期发现和有效治疗可改善患者的语言、沟通和认知能力。结合国家基本公共卫生服务项目管理平台关于0~6岁儿童健康管理服务规范,一方面要强化0~6岁儿童听力障碍筛查、诊断、治疗和康复服务,另一方面要加强迟发性耳聋诊治康一体化服务,为确诊听力障碍患儿提供助听器验配、人工耳蜗植入、语言和认知训练等干预服务。

(三) 唐氏综合征等染色体病

由于唐氏综合征是活产儿中最常见的常染色体三体(在没有终止妊娠的情况下,美国报道发生率为1/500活产儿),所以尽早检出21-三体(唐氏综合征)高风险是产前非整倍体筛查的主要目的。针对唐氏综合征等染色体病,提供孕早期、孕中期的超声筛查、血清学筛查和孕妇外周血胎儿游离DNA等产前筛查项目。对高风险孕妇落实产前诊断,对低风险孕妇指导规范进行孕产期保健,以降低唐氏综合征等染色体病的发生率。

(四) 地中海贫血等单基因遗传病

地中海贫血是一组遗传性异常血红蛋白病,患者的一个或多个α或β珠蛋白基因发生变异,从而破坏了α珠蛋白与β珠蛋白生成的正常比例,破坏骨髓中的红细胞前体以及血液循环中的红细胞,导致不同程度的贫血和骨髓外造血,进而导致骨改变、生长障碍和铁过载等。针对地中海贫血等常见单基因遗传病,提供个性化筛查、诊断和生育风险评估和遗传咨询等。根据发病情况、区域分布特点等,对地中海贫血基因人群携带率较高省份,研究制订地中海贫血专项防治计划,提高携带同型地中海贫血基因夫妇产前诊断率,加强地中海贫血患儿诊疗工作,减少重型地中海贫血发生。

(撰稿:章玲丽;审校:郭玉珠)

第二节 出生缺陷重点防治的主要内容和方法

出生缺陷防治涉及一系列综合性措施,旨在减少出生缺陷的发生率和严重程度,提高人群健康水平。本节将从三级预防角度出发,探索出生缺陷重点防治的主要内容,并围绕孕前、孕期、新生儿等阶段,对出生缺陷防治的方法做简单介绍。

一、主要内容

出生缺陷如何预防?我们有哪些方法可以去预防出生缺陷的发生呢?国家有哪些规定帮助我们老百姓来预防出生缺陷呢?

(一)广泛开展一级预防,减少出生缺陷发生

一级预防,即减少疾病的发生。为了减少出生缺陷的发生,加强知识普及和健康教育,并强化风险因素预防控制是非常重要的。在这个信息发达的时代,孕妇可以通过各种各样的途径了解备孕的相关知识,通过网站社群、微信公众号、小红书、相关图书等,都可以获得大量的科学备孕知识。

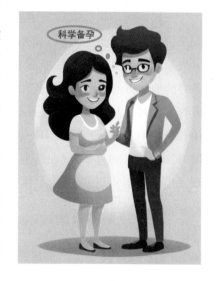

怀孕是一件辛苦的事,往往夫妇尤其是孕妇都非常重视,自我学习是非常重要的。婚姻登记、婚前医学检查、婚前保健的存在也是预防出生缺陷的重要举措。同时,适龄生育、避免过早及大龄生育、孕期减少有毒有害物质的接触、保持心情舒畅都能减少出生缺陷的发生。有的社区或医院设有孕前保健特色专科,为备孕夫妇提供生育指导"一站式"服务。同时,在孕妇从备孕到产后的整个过程中,社区及产科医院也会对出生缺陷防治知识进行科普,并开展针对性的优生咨询服务,指导科学备孕、科学补服叶酸等营养素,并对孕期各项

指标进行检测以及时拨乱反正,为宝妈们顺利生下一个健康的宝宝保驾护航。

(二)规范开展二级预防,促进出生缺陷宫内防控

二级预防旨在对疾病尽早诊断及治疗,预防疾病进展。出生缺陷对家庭及儿童个人,无论是从经济、心理,还是身体健康各个方面来说都是不小的负担。尽早发现出生缺陷,及早进行干预对于家庭及儿童都能有极大的获益。现在,随着时代的进步,产前检查的手段越来越丰富,能够筛查的疾病也越来越多样。孕妇应按时到规范的医院进行建卡登记和产前筛查,并且应该按照推荐的时间按时进行筛查。目前,孕期筛查出生缺陷的手段包括无创 DNA、超声大排畸、羊水穿刺、胎儿磁共振等。如果胎儿发现了相关的出生缺陷应至有产前或遗传咨询的机构进行就诊及咨询,部分的疾病在胎内就可以进行治疗。

(三)深入开展三级预防,减少先天残疾发生

三级预防是指在疾病发生后采取合适的措施减少疾病的危害。对于孕妇来说主要是孩子生后疾病的筛查及治疗。现在,全国各地基本上已经全面开展苯丙酮尿症、先天性甲状腺功能减低症、听力障碍、先天性心脏病筛查,有条件的地区将先天性肾上腺皮质增生症、葡糖-6-磷酸脱氢酶缺乏症、髋关节发育不良和听力障碍基因检测纳入新生儿疾病筛查的范围当中。各个筛查中心会将新生儿疾病筛查阳性患者进行召回并完善诊断、指导治疗和随访。随着诊断技术的进步,现在越来越多的出生缺陷能够在早期就发现。逐步实现了出生缺陷疾病的早筛、早诊、早治,促进疾病预后,防止严重的致残。

二、重点防治方法

(一)产前筛查及产前诊断

每个孕妇都要进行产前检查。规范的产前检查能够及早防治妊娠并发症或合并症,及时发现胎儿异常。同时,对不同的遗传性疾病进行筛查。不同的时期需要完善不同的检查。

1. 产前筛查　孕早期通过超声测量胎儿颈项透明透层(nuchal translucency,NT)厚度和胎儿发育情况。孕龄为 11～13 周$^{+6}$ 时,NT 增厚与胎儿染色体异常、胎儿畸形(尤其是心脏结构畸形)、自然流产、死胎及基因

异常等不良妊娠结局相关。同时,血清学检查和无创产前检测技术等筛查策略可发现非整倍体染色体异常的高风险胎儿。

在探讨人类遗传性疾病时,染色体异常是导致新生儿出生缺陷的最主要原因之一。这类异常可细分为染色体数目异常和结构异常两大类。染色体数目异常,如 21-三体综合征(唐氏综合征)和 18-三体综合征,是由于染色体多了一条而导致的严重遗传病。而染色体结构异常则更为复杂,包括染色体片段的缺失、重复、易位等,这些变化同样会对胎儿的健康与发育造成深远影响。通过遗传咨询,人们可以更加深入地了解这些遗传性疾病的风险与预防措施,从而做出更加明智的生育决策和健康管理选择。查时听取胎心率,同时妊娠晚期进行胎动监测。

值得注意的是,产前筛查试验不是确诊试验。筛查阳性提示患病风险升高,并非诊断疾病;同样,阴性结果提示低风险,并非正常。筛查结果阳性患者需进行进一步确诊试验,切不可根据筛查结果决定终止妊娠。

产前筛查的疾病主要有非整倍体染色体异常、神经管畸形和胎儿结构畸形等。其中,以唐氏综合征为代表的非整倍体染色体异常是产前筛查的重点,如孕早期联合应用血清学指标(包括妊娠相关血清蛋白-A 和游离 β-人绒毛膜促性腺激素)联合 NT 检测,唐氏综合征的检出率为 85%,假阳性率为 5%;无创产前检测技术是根据孕妇血浆中胎儿来源的游离 DNA 信息筛查常见的非整倍体染色体异常的方法,对 21-三体、18-三体和 13-三体筛查的检出率分别为 99%、97% 和 91%,假阳性率在 1% 以下。

2. 产前诊断 又称宫内诊断或出生前诊断,指对有可疑出生缺陷的胎儿在出生前联合多种检测手段,全面评估胎儿在宫内的发育状况,对先天性和遗传性疾病作出诊断。产前诊断的对象为出生缺陷高危人群。除了产前筛查检出的高风险人群外,还包括据病史和其他检查确定的高风险人群。

建议其进行产前诊断检查的指征如下。

(1) 羊水过多或者过少。

(2) 筛查发现染色体核型异常的高危人群、胎儿发育异常或可疑结构畸形。

(3) 妊娠早期时接触过可能导致胎儿先天缺陷的物质。

(4) 夫妇一方患有先天性疾病、遗传性疾病或有遗传病家族史。

(5) 曾经分娩过先天性严重缺陷婴儿。

(6) 年龄达到或超过 35 周岁。

产前诊断的策略是综合各种方法获得胎儿疾病的诊断：首先，利用超声、磁共振成像检查等观察胎儿结构是否存在畸形；其次，利用羊水、绒毛、胎儿细胞培养获得胎儿染色体疾病的诊断；随后，采用染色体核型分析和分子生物学方法，作出染色体或基因疾病的诊断；最后，部分代谢性疾病患儿可以利用羊水、羊水细胞、绒毛细胞或胎儿血液等进行检测获得诊断。

（二）遗传咨询

遗传咨询是从事医学遗传的专业人员或医师，就咨询对象提出的家庭中遗传性疾病的相关问题予以解答，并提出医学建议。

咨询对象为遗传性疾病的高风险人群，包括夫妇双方或一方家庭成员中有遗传病、出生缺陷等与遗传因素密切相关的患者，曾生育过明确有遗传病或出生缺陷儿的夫妇；夫妻双方或之一本身罹患智力低下或出生缺陷；不明原因的反复流产或有死胎、死产等病史的夫妇；孕期接触不良环境因素及患有某些慢性病的夫妇；常规检查或常见遗传病筛查发现异常者；其他需要咨询者，如婚后多年不育的夫妇，或 35 岁以上的高龄孕妇；近亲婚配。

在探讨人类遗传性疾病时，染色体异常是导致新生儿出生缺陷的最主要原因之一。这类异常可细分为染色体数目异常和结构异常两大类。染色体数目异常，如 21－三体综合征（唐氏综合征）和 18－三体综合征，是由于染色体多了一条而导致的严重遗传病。而染色体结构异常则更为复杂，包括染色体片段的缺失、重复、易位等，这些变化同样会对胎儿的健康与发育造成深远

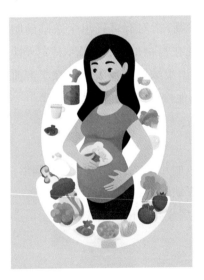

影响。通过遗传咨询，人们可以更加深入地了解这些遗传性疾病的风险与预防措施，从而做出更加明智的生育决策和健康管理选择。

（三）孕期保健

合理的孕期保健对于改善母亲及子代的健康尤为重要。妇女妊娠后，除摄入维持自身的机体代谢所需要的营养物质外，还要供给体内胎儿生长发育所需能量。研究表明，营养作为最重要的环境因素，对母亲与子代的近期和远期健康结局

都至关重要。因此,孕妇合理摄入蛋白质、脂肪、碳水化合物、维生素和矿物质,摄入由多样化食物组成的营养均衡膳食,对改善母子结局十分重要。同时,要重视孕妇体重管理,并给予运动指导。

(四) 新生儿筛查

新生儿筛查是指在新生儿期,用快速、简便敏感的检验方法,对严重危害新生儿健康、导致儿童体格及智能发育障碍的先天性、遗传性疾病施行专项检查,以期在临床症状出现之前提供早期诊断和治疗,避免患儿机体各器官受到不可逆的损害。新生儿筛查作为降低出生缺陷三级预防中关键的一环,对降低出生缺陷的危害具有极为重要的意义。

随着新生儿筛查技术的不断进步,众多遗传病、代谢病、罕见病在新生儿期获得筛查并干预。如先天性甲状腺功能减低症、苯丙酮尿症等遗传代谢性疾病和听力障碍筛查,部分地区也将先天性心脏病、葡糖-6-磷酸脱氢酶缺乏症、先天性肾上腺皮质增生症等病种纳入新生儿疾病筛查范围。

（撰稿:章玲丽;审校:王鉴）

第三节　先天性心脏病防治

本节主要为各位宝妈及其家属普及如何在孩子出生前及出生后筛查及诊断常见的先天性心脏病。并告诉家长们,如果发现宝宝患有先天性心脏病,后续如何进行评估及治疗。

病案小故事

电视剧《问心》将胎儿先天性心脏病(简称先心病)带入了公众视野。小王在孕22周时,在当地医院产检B超发现"胎儿心脏畸形,伴室间隔完整的肺动脉闭锁"。胎儿的心脏分左心和右心,左边心脏里有个瓣膜叫主动脉瓣,主动脉瓣的狭窄会造成左心发育不良;右边心脏里有个瓣膜叫肺动脉瓣,同理胎儿肺动脉瓣的狭窄在孕期进一步发展会造成右心发育不良,出生后右心发育不良新生儿会进行多次手术、生活质量受影响。因为怀孕不易，夫妻俩不愿意放弃这个小生命，四处求医。意外间夫妻俩听说了宫内介入手术，于是决定勇敢尝试一次。在孕28周时小王入院，进行经皮宫内胎儿心脏穿刺肺动脉瓣球囊扩张术。小王在孕39周时顺利分娩并痊愈出院。

一、概述

（一）什么是先天性心脏病

先天性心脏病，简称"先心病"，是指在胚胎发育过程中由于心脏及大血管的形成障碍或发育异常而引起的解剖结构异常，或在胎儿期正常开放的通道未能在出生后及时关闭而引起的先天畸形。先心病在活产婴儿中的发病率为8‰～12‰，我国每年出生15万～20万的先心病宝宝，是最常见同时也是最容易导致死亡的先天性畸形，是5岁以下儿童死亡的一个重要原因。最常见的先心病类型包括房间隔缺损、室间隔缺损、动脉导管未闭及法洛四联症。

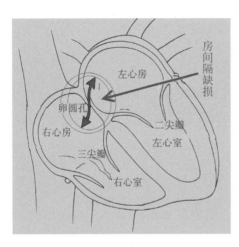
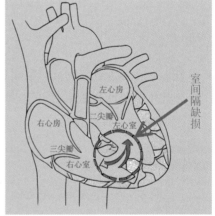

（二）心脏的正常结构

宝宝心脏发育的关键时期是在怀孕的第2～8周，8周以后心脏结构发育基本成熟。正常人的心脏分为四个房间，即左右两个心房及两个心室。左右心房之间的分隔墙叫做房间隔，左右心室之间的分隔墙叫做室间隔，右心房到右心室之间有一扇"三开门"叫做三尖瓣，左心房到左心室有一扇"双开门"叫做二尖瓣。右心房接收来自上下腔静脉及心脏静脉（冠状窦）的血液，这部分血液是被身体吸收完养分的血液。右心房将它们通过三尖瓣输送到右心室，右心室又泵送到肺动脉当中，通过肺动脉输送到肺部进行氧气的交换补充养分，富含氧气的血通过肺静脉输送到左心房。左心房经过二尖瓣以后输送到左心室，左心室是身体的能量泵，将富含氧气的血液通过主动脉快速地输送到全身，为机体提供充足的能量及氧气。由此可见，心脏是一个非常精巧的结构，而先心病患儿的心脏结构是和正常儿童的心脏结构不一样的，这将会影响血液循环中的氧气交换及供应，从而影响患儿的健康。

在胎儿时期，在子宫体内，胎儿是泡在羊水里的，不通过肺脏进行呼吸，肺循环也没有开放，胎儿的氧气交换是通过胎盘进行的，来自母体的富含氧气的血液通过脐静脉到下腔静脉再到右心房，此时左右心房之间的房间隔上有一扇门，叫"卵圆孔"，将这部分富含氧气的血液分到左心房，从而通过左心室、主动脉输送到全身。而右心房到右心室及肺动脉的血液，则通过连接肺动脉及主动脉之间的动脉导管流到主动脉，输送到全身。因此，在胎儿时期，卵圆孔及动脉导管都是正常开放的，以维持胎儿存活，称之为胎儿循环。当新生儿出生以后肺部张开，肺循环阻力下降后，卵圆孔及动脉导管一般在出生后 2 周内关闭。如果未能及时关闭，那可能会被归入先心病的范畴。

（三）为什么会得先心病

导致先心病的原因有很多，包括但不限于遗传因素、环境因素、孕期疾病及感染、药物使用、精神因素以及其他相关因素。

1. 遗传因素　包括单基因遗传性缺陷、多基因遗传缺陷、染色体异常及先天性的遗传代谢病。存在先心病家族史的父母所生育的孩子，患先心病的比例可能会比没有家族史的要高。建议凡是有遗传疾病家族史的父母，除了妊娠期间的染色体和遗传基因检查排除是否存在基因缺陷，还应该通过胎儿超声心动图，来排除胎儿患先心病的可能。

2. 环境因素　孕早期（怀孕前 12 周，尤其 8 周以前，为心脏发育关键时期）的不良环境因素将增加先心病发生的风险。如农药、放射线、空气污染、吸烟、饮酒、有毒化学物质暴露等，都可能对宝宝发育产生影响。

3. 孕期疾病及感染、药物使用　妈妈在孕早期感染流行性感冒病毒、风疹、麻疹、流行性腮腺炎、巨细胞病毒、单纯疱疹病毒、弓形体等,将增加胎儿患先心病的风险。因此,孕前筛查 TORCH(弓形体、艾滋病病毒等其他病毒、风疹病毒、巨细胞病毒、单纯疱疹病毒)对于预防先心病是非常必要的。同时,孕期合并症如糖尿病、高血压、维生素缺乏等,都可能对宝宝的心脏发育造成影响。怀孕期间要注意用药对胎儿发育的影响,部分药物如阿司匹林、避孕药、四环素、抗惊厥药物等,可能会增加儿童先心病的发病风险。

4. 精神因素　妈妈在怀孕期间家庭关系不佳、工作压力大、精神紧张、焦虑、抑郁等,都可能增加宝宝的发病风险。

5. 其他因素　如妈妈怀孕年纪偏大、噪声污染、营养素缺乏、试管婴儿等。

二、如何发现先心病

(一) 如何在怀孕期间及早发现先心病

如果想要在怀孕期间及早诊断胎儿是否患有先心病,产前检查是关键。胎儿超声心动图是筛查先心病的主要手段,能够识别出大多数先心病。

1. 常规的孕期产检超声

(1) 孕 6～8 周:第一次超声检查,监测妊娠囊位置、大小、数目及胎心情况,排除异位妊娠,可以看到心跳。

(2) 孕 11～13 周:颈后透明层(NT),早期排除染色体病,四腔心可见,排除严重心脏畸形,如单心室等。

(3) 孕 20～24 周:大排畸,可排除 60%～70%的先心病,有指征可行胎儿超声心动图检查,针对胎儿心脏腔室、大血管、心脏功能及节律进行详细评估,80%～90%可以检测出来。

(4) 孕 28～32 周:补充排畸,监测胎儿生长发育情况,查缺补漏,发现迟发畸形。

2. 先心病的产前筛查时机

(1) 孕 16 周:建议有心脏病家族史或生育史的患者进行胎儿超声心动图的筛查。

(2) 孕 18～22 周:早期筛查时间,最佳时机,可排除严重先天畸形。

(3) 孕 25～27 周:常规筛查时间,建议所有孕妇都进行胎儿超声心动图的检查。

但是只有85%的先心病可以被检查出来,因此在新生儿时期进行进一步筛查必不可少,可以通过早发现、早诊断、及时治疗及干预,降低严重并发症的发生率及患儿死亡率(表6-3-1)。

表6-3-1 哪些孕妇推荐进行胎儿超声心动图筛查

推荐强度	孕妇及胎儿状态
强烈建议检查	母体孕前或孕早期诊断糖尿病
	母体有未控制的苯丙酮尿症
	母体 SSA/SSB 自身抗体阳性,已有一先证者妊娠史
	母体孕晚期使用维 A 酸
	母体孕晚期使用非甾体抗炎药(如阿司匹林)
	母体妊娠早期风疹病毒感染
	妊娠期可疑胎儿心肌炎症
	一级亲属有先心病患者
	亲属患有先心病相关孟德尔遗传病
	产前常规超声疑诊胎儿心脏异常
	产前常规超声发现胎儿心脏外畸形
	胎儿染色体异常
	胎儿快速性或缓慢性心律失常
	妊娠 11~13 周胎儿 NT≥3 毫米,伴有静脉导管血流异常
	单绒毛膜双胎
	母体 SSA/SSB 自身抗体阳性,无先证者妊娠史
	使用过血管紧张素转化酶抑制剂(ACEI)类药物
	使用人工助孕技术
	妊娠 11~13 周胎儿 NT≥3 毫米
建议检查	母体孕期服用抗惊厥药物
	母体孕期服用锂制剂
	母体孕期服用过量维生素 A(>10 000 单位/日)
	母体孕期服用抗抑郁药(仅指帕罗西汀)
	母体孕早/中期服用非甾体抗炎药(如阿司匹林)

（续表）

推荐强度	孕妇及胎儿状态
	胎儿二级亲属患有先心病
	脐带、胎盘、血管异常
可检查	孕妇糖尿病，糖化血红蛋白＜6％
	母体孕期服用帕罗西汀以外的抗抑郁药
	母体孕期服用维生素 K 拮抗剂
	母体血清学诊断的风疹病毒感染
	一或二级亲属曾患有孤立性先心病（即非复杂先心病）

注：本表引自 Circulation，2014，129：2183-2242。

（二）产后如何发现孩子有先心病

先心病的种类很多，其临床表现取决于疾病的种类及复杂程度。虽然某些简单的先心病可能在早期没有明显的症状，但病情有可能随时间逐渐恶化，需要及时诊治，以免长久未得到治疗而失去最佳的手术机会。那宝宝出现哪些表现的时候应怀疑并排查是否患有先心病呢？

1. 口唇、肢端青紫或者哭吵后青紫　多见于复杂青紫型先心病。

2. 蹲踞　是指宝宝在走路或者活动后需要蹲下来休息一会儿才能再站起来。这种情况家长经常会忽视，仅仅以为是孩子累了不想走路。但是这也可能是一些复杂青紫型先心病的临床表现之一，如法洛四联症。这时不应该强拉孩子起来，应该让孩子充分休息，待孩子自觉好转以后再站起来。

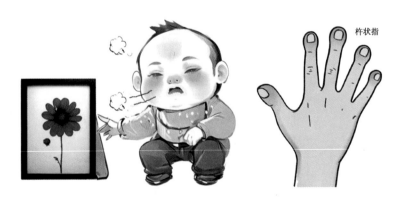

杵状指

3. 杵状指　表现为手指或脚趾末端肥厚增生，形状类似小鼓槌，这是由于末梢组织缺氧反应性增生造成的,是先心病患儿慢性缺氧的一个重要体征。

4. 心脏杂音　大部分的先心病都会产生一定的心脏杂音,需要医生用听诊器进行听诊。

5. 生长发育迟缓、体重增长缓慢、喂养困难、吃奶费力、吃吃停停、吃奶时气促、活动耐力下降。

6. 反复呼吸道感染,体质差。

7. 胸痛、心慌、晕厥等。

8. 部分先心病的心脏结构异常并不会显著改变原来的心脏循环,如缺损很小、轻度血管狭窄等。宝宝可能没有特别显著的表现,听诊心脏杂音也不是很明显,不容易被发现,需要进行心脏超声检查才能被发现。

(三) 如何确诊先心病

1. 孕期　在孕期可以通过胎儿超声心动图,初步查看胎儿是否患有先心病,必要时可增加胎儿磁共振成像(MRI)进一步帮助诊断,这两种检查都是没有辐射的。但是,由于孕期胎儿影像学检查的技术局限性及胎儿循环开放、心脏未发育完全等因素,即使是在孕期筛查时发现或怀疑胎儿患有先心病,还是需要在产后进一步进行检查,以出生后的经胸心脏超声诊断为准。孕期影像学可以初步筛查出是否患有较为严重的先心病。必要时需要完善基因及染色体相关遗传学检测,如羊水及绒毛穿刺、无创 DNA、脐带血染色体及基因检测。

2. 出生后　出生后诊断先心病主要通过超声心动图检查,这项检查无创、无辐射,能够实时评估患儿心脏结构及功能。较为复杂的先心病需要进一步完善心脏及大血管增强 CT 或心脏 MRI,或者是心血管造影检查评估心脏及血管的结构及功能。同时,到医院中进行检查,可能还会完善诸如心电图、胸片 X 线、抽血化验、测量血压、氧饱和度等,以评估患儿的情况及严重程度。

三、常见先心病的治疗

(一) 孕期筛查发现胎儿有先心病该怎么办

如果在孕期筛查怀疑胎儿患有先心病,应至正规的具备先心病超声诊断及产前咨询资质及能力的医院进行进一步的检查及评估。在明确诊断后医生会根据疾病的严重程度(表 6-3-2)给予相应的建议及指导。

表6-3-2 胎儿先心病严重程度分级

分级	表现	建议	
分级1	胎儿心脏内微小发现,不影响生命,如卵圆孔未闭、室间隔肌部缺损	不是疾病,继续妊娠	
分级2	可能需要治疗的胎儿心脏异常,如轻度肺动脉狭窄、小房间隔缺损/室间隔缺损	轻微疾病,继续妊娠,等待生后评估确定,可能需要外科或介入治疗,预后好	建议妊娠
分级3	简单胎儿心脏畸形(具有双心室),如室间隔缺损、房间隔缺损、主动脉弓缩窄、肺动脉狭窄等	需要治疗的简单畸形,继续妊娠,外科或介入治疗,预后好	
分级4	复杂胎儿心脏畸形(具有双心室),如完全性房室间隔缺损、肺静脉异位引流、法洛四联症、完全性大动脉转位	多次干预治疗,接近正常生活质量,还需在未来接受进一步干预,预后良好,接近正常生活质量	可以妊娠
分级5	复杂胎儿心脏畸形(具有双心室或单心室),如重度法洛四联症、Ebstein畸形	单心室需要Fontan治疗策略;双心室外科修复,需要在未来接受进一步干预,生活质量受影响或预期寿命不长	
分级6	复杂胎儿心脏畸形(具有双心室或单心室),如肺动脉闭锁、复杂单心室	治疗高风险,预期寿命短,慎重妊娠,治疗均存在高风险,存活难以超过儿童期	慎重妊娠
分级7	预后差的复杂胎儿心脏畸形	出生后存活困难,慎重妊娠,可给予治疗,但预后差;胎儿或围产期死亡	

注:岭南心血管病杂志,2022,28(4):379-382.

1. 对于合并致残、致死的遗传性疾病、复杂畸形等胎儿,一般建议终止妊娠。分娩时建议前往具有心脏中心及监护室的医院进行分娩,必要时行剖宫产。

2. 对于总体预后不良、病死率高、医疗费用昂贵、可能需要多次手术治疗也不一定能完全纠治的复杂先心病胎儿,一般建议慎重决定是否继续妊娠。分娩时建议前往具有心脏中心及监护室的医院进行分娩,必要时行剖宫产。

3. 对于出生以后经过积极治疗,预后较好、病死率较低的复杂先心病患儿,建议继续妊娠。但需要综合考虑孕妇自身的家庭经济条件、心理承受能力、风险承担能力,如不能承受,建议慎重妊娠。分娩时建议前往具有心脏中心的医院进行分娩,必要时行剖宫产。

4. 对于预后良好，病死率低的简单先心病或微小心脏结构异常胎儿，建议继续妊娠。可至普通医院正常分娩。分娩方式：产科医生会根据孕妇具体情况选择合适的生产方式。

无论疾病严重程度如何，需要综合考虑孕妇个人及家庭情况综合进行定夺。同时，也与疾病发现时的孕周数相关。孕周越大，终止妊娠对孕妇身体的损伤越大。我国法律规定，孕周超过 28 周禁止引产堕胎。

（二）治疗先心病有哪些方法

1. 先心病有自愈的可能性吗　在各种类型的先心病中，仅有少数的类型可以自愈，如较小的房间隔缺损、室间隔缺损及动脉导管未闭。

（1）房间隔缺损：是指在左心房、右心房的房间隔上因为发育不完全而产生的一个洞。房间隔缺损的闭合率整体在 87% 左右，但是只有继发孔型这种类型可以闭合，原发孔型几乎不能。3 个月以前诊断的 <3 毫米的房间隔缺损，在 1 岁半内可接近 100% 自然闭合；3～8 毫米的房间隔缺损，在 1 岁半以内有 80% 以上的概率可以自然闭合；8 毫米以上者很难自然闭合。

（2）动脉导管未闭：是在胎儿时期连接肺动脉及主动脉之间的血管，在出生后未能及时闭合。多数在出生后 15～20 小时自动关闭，88% 婴儿在出生 8 周后闭锁退化，呈动脉导管韧带，不能通过血液。未闭血管较细，自愈性倾向较高。患儿足月出生 24 小时内未闭合的动脉导管闭合概率为 50%；早产儿动脉导管未闭的时间较长，3 天内闭合概率为 60%，3 个月以后闭合概率为 70%。一岁以内闭合概率较高，2 岁以后自愈性概率较小。2 岁以后没有闭合，那几乎不能自愈了。如果未闭合动脉导管较粗，无法自愈，应及时进行手术治疗，以免加重病情，错过最佳治疗时机。（小的动脉导管：1～3 毫米；中等大小的动脉导管：4～6 毫米；大的动脉导管：>6 毫米）

（3）室间隔缺损：是指在胎儿时期室间隔发育不完全，遗留孔洞使左心室、右心室相通。通常认为室间隔缺损的自然闭合率为 40%～60%，较小的缺损自然闭合发生率高。但是，是否能够闭合与缺损位置有关，膜周部及小梁肌部发生自然缩小及闭合的较多；而流出道部位，靠近肺动脉瓣及对位不良型不会发生自然闭合。出生前未闭者，其中 76% 将在出生后第一年内闭合。通常在 3 岁以内自然闭合发生较多，98% 的自然闭合发生在 4 岁前。若认为学龄前长不好则需要手术治疗。同时，如果缺损较大，不建议一直观察，应尽早手术，不然会进展为肺动脉高压、心力衰竭，最后治疗困难。

2. **先心病都需要手术吗**　并非所有的先心病患者都需要治疗，且治疗时机和年龄的选择需根据患儿的具体情况来定。一般而言，心脏畸形越复杂，对心脏功能影响也越大，越应及早治疗，以免错过最佳治疗时机。

（1）以下情况可以暂不接受治疗

1）直径较小，无肺动脉高压的房间隔缺损，没有症状，可以随访观察到3～5岁再行手术或介入治疗。（房间隔缺损＜5毫米，为微小缺损；5～10毫米，属于小缺损；而＞10毫米属于大缺损）

2）直径较小的室间隔缺损，有自然闭合的可能，可以随访至3～5岁，如未闭合可以手术或介入治疗。（室间隔缺损＜5毫米，为小缺损；5～8毫米可以是中度缺损，而＞8毫米属于大缺损）

3）跨瓣压差＜40 mmHg的主动脉瓣狭窄或跨瓣压差＜50 mmHg的肺动脉瓣狭窄，但是患儿需要在具有心脏中心的医院进行2次以上的心超评估，并且需要定期随访。

（2）常见先心病的手术时机

1）房间隔缺损：无明显症状，3～5岁为宜。但缺损较大影响心功能的儿童，应不受年龄限制及早手术。

2）室间隔缺损：无明显症状，4岁以前为宜。手术时机取决于病情及部位，缺损较大影响心功能的儿童，应不受年龄限制及早手术。

3）动脉导管未闭：无明显症状，2～3岁为宜。手术时机取决于动脉导管未闭的大小，导管较大影响心功能的儿童，应不受年龄限制及早手术。

3. **先心病的治疗方法**　治疗方法以及手术时机，都需要由心脏专科医生根据孩子的具体情况，并结合家长意愿共同决定。常见的治疗手段分为介入治疗、手术治疗。部分无法手术的或手术前后，也通过药物治疗改善患儿心脏功能，治疗并发症。

（1）介入治疗：也就是人们常说的内科微创治疗。心导管术，简单说就是从大腿上打一根针，将一根管子插入到血管里进而进入心脏，将封堵器或者球囊送达心脏来进行治疗，分为封堵术及球囊扩张术。随着技术的进步，部分疾病如主动脉瓣狭窄、肺动脉瓣狭窄，在孕期时就可以通过胎儿宫内介入进行治疗。

1）封堵术：是指放一个由记忆金属制成的封堵器进心脏，堵住心脏里面的孔洞或通道，主要用于房间隔缺损、室间隔缺损及动脉导管未闭的治疗。

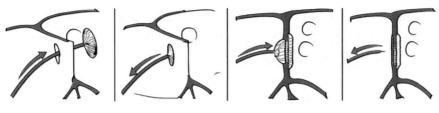

介入封堵术

2）球囊扩张术：是指通过向管子末端的充气球囊打气，解除狭窄或阻塞的部位使血流顺利通过，主要用于肺动脉瓣狭窄、主动脉瓣狭窄等。

（2）手术治疗：手术的方法根据疾病的种类及复杂程度会有不同。主要分为根治手术、姑息手术及心脏移植手术。

1）根治手术：可以使宝宝心脏结构纠正到正常解剖结构，如室间隔缺损修补术、房间隔缺损修补术、法洛四联症根治术等。

2）姑息手术：通过改变血流动力学生理情况，使患儿可以耐受目前的畸形情况，改善症状。主要用于无法根治的复杂畸形，如 Glenn 术、Fontan 术，或者作为一种根治手术前的预备手术，为后续手术创造条件，如 B－T 分流术。因此，复杂先心病的孩子常常需要多次进行手术治疗。

3）心脏移植：主要用于终末期心脏病，及无法用目前手术方式治疗的先心病，如 Fontan 手术后远期伴心脏衰竭、部分复杂先心病行多次手术仍无法再纠治等。

（撰稿：王鉴；审校：何晓敏）

第四节　先天性听力障碍防治

本节介绍了先天性听力障碍定义与分类、先天性听力障碍的主要病因、早期发现先天性听力障碍的方法及干预治疗手段。

一、定义

先天性听力障碍是指因遗传因素、妊娠或分娩过程中的异常造成的听力障碍，表现为出生时或出生后不久就已存在的听力障碍。先天性听力障碍可分为遗传性听力障碍和非遗传性听力障碍两大类。根据病理类型又可分为传导性、感音神经性和混合性三类。新生儿先天性耳聋发病率在（1～4）/10 000，其中有超过 50% 的患儿由遗传性因素导致。

二、病因

1. 遗传因素　耳聋相关基因的缺陷与异常是导致先天性听力障碍的主要原因。其中，*GJB2*、*GJB3*、*SLC26A4*、线粒体 *12SrRNA* 基因是导致遗传性耳聋的主要致病基因。目前，可以通过耳聋基因诊断，在产前明确父母以及胎儿是否携带耳聋基因并进行产前咨询，了解胎儿发生听力障碍的可能性与概率。

2. 先天性畸形　外耳、中耳及内耳的畸形可能导致不同程度及不同类型的先天性听力障碍。

3. 孕期及围生期感染　如孕期感染巨细胞病毒、风疹、疱疹、弓形体、梅毒等可能导致胎儿内耳损害，引起先天性听力障碍。

4. 胆红素脑病及高胆红素血症。

5. 围生期缺血缺氧性脑病　可能损害耳蜗核、耳蜗及下丘，引起先天性感音神经性听力障碍甚至耳聋。

6. 耳毒性药物的不当使用　如孕期不当使用氨基糖苷类抗生素、顺铂等耳毒性药物，可能导致新生儿听力障碍。

7. 饮酒　孕期过量摄入酒精可能对胎儿的听觉神经系统的发育产生影响，损害新生儿听力。

8. 低体重、早产儿。

9. 其他因素　长时间高分贝噪声接触；妊娠糖尿病母亲低血糖；孕妇甲状腺功能低下；产伤、新生儿头颅部机械性损伤及铅中毒等原因，也可能导致新生儿先天性听力障碍。

三、如何早期发现宝宝有听力障碍

对于存在听力损失高危因素的宝宝，需要密切关注其听力状况，但通过观察宝宝对声音的反应并不准确。目前，最准确的早期发现宝宝有先天性听力障碍的方法是新生儿听力筛查。新生儿听力筛查则是保障宝宝拥有健康听力的第一道关卡。为了维护新生儿的听力健康，我国已制定了一系列关于新生儿听力筛查的政策和规定。在《中华人民共和国母婴保健法》《新生儿疾病筛查管理办法》中，都明确要求医疗机构对每位新生儿进行听力筛查，确保"早发现、早干预、早治疗"，最大限度地减少听力障碍对宝宝成长的影响。

（一）听力筛查流程

新生儿听力筛查流程内容包括初筛、复筛、阳性病例确诊和治疗。初筛通常在新生儿出生后48小时至出院的时间段内进行。对于初筛不通过或漏筛者，需要在出生后42天内进行听力复筛。若听力复筛仍未通过，则需要在3个月内前往听力障碍诊治机构进行诊断性检查，以进一步确认是否存在听力障碍及其程度。

（二）听力筛查的方法

新生儿听力筛查主要采用筛查型耳声发射和自动听性脑干反应两种方法。这两种方法都是无创、无痛、快速且敏感的听力筛查技术，可以准确地评估宝宝的听力状况。

筛查型耳声发射（OAE）是通过外部声音刺激检测耳蜗产生的声波能量，以评估耳蜗外毛细胞功能状态的客观测试方法。在进行OAE测试时，宝宝需保持安静不动或睡眠状态。专业技术人员会将一个小耳塞轻轻放入宝宝的耳道内，并通过仪器记录宝宝耳蜗内产生的声波。根据声波情况，初步判断结果为通过或不通过（右图）。

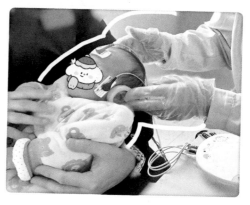

正在接受听力筛查的新生儿
（上海儿童医学中心福建医院听力中心供图）

自动听性脑干反应（AABR）则是通过电极在头皮记录脑干对声音刺激产生的电生理反应，以检测听觉传导通路至脑干的听觉状态。测试过程中，宝宝需保持安静不动或睡眠状态。专业技术人员会先为宝宝进行简单的皮肤清洁，然后贴上电极片，并戴上耳罩播放声音。根据仪器记录的数据，初步判断结果为通过或不通过。

（三）听力筛查不通过的原因

听力筛查不通过并不意味着宝宝一定有听力障碍。听力筛查只是初步评估宝宝的听力状况，其结果可能受到多种因素的影响，包括生理性因素、病理性因素及测试环境等。此外，听力筛查的技术和方法众多，每种方法的原理和敏感特异性各有差异，这可能导致结果的不一致性。为确保准确评估宝宝的听力状况，若初次筛查未通过，建议进行多次复查，并结合其他相关检查方法进行综合判断。

如果初筛和复筛均未通过，即应到听力诊断中心进行耳科专科检查与客观全面的诊断性听力测试，定量确定孩子的听力水平。这样就可以做到尽早发现听力障碍，并及时干预治疗。

四、听力障碍儿童的干预治疗

根据我国现行新生儿听力筛查指南，出生后即行听力筛查、42天进行复筛。如果筛查未通过，即应在3月龄内进行听力学诊断，如确诊先天性听力障碍，在6个月内即应采取有效的干预治疗，并进行听觉言语康复训练。患儿听觉及语言能力的发展都能够接近甚至达到正常儿童水平。

婴幼儿听力损失早期干预必须遵循以下7项基本原则：①家庭的早期干预指导；②在诊断为永久性听力损失1个月之内为婴幼儿验配助听器；③助听器使用半年后无效或效果甚微者应尽早行人工耳蜗植入；④双侧干预模式（双耳植入或声电联合刺激模式）优于单侧；⑤避免过度干预和干预不足；⑥提倡个体化的干预方案；⑦注重干预前后的评估。

目前，临床常用的早期干预婴幼儿听力障碍的主要方法包括：密切随访观察，佩戴气导及骨导助听器，植入人工耳蜗、骨导助听器（BAHA）、骨桥及和振动声桥，药物治疗及听力重建手术。

（一）追踪随访

具有听力障碍高危因素的婴幼儿，即使通过了新生儿听力筛查，仍需接受每6个月一次的听力监测，直到3岁。同时，家长也要注意观察宝宝对声音的反应和表现，如有异常应当及时到听力障碍诊治机构就诊。

（二）助听器验配

原则上要求在诊断为永久性听力损失的一个月之内，为婴幼儿验配助听器，为其进一步的言语及语言康复训练提供先决条件，使其最终获得较好的语言发展。对年龄在1岁以内的双耳极重度听力损失（双耳听性脑干反应阈＞90 dB)婴儿,建议尽早行双侧人工耳蜗植入,植入前可先试戴助听器 3～6 个月。对于＜6 月龄且听性脑干反应(ABR)双侧反应阈＞60 dBnHL 的患儿应该尽早验配助听器。对 1 岁以内的婴儿,ABR 双侧反应阈＞40 dBnHL 时,应该密切随访患儿听觉言语发展,并考虑进行助听器验配。

(三)骨锚式助听器及骨桥

适用于先天性外耳发育不全(主要是外耳道闭锁、狭窄)、中耳炎后遗症、耳硬化症、外伤引起的外耳道狭窄,及其他不适合使用气导助听器的患者。由于患儿早期骨质较薄,因此,早期推荐佩戴绑带式或贴片式 BAHA,等到患儿 5 周岁左右,颅骨达到一定厚度时可以考虑植入式骨导助听器或骨桥。

(四)声桥

声桥是通过手术植入,安装在听骨上的听觉植入装置,能够将环境声通过换能器转换为机械震动,并通过中耳结构传输至内耳,进而恢复患者听觉,适用于中重度感音神经性、传导性和混合性听力损失的儿童。

(五)人工耳蜗植入

人工耳蜗植入,是针对毛细胞坏死或功能丧失,导致重度、极重度感音神经性耳聋患儿的一种电子装置,也被称为 21 世纪最成功的"脑机接口"。人工耳蜗植入技术是将一系列电极通过外科手术植入到患儿耳蜗的鼓阶内,将通过言语处理器处理的声音转变为生物电信号,直接刺激内耳螺旋神经节神经元或蜗神经纤维,进而产生听觉神经信号刺激大脑皮质听觉中枢,产生听觉。对于重度或极重度感音神经性耳聋患儿,应考虑尽早进行人工耳蜗植入。目前,研究发现 6～10 个月龄植入人工耳蜗后通常不需要听觉言语康复训练,患儿即能够自然获得接近正常儿童的听觉言语能力。

1. 人工耳蜗的工作原理

(1)麦克风拾取环境中的声音。

(2)声音经导线从麦克风传送到言语处理器。

(3)言语处理器将声音转换为编码的电信号,并发射到体内构件。

(4)已编码的信号经导线从言语处理器输送到构件上的发射线圈。

(5)通过体内外的磁铁、发射线圈与体内的接收线圈相连,并将信号传到体内的接收器。

(6)人工耳蜗的芯片接收信号并解码,然后将电刺激传递到植入体的电极上。最后,电极刺激听神经末梢,产生听觉神经信息,通过听觉神经传导路径刺激中枢神经系统的听觉中枢,产生听觉。

2. 人工耳蜗植入选择标准

(1) 12～24 个月儿童:双侧极重度感音神经性耳聋,无视觉经验,助听器效果获益有限(家长问卷调查),无手术禁忌证,有条件进行术后系统康复培训。

(2) 25 个月～17 岁 11 个月:双侧重度或极重度感音神经性耳聋,无视觉经验,助听器效果获益有限(言语识别率<30%),无手术禁忌证,有条件进行术后系统康复培训。

(3) 由脑膜炎引起的重度/极重度感音神经性耳聋,且不能获益于传统助听器的患儿应于 1 岁前植入人工耳蜗。

3. 人工耳蜗植入的禁忌证

(1) 绝对禁忌证

1) 蜗神经未发育。

2) 耳蜗骨折导致蜗神经损伤与变性。

3) 严重癫痫、严重智力障碍、脑瘫及精神分裂症患者。

4) 患儿有外科常规手术禁忌证期间,也不宜进行人工耳蜗植入。

(2) 相对禁忌证

1) 中耳炎:急性中耳炎或化脓性中耳炎患儿,应先控制中耳感染;胆脂瘤型中耳炎应彻底清除中耳胆脂瘤后,再植入人工耳蜗。

2) 无法配合语言训练者或家庭经济不足以维持人工耳蜗植入者的日常使用。

3) 全身一般情况较差,经过治疗可以康复者,可延期手术。

4. 人工耳蜗的手术过程

采用耳后切口入路,在乳突后方的颅骨上磨一骨槽,以放置接收刺激器,以砧骨窝为标志开放面神经隐窝。在面神经隐窝处镫骨后约 2 毫米处可看到圆窗龛,在耳蜗底转紧靠圆窗前面造孔进入鼓阶,扩大小孔(约 0.5 毫米)插入电极。用小号金刚钻头磨消鼓阶,用细探针去除骨内膜。插入电极组后在耳蜗造口周围用明胶海绵围绕电极填塞,以固定电极和封闭造孔。将接收刺激器放在乳突后的骨槽中并固定。缝合切口,耳部加压包扎 24 小时。

五、结语

先天性听力障碍是一种较常见的出生缺陷，由于早期症状隐蔽，不易发现，可能严重影响患儿听觉和言语能力，甚至可能造成聋哑的严重后果。造成先天性听力障碍的原因复杂，最常见的原因是耳聋基因异常导致的遗传性听力障碍，通过产前耳聋基因筛查可以明确相关基因异常。出生后新生儿听力筛查是及时发现宝宝听力障碍的重要措施方法，按照标准新生儿听力筛查流程完成听力筛查，确保每个宝宝都能够及时发现听力问题，并根据宝宝听力损失的类型与程度，选择恰当有效的干预措施，可以帮助孩子重建听觉，并通过听觉言语康复训练获得听觉言语能力，让每一个孩子都能享受有声世界的精彩！听力障碍筛查、诊断及干预康复流程见下图。

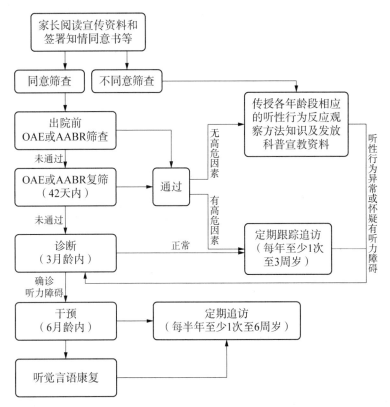

听力障碍筛查、诊断及干预康复流程图[中国儿童保健杂志,2011,19(6):574-575]

（撰稿：焦宇；审校：何晓敏）

第五节　唐氏综合征防治

本节介绍了唐氏综合征的概况，同时详细地说明了唐氏综合征可能的健康影响、有效的治疗措施及积极应对措施。

一、定义

唐氏综合征是一种常见的染色体疾病，也是导致智力障碍的常见遗传学原因之一。1866 年，英国医生约翰·兰登·唐（John Langdon Down）首次描述了这一综合征的临床特征。直到 20 世纪 50 年代，科学家们才发现了唐氏综合征的染色体学基础，即 21 号染色体三体。染色体是细胞内携带遗传信息的结构，正常人体细胞含有 23 对，共 46 条染色体。唐氏综合征患者的细胞中存在额外的第 21 条染色体，因此，又称为 21 - 三体综合征。这种额外的遗传物质改变了胎儿的生长发育过程，导致特征性的体征和智力障碍。

唐氏综合征是伴有智力障碍的最常见染色体疾病。患有唐氏综合征的婴儿在 21 号染色体上有一个额外的拷贝，医学上称为"三体"。这种额外的拷贝会改变婴儿的身体和大脑发育方式，可能给子代带来精神和身体上的挑战。为提高公众对唐氏综合征的认识，联合国大会于 2011 年 12 月将每年的 3 月 21 日定为"世界唐氏综合征日"，并从 2012 年起举办相关活动。

目前，研究人员已经知道唐氏综合征是由额外的 21 号染色体引起的，但尚未完全阐明导致该疾病的所有因素。已知母亲的年龄是增加患病风险的因素之一，35 岁以上孕妇所生婴儿的患病风险高于年轻孕妇。然而，由于年轻女性的生育率更高，大多数唐氏综合征婴儿实际上出生于 35 岁以下的母亲。据估计，唐氏综合征在全球新生儿中的发病率约为 1/800。

随着人们日益认识到唐氏综合征患者的发育和社交潜力，早期干预和支持措施在患儿及家庭中得到广泛实施。但在获得医疗和其他支持资源方面仍存在差异。此外，不同患者的症状表现差异较大，多数智力障碍为中度，但从轻度到重度不等。社交功能往往优于认知能力。唐氏综合征的发病率和临床表现也因种族和地区的不同而有所差异。患者的智商通常处于轻中度低下水平，语言发育相对迟缓。

唐氏综合征的一些常见身体特征包括：向上倾斜的睑裂、鼻梁和中面部平坦，肌张力降低（张力减退），第一和第二脚趾之间的间隙变宽（"凉鞋间隙"），眼球震颤，短头畸形，无名指内弯（弯指），上颚狭窄，耳轮过度折叠（尤其是小耳朵），颈短，颈后皮肤多余，舌头容易伸出嘴外，眼睛虹膜（有色部分）上有微小的白点，手脚宽而短，贯通手掌上的折痕。

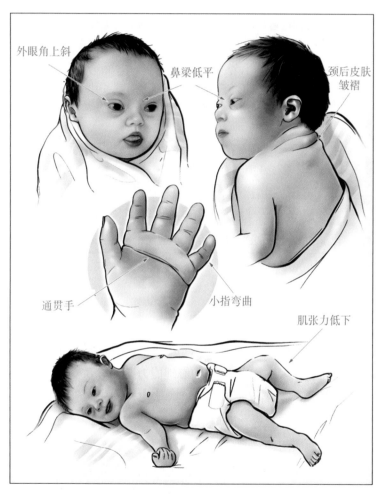

唐氏综合征患者身体特征[N Engl J Med, 2020, 382(24):2344 - 2352]

二、类型

唐氏综合征分为三种类型（表6-5-1）。由于它们的物理特征和行为相似,人们通常无法在不查看染色体的情况下区分每种类型。

表6-5-1　唐氏综合征的三种类型

染色体特征	描述	病例百分比(%)
减数分裂时不分离	95%的病例在卵子中发生,风险随着母亲年龄的增长而增加	96
易位	发生原因通常是一条21号染色体连接到14号、21号或22号染色体上	3~4
	在14/21易位中,有1/3病例的父母一方是携带者,其中90%病例的携带者是母亲;母亲为携带者时,再现风险为10%~15%,父亲为携带者时,再现风险为2%~5%	—
	在21/21易位中,有1/14病例的父母一方是携带者,其中50%病例的携带者是父亲	—
嵌合型	受影响的细胞数量因人而异;临床表现差异很大;嵌合型病例的并发症较少,智力障碍程度也较轻	1~2
部分三体	21号染色体的部分片段存在重复	<1

注:N Engl J Med, 2020,382(24):2344-2352。

三、健康危害

　　每位唐氏综合征患者都是与众不同的,他们可能存在轻度、中度或重度智力和发育问题。作为成年人,他们的心理能力通常与8岁或9岁的孩子相似。同时,他们的情感和社会意识非常高。大多数唐氏综合征患儿存在轻度至中度认知损害。语言延迟,短期和长期记忆均受影响。一些人很健康,而其他人会有重大健康问题,如严重心脏缺陷。

　　大约50%患有唐氏综合征的婴儿出生时也存在先天性心脏缺陷。患有唐氏综合征的婴儿可能会受到多种心脏缺陷的影响。其中,许多情况需要手术,而一些较轻微的心脏缺陷可能会随着孩子的成长而自行消失,可能只需要由医疗保健提供者进行监测。

　　与没有唐氏综合征的儿童相比,患有唐氏综合征的儿童患以下疾病的风险更高(表6-5-2)。

表6-5-2 唐氏综合征患儿患以下疾病的风险更高

合并症	发病率(%)
先天性心脏病	44(包括死产)
房室间隔缺损	45
室间隔缺损	35
继发孔型房间隔缺损	8
法洛四联症	4
动脉导管未闭	7
肺动脉高压	1.2～5.2
部分因免疫缺陷导致的感染,特别是呼吸道感染	感染导致的死亡,34～40
听力缺陷	
传导性	84
感觉性	2.7
混合性	7.8
血液和肿瘤疾病	
短暂性骨髓细胞生成异常	≤10[自发消退,但伴有 20%～30%的急性髓细胞性白血病(AML)风险]
白血病和肿瘤	2～3(间脑综合征患者不易发生大多数实体瘤,只有睾丸癌的发病率高于一般人群)
贫血或缺铁	贫血,2.6;缺铁,10.5(被大红细胞症和平均红细胞血红蛋白含量升高掩盖)
睡眠障碍	65
甲状腺异常	
先天性甲状腺功能减退症	1～2
成人甲状腺功能减退和桥本病	50
吞咽困难	55
神经发育障碍	
惊厥发作	5～8

合并症	发病率(%)
部分性惊厥发作	2～13
婴儿痉挛	2～5
儿童期崩解症	
烟雾病	
痴呆	＜40 岁时,＜5;截至 65 岁,68～80
孤独症	7～16
乳糜泻	5.4
胃肠道异常	6
青少年特发性关节炎	＜1
骨科问题	2.8
视觉问题	56.8

注:N Engl J Med, 2020,382(24):2344－2352。

四、诊断和筛查

有两种基本类型的测试可用于检测怀孕期间的唐氏综合征:筛查测试和诊断测试。①筛查测试可以告诉女性和她的医疗保健提供者,她怀孕时患唐氏综合征的概率是较低还是较高。筛查测试不能提供绝对的诊断,但对母亲和发育中的婴儿来说更安全。②诊断测试通常可以检测婴儿是否患有唐氏综合征,但对母亲和发育中的婴儿来说风险更大。③筛查和诊断测试都无法预测唐氏综合征对婴儿的全面影响。

唐氏综合征的筛查测试可以估算胎儿罹患唐氏综合征的风险,但无法提供明确诊断,对母亲和胎儿的风险较低。常见的筛查方法有血清学筛查和超声筛查。①血清学筛查是通过测量母体血清中与妊娠相关的标志物,如妊娠相关血浆蛋白 A(PAPP－A)和游离 β-人绒毛膜促性腺素(free β－HCG)的水平来评估风险,低 PAPP－A 和高 free β－HCG 水平可能提示胎儿存在唐氏综合征风险。②超声筛查则是在超声检查中测量胎儿颈部透明层(NT)的厚度,NT 增厚(一般定义为≥3.0 mm)可能提示胎儿存在染色体异常的风险。③医生会综合考虑血清学筛查结果、NT测量值和母亲年龄等因素，利用专门的风险评估软件估算胎儿罹患唐氏综合征的概率。

诊断测试通常在筛查结果提示高风险时进行，可以明确诊断胎儿是否患有唐氏综合征。目前，临床上常用的诊断方法包括无创产前检测（NIPT）和有创检测。①NIPT是通过母体外周血游离DNA检测胎儿染色体异常，其原理是母体血液中存在少量来源于胎盘滋养层细胞的胎儿游离DNA片段，通过高通量测序技术，对这些胎儿游离DNA进行定量分析，判断是否存在21-三体等染色体数目异常。NIPT的准确性较高，假阳性率和假阴性率均低于1%，但仍属于筛查范畴，阳性结果需要进一步有创检测予以证实。此外，NIPT目前主要用于常见非整倍体（如21-三体、18-三体和13-三体）的检测，对于染色体结构异常、微缺失/微重复、单基因病等检出能力有限，这是其局限性所在。②有创检测是指经羊膜腔或绒毛取样，获得胎儿细胞进行染色体核型分析，准确率可达99%，是产前确诊唐氏综合征的金标准。常见的有创检测方法包括绒毛膜绒毛取样（CVS）、羊膜腔穿刺和经皮脐血采样（PUBS，已少用）。CVS一般在孕11～13周[+6]进行，羊膜腔穿刺一般在孕16周以后进行。这两种方法导致流产的风险分别约为1/100和1/200，需要权衡利弊，以患者意愿为主。

产后诊断唐氏综合征主要依靠体格检查和细胞遗传学检测。有经验的临床医师能根据新生儿特征性面容（如眼裂上斜、鼻梁低平、耳廓小且位置低）和体征（如肌张力低下、手掌单横纹、足底纵纹）初步判断唐氏综合征，但仍需进一步染色体核型分析或荧光原位杂交（FISH）等细胞遗传学检测予以证实。染色体核型分析是通过抽取新生儿外周血淋巴细胞，进行常规核型分析（染色体计数和结构分析），是产后确诊唐氏综合征的金标准。FISH则是通过21号染色体特异性荧光探针标记，在间期细胞核内发现三个荧光信号，从而判断是否存在21-三体，可以更快速地检出染色体数目异常。

对于曾经生育过唐氏综合征孩子的夫妇，首先，建议进行的是双方父母的染色体检查，以消除平衡易位可能性的担忧。如若父母中有一方携带平衡易位，将会有较高概率传递给下一代。然而，如果父母双方都没有平衡易位，那么他们生育出唐氏综合征孩子的风险实际上与一般孕妇是一样的。因此，如果这样的夫妇即使之前生过一次唐氏综合征的孩子，但经过检查得出他们并非平衡易位，那么他们再次怀孕时的风险与一般孕妇无异。仍需注意的是,在孕中期应进行产前诊断。

综上所述,唐氏综合征的产前筛查和诊断方法各有优缺点,选择时需要平衡获益和风险,并尊重孕妇的知情权和自主选择权。随着高通量测序、染色体芯片等新技术的发展和应用,NIPT和拷贝数变异(CNV)检测有望进一步拓宽产前筛查和诊断的范围,提高检出率和特异性,减少有创操作带来的风险。但同时,随着基因组学信息的日益丰富,产前遗传学检测结果的解读和遗传咨询也面临更多的伦理学和社会学挑战。这就要求医务人员不断提高专业素养,与患者及家属保持良好沟通,尊重生命,关注弱势群体,促进医学进步与人文关怀相结合,更好地造福人类健康。

五、治疗方法

唐氏综合征是一种终身疾病,目前尚无法治愈,但可以通过综合治疗和管理,帮助患儿充分发挥潜力,提高生活质量。唐氏综合征的治疗需要多学科协作,针对患儿的个体化需求制订整体护理方案。治疗的重点是促进患儿身心健康发展,主要包括以下几个方面。

1. 早期干预　早期干预对于唐氏综合征儿童至关重要,通常从新生儿期开始,旨在最大限度地发掘患儿的潜能。早期干预可以帮助改善患儿的认知、语言、运动和自理能力。研究表明,接受早期干预的唐氏综合征儿童,在认知和适应性行为方面的进步显著优于未接受干预的儿童。

2. 特殊教育　唐氏综合征儿童因认知和学习能力不同而有不同的教育需求。部分患儿可以接受普通学校的教育,并辅以个别化教学计划予以支持;部分患儿则需要在特殊学校接受针对性的训练。无论是哪种教育形式,重要的是要发现患儿的优势,制订合理的学习目标,提供适当的教学调整和辅助手段,并与家长密切配合。

3. 医学管理　唐氏综合征患儿常伴有多种健康问题,需要进行定期筛查和及时治疗。这些问题包括先天性心脏病、甲状腺功能减退、视力和听力障碍、消化道畸形、颈椎不稳定性、血液系统疾病等。根据患儿的年龄和具体情况,医生会推荐相应的筛查项目,如心脏超声、甲状腺功能检测、视听觉评估等。对于已发现的健康问题,需要给予针对性的治疗和管理。

4. 合理用药　目前,尚无针对唐氏综合征认知障碍的特效药物。一些药物如吡拉西坦、氟西汀等曾被推广用于改善唐氏综合征患者的认知功能,但研究结果并不支持其疗效。相反,不当用药可能带来副作用和健康风险。

5. 家庭支持　养育唐氏综合征儿童对家庭是一个巨大的挑战,父母和其他家庭成员需要社会和情感支持。医疗团队应与家庭建立良好的沟通,提供及时、准确的信息,解答他们的疑问。同时,鼓励家长加入家长支持组织,与其他唐氏综合征儿童家庭分享经验,获得心理支持。必要时,可以寻求心理健康专业人员的帮助。

总之,唐氏综合征的治疗需要医疗团队、特殊教育工作者、家庭和社会的通力合作,制订个体化、全面的护理方案,最大限度地发掘患儿的潜能,提高他们的生活质量。随着医学研究的不断深入,未来有望开发出更多安全、有效的干预手段,造福唐氏综合征患者及其家庭。

六、是否遗传

大多数情况下,唐氏综合征并非遗传病,而是由于胎儿早期发育过程中染色体非整倍体突变所致。

1. 非遗传性唐氏综合征　约95%的唐氏综合征是由21号染色体三体引起的,即体细胞中存在三条21号染色体,而非正常的两条。这种染色体异常通常发生于卵子或精子形成过程中的减数分裂错误,导致配子中21号染色体不能正常分离,形成二体或三体配子。受精后,胚胎细胞中出现一条额外的21号染色体,从而导致唐氏综合征的表型。这种情况并非遗传,而是偶发性事件,与父母本身的染色体组型无关。

2. 遗传性唐氏综合征　少数唐氏综合征(3%～4%)是由21号染色体长臂与另一条染色体(常为14号或22号染色体)的长臂融合,形成一条易位染色体。携带此种易位染色体的个体在减数分裂过程中,易位染色体和正常21号染色体不能正常分离,导致配子中21号染色体数目异常。如果携带易位染色体的配子与正常配子结合,就会形成21-三体或者21-单体胚胎,分别导致唐氏综合征或者早期流产。

易位唐氏综合征分为两种类型。

(1) 非平衡易位:父母一方携带异常的易位染色体,本人虽然表型正常,但生殖细胞中易位染色体和正常21号染色体不能正常分离,产生非平衡配子,传递给下一代后导致唐氏综合征。这种情况遗传风险高,理论上可达100%。

(2) 平衡易位:父母一方携带平衡易位染色体,即21号染色体的一部分转位到其他染色体上,但遗传物质总量正常,本人没有唐氏综合征表型。但在生殖细胞形成过程中,平衡易位染色体会产生非平衡配子,遗传给下一代后导致唐氏综合征。平衡易位携带者的遗传风险为 10%～15%。

(3)性腺嵌合体:极少数唐氏综合征(约 1%)是由于亲本生殖细胞嵌合突变所致。这种情况下,父母本人体细胞染色体核型正常,但生殖细胞系中部分细胞发生 21-三体突变,产生异常配子,受精后导致胚胎形成 21-三体。性腺嵌合体携带者的遗传风险低于易位携带者,但高于普通人群。

七、社会和家庭支持

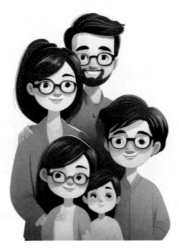

社会和家庭支持至关重要

对于唐氏综合征患儿的家庭而言,获得充分的社会和家庭支持至关重要。家长在得知孩子诊断的初期可能会经历一系列复杂的情绪反应,包括震惊、悲伤、焦虑、愤怒和失落等。这是一个艰难的适应过程,需要时间和支持。以下是一些可供参考的建议。

1. 寻求专业指导 医疗保健提供者是获取信息和支持的重要来源。他们可以解答您的问题,提供有关唐氏综合征的最新知识,并推荐适合您孩子的早期干预计划。在大多数国家和地区,政府和社会机构都提供针对唐氏综合征儿童的特殊教育和康复服务,旨在最大限度地发掘他们的潜能。与医生和教育工作者密切合作,根据孩子的个体需求制定合适的干预方案。

2. 加入互助组织 与正在面对相似挑战的家庭建立联系,可以获得实用的建议和情感支持。许多社区都有面向唐氏综合征患儿家长的互助组织,定期开展线下活动。互联网上也有许多支持团体和论坛,家长们可以在这里分享经验,交流信息。这种同路人的支持有助于减轻家长的孤独感和压力,增强应对挑战的信心。

3. 发掘社会资源 主动了解并争取社会提供的福利和服务,如医疗补助、特殊教育补贴、康复训练津贴、家庭寄托服务等。一些慈善机构和志愿者组织也为唐氏综合征儿童及其家庭提供各种形式的帮助,如心理咨询、家长培训、课后托管等。善用这些社会资源,可以减轻家庭的经济负担和照护压力。

4. 营造融合环境　鼓励唐氏综合征儿童融入社区,参与力所能及的社交和休闲活动,如游戏小组、体育运动、艺术培养等。这有助于提高他们的社交技能,建立自信心和归属感。同时,也让更多人了解和接纳唐氏综合征群体,营造一个包容性的社会环境。家长应以开放和平等的心态对待孩子,给予适度期望,提供必要支持,帮助他们在日常生活中培养独立性。

5. 关注家庭韧性　照顾唐氏综合征儿童可能带来长期的身心压力,家长要学会自我调适,保重身心健康。夫妻之间要相互支持,保持良性沟通,共同分担责任。同时,也要关注其他子女的感受和需求,维系亲密关系,创造美好回忆。必要时,可以寻求心理咨询,缓解压力,增强家庭韧性。

6. 展望未来规划　随着唐氏综合征患者年龄增长,家长要及早规划他们的成年生活,如教育和职业培训、就业安置、生活形式选择等。许多成年唐氏综合征患者在接受适当支持后,能够在社区中独立生活,从事力所能及的工作,享有良好的生活质量。家长要与孩子共同探讨未来愿景,提供适当指导和资源联结,帮助他们实现人生目标。

总之,抚育唐氏综合征儿童是一个充满挑战,但也富有意义的过程。家长需要社会各界的理解和支持,也要积极主动,建立支持网络,争取资源和服务。同时,要以积极乐观的心态看待孩子的长处和潜能,营造一个充满爱和接纳的家庭环境,帮助孩子健康成长,过上美好的生活。

（撰稿:杨东见;审校:叶云贞）

第六节　地中海贫血防治

本节介绍了地中海贫血的概况,同时详细说明了地中海贫血可能的健康影响、有效的治疗措施、积极的应对措施。

一、定义

地中海贫血是全球最常见的常染色体隐性遗传病(即通过基因从父母传

给孩子)之一,包括 α 地中海贫血和 β 地中海贫血,是由于身体无法产生足够的血红蛋白(红细胞的重要组成部分)而引起的。红细胞将氧气输送到身体的所有细胞,当血红蛋白不足时,体内的红细胞就无法正常运作,它们的寿命也会缩短,因此,在血液中流动的健康红细胞就会减少。当没有足够的健康红细胞时,也没有足够的氧气输送到身体的所有其他细胞,这可能会导致人感到疲倦、虚弱或呼吸短促,产生贫血的症状。地中海贫血患者可能患有轻度或重度贫血,如果患有轻度地中海贫血,可能不需要治疗,但更严重的情况可能需要定期输血,严重贫血会损害器官并导致死亡。有时,地中海贫血还有其他名称,如珠蛋白生成障碍性贫血、海洋性贫血、库利贫血、胎儿血红蛋白巴特水肿。这些名称是特定于某些地中海贫血的,例如,库利贫血与重型 β 地中海贫血是同一病症。

在全球范围内,地中海贫血症非常常见,每年有至少 6 万名被影响的新生儿个体出生。据估计,在全球范围内,有 1.5% 的人口携带 β 地中海贫血等位基因,5% 的人口携带 α 地中海贫血等位基因。在地中海地区、中东、外高加索、中亚、印度次大陆和远东的人群携带率较高。由于人口迁移,如今地中海贫血在北欧、中北美洲和南美洲以及澳大利亚也很常见。

由于资源丰富的国家实施了地中海贫血预防计划,中国现在是全球新增地中海贫血病例最多的国家,患地中海贫血的人数也比任何其他国家都多。3 000 万中国人患有地中海贫血相关基因突变;约 30 万人患有严重或中度地中海贫血,需要医疗干预。在过去的 20 年里,中国经济取得了巨大的增长,包括人均医疗保健支出。现在,全国范围内都有产前基因检测、红细胞输注、铁螯合药物和造血细胞移植的部分或全部保险。产前筛查和教育方案降低了新病例的发生率。然而,仍然存在重大挑战。例如,获得医疗服务的地区差异和不平等的经济发展需要创新,以减轻地中海贫血患者及其家人的医疗、经济和心理负担。1980 年的全国人口普查将华南地区确定为地中海贫血的中心,包括广东、广西、海南、福建、江西、湖南、四川、云南、贵州和重庆等省区市。

从患病率来看,广西(5 000 万居民)、广东(1.26 亿居民)和海南(860 万居民)的患病率最高。α、β 和 $\alpha\beta$ 复合物地中海贫血的患病率为 6%~15%、2%~7% 和 1%~2%,这些患病率高于香港(8%~13%)和台湾(5%~6%)。这种差异反映了不同地区的社会经济和医疗资源分布不同。一些研究报告称,部分少数民族人群中地中海贫血的发病率较高,例如黎族、傣族、苗族、布依族、壮族、仡佬族等。

二、类型

当我们谈论不同"类型"的地中海贫血时,我们可能正在谈论两件事:受影响的血红蛋白的特定部分(即 α 地中海贫血和 β 地中海贫血),或地中海贫血的严重程度。血红蛋白将氧气输送到体内的所有细胞,由两个不同的部分组成,称为 α 和 β。当地中海贫血被称为"α"或"β"时,这是指受影响的血红蛋白部分。如果没有生成 α 或 β 血红蛋白部分,就没有足够的构建模块来生成正常量的血红蛋白。低 α 称为 α 地中海贫血,低 β 称为 β 地中海贫血。

在 α 地中海贫血患者中,地中海贫血的严重程度取决于遗传自父母的基因突变的数量。突变的基因越多,地中海贫血就越严重。在 β 地中海贫血患者中,地中海贫血的严重程度取决于血红蛋白分子受影响的部分。具体来说,4 种基因参与了 α 血红蛋白链的形成。父母每人给子代两种。如果子代遗传 1 个突变的基因,子代将没有地中海贫血的体征或症状,但会是这种疾病的携带者,而且可以遗传给下一代;如果子代遗传 2 个突变基因,地中海贫血症状和体征会很轻。这种状况可以称为 α 地中海贫血;如果子代遗传 3 个突变基因,体征和症状属于中重度;如果子代遗传 4 个突变基因的情况很罕见,通常会导致死产。患有这种疾病的婴儿通常在出生后不久就会死亡或需要终身输血治疗。在极少数情况下,患有这种疾病的孩子可以通过输血和干细胞移植来治疗。对于 β 地中海贫血,两个基因参与 β 血红蛋白链的形成。父母双方各提供一个基因。如果子代遗传 1 个突变基因,则会有轻微的体征和症状,这种状况叫做轻度地中海贫血或 β 地中海贫血;如果子代遗传两个突变基因,则会有中度到重度的体征和症状,这种状况被叫做严重地中海贫血或库利贫血。有两个缺陷 β 血红蛋白基因的孩子出生时通常是健康的,但在出生后两年内会出现相应的体征和症状。

当使用"特征""轻微""中间"或"严重"等词时,这些词描述了地中海贫血的严重程度。具有地中海贫血特征的人可能根本没有任何症状,或者可能只有轻度贫血;而患有重型地中海贫血的人可能有严重的症状,可能需要定期输血。

就像头发颜色和身体结构特征从父母遗传给孩子一样,地中海贫血特征

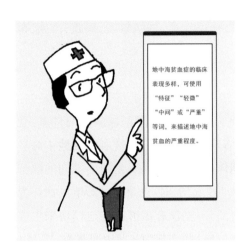

地中海贫血症的临床表现多样，可使用"特征""轻微""中间"或"严重"等词，来描述地中海贫血的严重程度。

也从父母遗传给孩子。一个人患有的地中海贫血类型取决于一个人从父母那里遗传或接受的地中海贫血特征的数量和类型。例如，如果一个人从父亲那里获得了 β 地中海贫血特征，而从母亲那里获得了另一种特征，那么他就会患有重型 β 地中海贫血。如果一个人从母亲那里获得了 α 地中海贫血特征，而从父亲那里获得了正常的 α 部分，那么她就会具有 α 地中海贫血特征（也称为轻微 α 地中海贫血）。具有地中海贫血特征意味着可能没有任何症状，但可能会将这种特征遗传给子代，并增加他们患地中海贫血的风险。

三、症状

地中海贫血症的临床表现多样，从接近正常无并发症到严重需要终身输血。在严重的情况下，患者可能需要定期进行血液输注以增加红细胞的数量。然而，这种治疗方法可能会导致铁过载，因为每次输血都会向体内添加铁，而体内没有自然的方式来排除这种过量的铁。由于患有地中海贫血时，体内的红细胞较少，可能会出现血细胞计数低或贫血的症状。当患有贫血时，可能会感到疲倦或虚弱，还可能遇到头晕、气促、心跳加快、头痛、腿抽筋、难以集中注意力、皮肤苍白，身体会非常努力地产生更多的红细胞。制造血细胞的主要场所是骨髓，即骨骼中间的黑色海绵状部分。因为骨髓可能比平时工作更努力，所以它可能会变得更大，这会导致骨骼扩张，并可能拉伸骨骼，使其变薄且更容易骨折。

另一个制造血液的地方是一个叫做脾脏的器官。它位于腹部左侧，下肋骨下方。脾脏还有许多其他的工作。其中，两个主要工作是过滤血液和监测血液中的某些感染。当它发现这些感染时，它就可以开始对抗它们。当患有地中海贫血时，脾脏会变得很大，因为它试图制造血细胞。它在这项工作上工作得非常辛苦，所以它无法像过滤血液或监测和对抗感染那样努力工作。正因为如此，地中海贫血症患者被称为"免疫功能低下"，这意味着身体的一些针对感染的防御功能不起作用。当免疫功能低下时,更容易受到感染,有时需要额外的保护,例如接种流感疫苗和其他疫苗。

四、怎么发现

患有中度和重度地中海贫血的人,在生命早期就有严重贫血的症状,通常会在儿童时期发现病情。患有不太严重的地中海贫血的人可能只会因为出现贫血症状而发现,或者可能是因为医生在常规血液检查或因其他原因进行的检查中发现贫血。

由于地中海贫血是遗传性的,这种疾病有时会在家族中遗传。有些人发现自己患有地中海贫血,是由于他们的亲戚有类似的情况。家庭成员来自世界某些地区的人患地中海贫血的风险较高。地中海贫血的特征在希腊和土耳其等地中海国家,以及亚洲、非洲和中东的人群中更为常见。如果家庭成员中有来自高风险地区的,可以进一步检测血液以确定是否患有地中海贫血。

大多数中度至重度地中海贫血患儿在其出生后前两年内都表现出体征和症状。如果医生怀疑孩子患有地中海贫血,会对孩子进行血液检查确认诊断。

根据区域分布和文化因素,地中海贫血的筛查和预防方案现已广泛开展。在全国范围内实施了筛查、婚前和新生儿筛查方案。血液检查可以发现红细胞的数量以及大小、形状或颜色方面的异常。血液检查也可以用于DNA分析以寻找突变基因。

在孩子出生前可以进行产前检测,以确定胎儿是否患有地中海贫血,并确定其严重程度。用于诊断胎儿地中海贫血的检测包括:①绒毛活检,该检测通常在怀孕第11周左右进行,医生会取出微小的胎盘组织进行评估;②羊膜腔穿刺术,该检测通常在怀孕16周左右进行,医生会检查胎儿周围的液体样本。针对地中海贫血的预防,国家卫生健康委员会发布的《地中海贫血防治核心信息》提示,地中海贫血防控原则是降低出生重型地贫患儿的概率。

目前,在地中海贫血高发区开展的婚前、孕前以及产前地贫筛查、诊断和干预,从而提高孕育健康新生儿的概率,是预防地贫最有效的措施。做好婚前、孕前筛查,建议计划怀孕的夫妇提前检查双方血常规中的红细胞平均体积、红细胞平均血红蛋白量和血红蛋白电泳分析,任一项异常即可判断为筛查阳性,建议进行地中海贫血基因确诊。如果基因检测确认夫妇双方是同型地贫基因携带者,那么子女将有 25% 的概率是重型地贫患儿,50% 的概率是地贫携带者。如果在怀孕后进行地中海贫血基因筛查,发现夫妻双方是同型地贫基因携带者,那么尽可能选择在孕期的第 11~14 周前进行绒毛穿刺产前诊断,或在孕期 16~18 周后做羊水穿刺产前诊断,判断胎儿是否有患病风险。

五、防治案例

广西模式是地中海贫血防治的一个成功的例子。据估计,广西地中海贫血的患病率为 25%,但经济发展水平较低,在中国各省区市中排名第 19 位。广西拥有庞大的地中海贫血人口,所以广西采取了多项措施来促进地中海贫血的预防和治疗。

第一,在原卫生部的协助下,广西于 2010 年启动了《广西地中海贫血防治计划》,并于 2018 年启动了《严重地中海贫血胎儿零生育计划实施计划》。这些政策为地中海贫血防控奠定了基础和深入发展。

第二,建立地方政府部门内部例行的部门间联席会议制度,减少出生缺陷,实行免费婚前体检。

第三,利用社交媒体和教育小册子,有针对性地向育龄群体、社区居民、学生、农村青年和地中海贫血携带者夫妇进行宣传。

第四,努力预防和控制重型地中海贫血胎儿的出生,并建立预防地中海贫血的长期机制,包括婚前、孕前和产前检查,以及必要时提供免费干预的咨询。2019 年,当地卫生保健部门制定了地中海贫血诊断、常规治疗和移植指南,费用由多层政府保险支付,保证负担得起的医疗。

第五,自 2010 年启动地中海贫血防控计划以来,广西投资 16 亿元人民币。截至 2021 年,针对"贫困基层筛查实验室、贫困基因诊断实验室、产前诊断实验室"3 个主要技术节点,建立了县级至省级"一站式"婚育综合服务平台 101 个,建有出生缺陷防控研究院、生物医学实验室、产前基因诊断检测平台、组织库、中国医学科学院地中海贫血防控重点实验室等多个设施。

第六,医疗保健提供者和研究人员在政府和私人来源的资助下,开发了一种地中海贫血基因检测芯片,可以检测 300 多种地中海贫血基因突变。

从 2010 年到 2021 年,广西有 1790 万人接受了地中海贫血筛查,其中孕妇几乎完全筛查。对近 95 000 名胎儿进行了产前地中海贫血筛查,发现了 14 100 名有重型地中海贫血风险的胎儿,并为夫妇提供了干预措施。2021 年,广西重型地中海贫血患儿出生率为 0.24/10 000,比 2010 年的 2.26/10 000 下降了 10 倍。胎儿水肿从 2010 年的 18/100 000 下降到 2021 年的 1.72/100 000,也下降了 10 倍,接近"零出生"目标。自 2010 年以来,这些进展取得了成功,婚前筛查率为 99%,并且没有新的重型或中间型地中海贫血病例。中央政府和其他 9 个省份也制定了类似的方案。

总而言之,中国的医疗保健提供者已经制定了多维战略,包括筛查、预防、治疗、公共教育、医疗保健提供者的培训以及发展专业中心和网络,这个例子可能有助于其他在预防和治疗地中海贫血方面面临挑战的资源匮乏的国家。

六、治疗

一个人接受的治疗类型取决于地中海贫血的严重程度。地中海贫血越严重,体内的血红蛋白越少,贫血可能越严重。

地中海贫血的治疗,目前主要依赖于输血和铁螯合治疗。地中海贫血患者需要定期接受血液科医生(治疗血液疾病或血液紊乱的医学专家)或专门治疗地中海贫血患者的医生的医疗护理。医生开具输血或螯合疗法的处方后,地中海贫血患者需要坚持输血和螯合疗法,预防严重贫血和铁过载可能造成的器官损伤。

治疗贫血的一种方法是通过输血为身体提供更多的红细胞来携带氧气,这是一种安全、常见的程序,通过插入血管的小塑料管接收血液来完成。一些地中海贫血患者(通常是重型地中海贫血)的身体产生的血红蛋白含量很低,需要定期输血。患有中间型地中海贫血的人有时可能需要输血,如感染或生病。患有轻度地中海贫血或特征性地中海贫血的人通常不需要输血,因为他们要么没有贫血,要么只有轻度贫血。重型地中海贫血的主要治疗方法是终身输注红细胞,以改善贫血并抑制无效的红细胞生成。如果不输血,重型地中海贫血患者通常在 10～15 岁之前死亡。通过输血,大多数患者预计至少能活到 50 岁,接受长期输血和铁螯合治疗的第一代地中海贫血患者现在已经到了 60 岁。开始输血的时间取决于疾病的严重程度,对于重型 β 地中海贫血,通常在出生后的前 2 年内。及时进行定期输血治疗,最初从孕中期开始宫内输血，并在出生后持续整个生命过程，可以使血红蛋白巴特胎儿水肿综合征患儿存活。

输血治疗时，接受大量输血的人有铁过量的风险。红细胞含有大量铁，随着时间的推移，所有输血中的铁都会在体内积聚。当铁积聚时，铁会聚集在心脏、肝脏和大脑等地方，使这些器官难以正常工作。为了防止铁过载，地中海贫血患者可能需要螯合疗法，即医生给予药物（药丸或皮下注射），以在多余的铁在器官中积聚之前将其去除。每当一个人接受输血时，出现"同种免疫"问题的风险就会增加。当一个人的身体对输入的血液产生反应时，就会发生同种免疫，因为免疫系统认为输血是有害的，并试图摧毁血细胞。发生同种免疫的人仍然可以接受输血，但必须检查他们接受的血液并与自己的血液进行比较，以确保血液不会被免疫系统破坏。这需要时间，并且可能意味着发生同种免疫的人必须等待更长时间才能获得血液，或者可能更难找到不会被身体破坏的血液。

地中海贫血患者也可以根据医嘱服用补充 B 族维生素（或叶酸）来帮助治疗贫血。叶酸可以帮助红细胞发育。

七、生活注意事项

健康的生活方式对每个人都很重要。对于地中海贫血患者来说，了解健康的生活方式意味着"控制疾病"以及做出健康的选择尤其重要。地中海贫血患者应考虑的其他健康选择，包括及时接种疫苗、吃营养餐、锻炼和发展积极的人际关系。

避免感染也是要注意的一点，尤其是脾脏被切除的患者，经常洗手，避免接触感染原。还需要及时接种相关疫苗。疫苗是预防许多严重感染的好方法。患有地中海贫血的儿童和成人应该接种所有推荐的疫苗，包括流感疫苗。地中海贫血患者被认为是某些感染的"高风险"人群。如果出现发热或其他感染体征和症状，请就医。

吃营养食品对于每个人保持健康的生活方式都很重要——富含水果和蔬菜、低脂肪的饮食是获取身体必需营养素的理想选择。健康饮食可以帮助感觉更好并增强精力。医生可能还会建议补充叶酸，以帮助身体制造新的红细胞。为了保持骨骼健康，要确保饮食中含有足够的钙和维生素 D，并咨询医生合适剂量，以及是否需要补充。对于患有地中海贫血的人来说，血液中可能会积聚过多的铁，因此可能需要限制富含铁的食物。铁存在于肉、鱼和一些蔬菜（例如菠菜）中。其他产品，如麦片和橙汁，可能含有额外的铁。地中海贫血患者应与医生讨论是否应限制饮食中的铁含量。除非医生建议，否则不要服用其他含铁补充剂。

锻炼是整体健康生活方式的一部分，有助于带来更好的健康结果。尽管一些地中海贫血患者可能难以参加剧烈运动，但可以参加适度的体育活动，包括骑自行车、跑步和步行。如果地中海贫血症患者的关节有问题，有多种低强度活动可供选择，包括瑜伽、游泳或水中有氧运动。如果患有地中海贫血，应该与医生讨论最适合的运动项目。

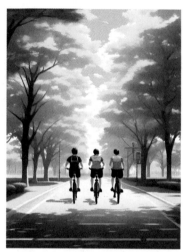

拥有温暖、多支持的社会关系是生活的重要组成部分。朋友，包括同事、同学和家庭成员，可以在治疗地中海贫血方面提供支持。

如果患有地中海贫血、有地中海贫血特征，或者家人中有人患有地中海贫血，建议在怀孕前进行遗传咨询，以便了解生出地中海贫血患儿的风险。

（撰稿：杨东见；审校：叶云贞）

第七章　出生缺陷患者康复与关爱

　　如何面对已经发生的"出生缺陷"？不论是家长还是医务工作者都一定要不抛弃、不放弃，因为及时的早期干预和康复治疗可以明显改善预后。

　　本章在介绍关爱出生缺陷患者的意义和价值基础之上，进一步详细介绍不同类型出生缺陷患者（肢体发育缺陷、脏器发育缺陷、神经系统缺陷、器官知觉缺陷、基因缺陷等）的康复治疗目标、具体康复实施内容以及注意事项。同时，本章也对目前常见的医学康复手段包括药物治疗、物理治疗和功能训练进行介绍。最后，还从典型案例入手，讲解"社会康复"和"心理康复"对先天缺陷患儿的重要性以及实施策略和重点内容和目标。使我们从个人、家庭和社会的系统性思维角度面对"出生缺陷"患儿的康复和关爱，全方位促进"出生缺陷"患儿的康复进程，使患儿尽早、尽快、尽情融入社会。

第一节　意义和目标

　　本节主要介绍出生缺陷患者积极康复的意义、目标，并对关爱出生缺陷患者的社会意义和具体目标也作了明确阐释，以引导社会各方力量关爱这一特殊群体。

一、出生缺陷患者积极康复的意义

出生缺陷的三级预防,由于各地区医疗水平差异,以及筛查中的不确定因素,依然会存在一定数量新生儿伴随不同程度的出生缺陷。这其中也有一部分是经筛查后发现存在一定缺陷,但经由专业医师判断后认为可以在出生后进行抢救性治疗。比如多指、先天性唇腭裂等,虽然是一定程度的出生缺陷,但有办法解决,没必要引产。还有一部分是孕期筛查有遗漏或围产期发生了随机事件如意外接触致畸物、缺血缺氧、羊水呛咳、脐带绕颈、产钳牵拉等引发组织或功能损伤。这些情况可能或必然造成严重后果,但新生儿的组织器官和神经系统有很大的发展空间。

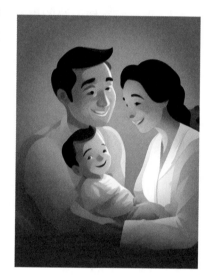

大量研究表明,出生缺陷患儿经及时的早期干预和康复治疗后可以明显改善预后,有的甚至可以恢复到无限接近正常水平。因此,不论是家长还是医务工作者都一定要不抛弃、不放弃,尽最大的努力对出生缺陷患儿进行科学安全的康复治疗。

二、出生缺陷患者的康复目标

(一) 肢体发育缺陷的康复目标

对于肢体层面发生的先天性缺陷,例如先天性耳廓畸形、先天性并指、多指畸形、先天性肛门直肠畸形等,在早期的影像学筛查中多数都能及时发现。出生后结合功能情况,选择合适的介入时机,针对缺陷部位进行外科修复、功能修复和形态矫正,使异常部位从结构上恢复到接近正常。后续通过针对性的康复治疗从而发挥应有的功能。需要注意的是,头颈颜面部缺陷,如出现面部巨大血管瘤,治疗时还需考虑诊疗对宝宝"颜值"的影响。

(二) 脏器发育缺陷的康复目标

对于脏器层面发生的先天性缺陷,如先天性心脏病、肺囊腺瘤、先天性肾脏畸形等,可使用超声、CT、磁共振成像等明确缺陷的程度,结合临床症状和检验结果,根据患者情况制订个性化治疗方案,让脏器尽可能多的恢复功能,发挥其应有的作用。例如在先天性胆管扩张症的诊疗过程中,产前的超声影像检查敏感,如果发现有包块,并且和胆囊或者胆管有相通,基本上可以确诊了。但一次产前超声检查并不能完全明确,需要多复查几次,必要时进行磁共振成像检查,再根据新生儿的皮肤、大便颜色、血检等结果综合判定患者是定期随访、药物治疗还是手术治疗。

(三) 神经系统缺陷的康复目标

中枢神经系统和外周神经系统都有可能发生缺陷,相对来说中枢神经系统发生先天性缺陷的概率更高。除无脑畸形、小头畸形、脑积水外,有些神经系统功能障碍在影像学检查中表现不明显,例如精神发育迟滞患儿和孤独症儿童。很多患者的神经电生理检查和大脑磁共振成像检查结果看不出明显异常,一部分会有胼胝体软化、脑白质发育不良、间隙增大等情况,增加了疾病诊断的迷惑性,影响早期筛查结果。因此,新生儿出生后的儿童保健检查非常重要,定期的儿保检查可以在不同时间节点观察儿童的功能发育情况,从而判断其神经发育水平。如果发生明显的异常表现或超出范围的能力落后,需要对儿童进行具体综合评定,明确其诊断和功能状态,制订治疗内容,以促进儿童神经发育、改善落后的功能。对于周围神经缺陷,如臂丛神经损伤,通过影像技术或神经电生理检查诊断后,尽早进行肌肉-神经功能训练、物理因子促神经发育治疗、神经营养支持等,以提高患者预后的功能状态。

(四) 感官知觉缺陷的康复目标

在感官知觉缺陷中,影响较大的是视力和听力的缺陷。视听有缺陷不等同于全盲或全聋,同时要区分左右,仅单侧存在缺陷并不罕见。视力缺陷根据光感和视野水平的不同可分为4级,1、2级属于盲,3、4级又称为低视力,另外还存在散光、色弱、眼位不正、先天性白内障等问题;听力缺陷按照对声音响度的感知可分为5级。听力和视力的缺陷需检查判定患儿功能缺损的程度,实现功能改善或功能替代。例如,先天性白内障可以采取手术治疗,重度听力缺损可以采用助听器补偿或人工耳蜗植入。值得注意的是,患儿即时的听力缺损定级并不说明这个患儿的听力水平就永远停留在这个水平,伴随患儿成长发育,功能也在变化。大量临床案例表明,听力缺损的儿童在成长过程中自身听力水平存在不同程度的改善,因此对重度听力缺损患儿进行矫正治疗时,是否选择人工耳蜗植入应慎重选择。

由于触觉、视听觉、本体觉、前庭觉等功能不协调导致身体各部位无法自然流畅配合的现象称为感觉统合失调,其本质是来自外部的信息输入后,大脑神经系统没有办法有效调节分配,形成各种行为障碍,属于大脑功能缺陷的一种,在新生儿早期无法有效识别,2～3岁时通过专业的评定可以筛查。感觉统合失调早发现、早干预后,多数能达到较好的矫正效果。

（五）基因缺陷的康复目标

常见的基因缺陷疾病有染色体异常、基因突变、基因调控异常等,可能引起运动功能障碍、代谢性疾病、认知知觉功能障碍、意识障碍等。目前没有成熟的技术可以对发生缺陷的基因信息进行重新编码修缮,但可以根据症状制订治疗方案。出现运动落后进行运动训练,有代谢问题通过药物或其他手段调节代谢,存在智力障碍即进行认知训练。到学龄期时,智力水平依然明显落后的儿童可以进入特教学校学习。

三、关爱出生缺陷患者的意义和目标

长期以来,传统观念认为出生缺陷患者与残疾几乎等同。一个人身体存在残疾,就会被认为是弱能或失能的,需要被同情、被救助、被施舍,是家庭的拖累,是社会的负担。这些刻板印象让大众只看到这些残疾儿童缺陷失能的一面,却忽略了其作为一名社会参与者的独立人格和价值,导致出生缺陷患者多游离在主流社会之外,得不到普通且平等的物质生活、教育需求和精神满足,造成出生缺陷患者普遍素质不高。这又加深了人们对出生缺陷患者低能、失能的刻板印象,造成恶性循环,压缩出生缺陷患者及其家庭的生存空间。因此,关爱出生缺陷患者,除了给予医疗诊治和康复干预外,还要帮助他们建立自我认同,树立信心,接受正常的教育,参与有组织的社会活动和集体活动,接受职业技能培训,融入正常的社会秩序中。

给予出生缺陷患者及其家庭科学的干预理念,提高活动参与,扩大生存空间,完善保障体系,减轻家庭负担,让普通群众更加深入了解这个群体,用正确的态度看待出生缺陷,引导社会各方力量关怀这个群体。既是社会文明进步的重要体现,又是提升人口质量的重要措施,也是全民健康的重要基础。

(撰稿:张飞杭;审校:王光花)

第二节　主要内容与方法

出生缺陷类型非常多,其中有一部分患者经过有效治疗及休养,能够正常生长发育,还有一部分出生缺陷者经过临床治疗仍残留或继发功能障碍、心理问题、社会问题等影响患儿的健康成长。因此,出生缺陷患者的关爱和康复治疗尤为重要,本节列举了一些先天性缺陷患者关爱和较典型的可能引起功能障碍的疾病相关的康复治疗方法,供大家参考。

一、出生缺陷患者的关爱

1. 医疗关爱　针对具体疾病制定完善科学有效的诊疗方案,且兼顾经济性,不同的治疗技术选择最佳的介入时机,治疗手段在保证效果的同时可以做到降低痛苦,提高接受度。

2. 生活关爱　在能力范围内提供物质支持、心理建设、坚持陪伴,改造生活环境提高便利程度,如给患者使用特制的碗筷勺,室内添置体位转移装置、墙壁安装辅助步行扶手等。

3. 社会关爱　改善和增加社会活动中无障碍设施,让功能缺陷患者尽可能多的参与社会活动,如合理规划盲道、清理盲道占用,设置无障碍通道、快速通道等;用平等的理念对待这些患者,使其可以接受普通教育、融合教

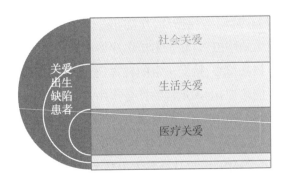

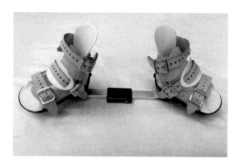

育、全纳教育、职业技能培训,得到正常的精神体验和文化熏陶,甚至参加工作实现自我价值;政府职能部门和社会公益组织、团体、个人通过合适的方式对患者及家庭提供一些物质或精神上的帮助,如生活用品供应、公益观影、出游等。

二、出生缺陷患者的康复治疗

(一)肢体发育缺陷

肢体发育缺陷中有些可以通过手术矫正,有些可以使用辅助器具或假肢等替代和补偿功能,如先天性马蹄内翻足根据严重程度可以选择力学矫正治疗和手术治疗。很多缺陷经处理后还需要药物、营养、康复等支持。二便功能对个体生活质量影响巨大,下面以先天性肛门直肠畸形为例。

马蹄内翻足矫形

肛门在孕期第二个月开始发育,到第四个月基本发育完成,受到基因突变或者环境因素的影响,有些胎儿的肛门没有发育正常,即先天性肛门直肠畸形。这种先天性缺陷通常需要手术治疗重建肛门,大多数患儿手术后排便功能基本上恢复,但会有一小部分患儿手术后仍存在大小便功能不良,尤其是同时存在直肠周围的肌肉、骨骼、神经发育缺陷的患儿,需要康复治疗来改善功能。常用的康复治疗方法有盆底肌电刺激治疗、盆底肌电生物反馈治疗、肛门电极治疗、提肛运动训练、阶段排便训练等。

(二)脏器发育缺陷

多个脏器都有可能出现发育缺陷,如肾畸形、肺囊腺瘤、先天性膈疝、先天性心脏病等,其中一些疾病经过治疗和护理后仅需定期复查而无需过多康复介入。另外,会有一些疾病可能会对远期功能造成影响,则需要一定时间和强度的康复治疗。

1. 先天性心脏病 简称先心病,在出生缺陷中发病率最高,心脏发育在怀孕的第八周完成。在这期间由于某些不确定因素造成胎儿心脏及大血管的结构发育异常,常见的异常类型有房间隔缺损、室间隔缺损、动脉导管未闭、先天性主动脉缩窄、法洛四联症等。0.7%～1%的新生儿出生时存在心脏发育异常,近年来先心病的发生率也呈现出增长的态势,随着医学水平的发展,大多数先心病患儿通过手术可以得到有效治疗,约90%的先心病患儿术后可以生存到青少年和成年。但由于受疾病影响,先心病患儿多数身体素质较弱、运动功能较差、心肺功能不足,手术的创伤和疼痛会限制患儿的活动,从而形成运动限制-运动发育落后的恶性循环。因此,需要有效的康复手段加速其术后的功能恢复,促进身体发育,提高生命质量。大量临床实例表明康复治疗对先心病患儿康复有明显效果,以下简要介绍几种康复治疗的方法。

(1)抚触训练:抚触训练在术后早期切口愈合就可以介入,使用温毛巾、软刷、手套或大人的手掌等抚触宝宝四肢与躯干的皮肤。可以从远端到近端,也可以来回刷擦,同时在皮肤表面和关节处适当施加一定的压力,从而刺激本体感受器和表层触觉感受器,促进神经发育。注意手法轻柔舒缓,避免引起宝宝惊跳抽动,撕扯手术切口影响痊愈。

(2)运动训练:在抚触训练介入后,即可适当增加运动训练,新生儿由于中枢神经功能不成熟,存在肌张力偏高情况。同时先心病患儿运动能力较弱,主动随意活动较少,需要运动训练来改善功能,促进发育。

运动训练可以分为被动训练和辅助主动训练两类。由被动训练开始,逐步增加主动训练。被动训练可以从足部开始,一手固定小腿一手握住前脚掌做踝关节的屈伸运动,一部分新生儿在做这个动作时会出现踝阵挛,如果阵挛出现应当停一下,恢复静息后再做;膝关节和髋关节可以同时做屈伸运动,类似于踩脚踏车的动作;髋关节做分髋至少130°,达到牵伸内收肌,增加髋关节活动度,促进髋臼发育。肩关节的被动活动要考虑到手术创口,右侧肩关节可以做内收、外展、前屈、后伸、肩关节环转等动作,左侧肩关节可以做内收、外展动作,其他动作要慎重。

辅助主动训练是在医务人员或家长的引导下,小宝宝主动完成相关有意义的动作,包括抬头训练、翻身训练、拉坐训练、腹爬训练等。抬头训练是让小宝宝俯卧位,通常情况下小宝宝会自然努力尝试抬头,如果抬不起来,可以将其双手放置在前胸,或胸前垫一块毛巾或斜坡枕,可以降低俯卧抬头的难度,先让抬头的动作建立起来。

先心病患儿到达四月龄左右时，可以开始尝试翻身训练，先练习从左向右翻。医务工作者或家长可以先将小宝宝翻到侧卧位，一手顶住小宝宝后背防止其回落，同时施加轻度向右推进的力量，促使小宝宝主动躯干前旋翻身。也可以让小宝宝平躺在床单上，将左侧床单轻轻提起，使小宝宝左侧躯干抬升诱导出前旋翻身动作，多次练习让其逐渐掌握翻身技能。

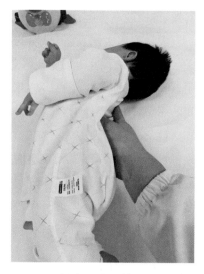

翻身训练（张飞杭供图）

拉坐练习可以加强小宝宝四肢与躯干的力量与协调配合，并为独立坐着做运动准备。让小宝宝仰卧，医务人员或家长将两拇指放置在小宝宝的手心，其余四指捏住其手背，最好能感受到小宝宝的手对大人拇指的抓握，将小宝宝两手轻柔缓慢上提。在这过程中需要感受到小宝宝有主动头前屈或核心收紧向上的发力动作，配合他的动作将上半身躯干拉起离开床面，能拉到什么位置就到什么位置，不必强求拉至端坐位。多次尝试练习，但不要生拉硬拽，那样不但起不到有效的训练作用，还有可能造成肩袖撕脱等损伤。

小宝宝的上肢和核心的能力强化到一定水平后，腹爬训练就有了基础。正常宝宝的腹爬动作多会自然出现，而先心病宝宝由于运动能力相对较弱，

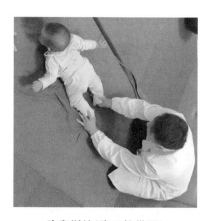

腹爬训练（张飞杭供图）

零食或者玩具的逗引可能无法激发出他们主动爬行，需要外力促进其动作发展。在小宝宝清醒活跃状态下，使其俯卧，最好两个人配合，一人在前方用玩具或卡片吸引，另一人两手抵住小宝宝脚掌，作为其蹬腿发力的支撑点。如果小宝宝仍然不动，可以用指尖或指甲轻轻按压其脚掌心，让他把蹬腿的动作做出来，向前爬行。多次练习后髋关节分离活动提高，核心控制能力增强，小宝宝就可以逐渐实现四点

支撑,继而脱离腹爬达到高爬的水平,再由高爬自然发展到扶站、独立站。

大量临床实例表明,早期的康复干预对先心病患者的功能改善有明确意义。在一项关于运动康复训练对先心病患者术后干预效果的 Meta 分析中表明,运动康复训练对先心病患儿术后的生存质量、运动能力的提高及住院时间的缩短,均有统计学意义。

科学的运动训练方案在先心病患儿术后早期的应用是安全有效的,可以改善自主神经的调节功能、增加迷走神经活动、抑制交感神经激活、降低血管紧张素-肾素等,从而可以降低患儿的血压、心率,改善心肺功能、加速康复,缩短住院的时间,减少了医疗费用支出,缓解患儿家庭的经济压力,并且还提高了优质医疗资源的周转利用率。

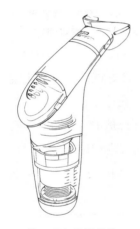

抗阻吸气肌训练仪

2. 肺发育不良 脏器发育缺陷中肺发育不良是较为典型的一种。胎儿肺发育障碍导致的畸形即先天性肺发育不良,根据肺发育障碍出现在不同的肺发育阶段可分成三类:肺未发生、肺未发育、肺发育不良。临床上常见的是第三类肺发育不良,表现为肺、血管、支气管发育程度落后,或数量、容积减少。发生肺发育不良的患儿经药物或手术治疗体征平稳后,需要针对性的肺功能康复训练。常用的训练方法有吹蜡烛训练,通过调整蜡烛距离调整难度;吹乒乓球训练,通过设置乒乓球的路径调整难度;吹气球训练,通过控制气球数量调整难度,吹笛子或吹口琴,长呼气训练,使用专业的呼吸训练器,还有有氧运动训练、游泳或水疗等训练,都可以有效改善肺功能。

(三)神经系统发育缺陷

神经系统发育缺陷中以脑和脊髓的中枢级发育缺陷较为常见,均能引起不同程度的功能障碍。如小脑发育不良可致平衡协调功能障碍,脊髓栓系综合征可引起二便和下肢感觉障碍等,其中较为典型的是脑性瘫痪(简称脑瘫)。

脑瘫是由发育不成熟的大脑(产前、产时或产后)、先天性发育缺陷(如畸形、宫内感染)或损伤(如早产、低出生体质量、窒息、缺血缺氧性脑病、核黄疸、外伤、感染)等非进行性脑损伤所引起的综合征,其特点持续存在的中枢性运动和姿势发育障碍、活动受限。脑瘫的运动障碍常伴有感觉、知觉、认知、交流和行为障碍,还可能出现癫痫和继发性肌肉、骨骼等问题。现有的医疗技术水平无法治愈脑瘫患者已经损伤的脑组织,但由于脑瘫是非进行性脑损伤,其损伤程度不会再有变化,且大脑具有可塑性,及时发现、诊断、治疗,将大大改善其预后,下面简要介绍一些康复手段。

1. 手法治疗　脑瘫患者一般都存在肌张力障碍,其中肌张力异常增高(痉挛)比例最高。通过手法刺激肌肉、牵伸韧带、整理肌群,可降低肌张力,预防挛缩形成。

2. 运动治疗　遵循人体发育规律,依据神经发育理论,结合运动处方,设计合适的运动治疗方案,促进中枢神经发育,调节肌张力。

3. 辅具和矫形器　脑瘫儿童关节畸形概率较大,可以适配辅具和矫形器进行功能矫正或功能替代,比如抑制脑瘫患儿尖足的膝-踝-足矫形器,特制的饭碗和勺子辅助进食,调节足部异常的矫正鞋,辅助支撑的功能外骨骼。

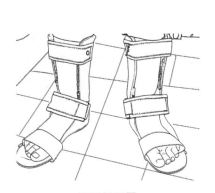

踝足矫形器

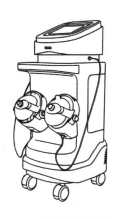

脑循环治疗仪

4. 物理因子治疗　使用声、光、电、磁等物理元素相关的设备改善肌肉、组织和神经功能,如神经肌肉电刺激器改善运动神经传导,肌电生物反馈治疗仪促进神经-肌肉协同,中频治疗仪缓解痉挛,脑循环治疗仪促进脑发育,经颅磁治疗改善大脑血液循环等。

5. 药物治疗　A型肉毒素可以在局部阻滞神经传导,使肌肉失去神经

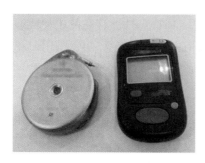

巴氯芬泵(张飞杭供图)

支配,从而降低肌张力,可维持 4～6 个月;巴氯芬、替扎尼定等可降低肌张力,但需要不断调整剂量;巴氯芬泵治疗通过脊髓髓鞘内给药降低肌张力,但需要测试患者对液态巴氯芬的反应;加巴喷丁可调节肌张力障碍,维生素 D、钙补充剂等可以改善骨密度和骨质疏松,鼠神经因子等神经营养药物可以在一定程度上促进神经发育。

6. 水疗 水疗跟洗澡是完全不同的。它把水当做一种介质,把一些刺激传递到训练者身上。儿童水疗一都是放在水疗仪里,戴上颈夹式游泳圈让患儿跟着水流运动,仪器可以产生气泡、涡流、调节温度、光照等,水的浮力可以使新生儿在子宫内屈曲受限的肌肉、关节、韧带舒展开来,缓解肌张力,促进神经发育;水的压力和流动性可以提高其呼吸能力,胸廓发育更好,肌肉耗氧量增加,促进血液循环,提高心肌功能;温水还可以缓解患儿术后的疼痛和紧张情绪。

7. 外科治疗 选择性脊神经背根切断术可以在脊髓层面调整肌张力,通过精准离断不同程度脊神经的感觉根,从而实现精准调节肌张力,是一种不可逆的开放侵入式全麻手术,需严格控制适应证;脊髓神经电刺激通过植入电极调节脊神经放电情况调节肌张力。其他还有如髋关节复位术、肌腱分离术等,都需要严格评估后判断是否可以实行。

8. 其他治疗 如文娱治疗、音乐治疗、沙盘治疗、马术治疗、心理治疗、日常生活活动训练等,都能从不同方面改善患者功能状况。

(四)基因缺陷

基因缺陷导致的疾病种类繁多,如白化病、囊性纤维化,很多罕见病都是由基因突变或缺失导致。其中发病率较高的是唐氏综合征,所以唐氏综合征产前筛查在产检中是非常重要的环节。

唐氏综合征又称 21-三体综合征,是由于 21 号染色体异常导致的染色体病,前文中有较详细的描述。唐氏综合征患儿(简称唐宝宝)多数肢体结构不存在明显缺陷,智力落后,呈现特殊面容,生长发育迟缓、运动功能不协调,語言功能有不同程度的影响，社会融入水平低，需要长期看护。唐宝宝需要进行运动训练、协调训练、体能训练等促进体格发育；需要认知训练、社交训练、小组交流等提高认知水平和社交水平；学龄期唐宝宝应进入特殊学校边学习边康复，对成年唐氏综合征患者及时的关爱和必要的生活保障也非常重要。

（五）感知觉发育缺陷

感知觉发育障碍指视力，听力、触觉、平衡感、协调能力等发生不同程度的损伤或减弱，对患者成长带来负面影响。部分视力障碍可以通过手术治疗，或药物、光学矫正，视追踪或分辨矫正；听力可以通过人工耳蜗、助听器等进行补偿；感觉讯息处理异常可以通过综合感觉统合训练提高。

听力缺陷患者由于早期没有在有效的语言环境中成长，因此语言发展也会受到影响。经过助听器或人工耳蜗补偿听力后，结合针对的言语康复训练，提高语言能力，包含语言阅读、理解、书写、表达、记忆等。常用的治疗方法如下。①构音训练：根据汉语发音特点，从单音节开始练习，过渡到双音节、单字、叠字、两字词、多字词、短句等。②口肌训练：对唇、舌、咬肌、口轮匝肌等肌肉的灵活度和控制力进行针对性训练。③声带训练：对声带周围肌肉进行控制训练，改善声带振动协调性；④呼吸训练：如腹式呼吸和胸式呼吸切换，对肺和膈肌进行训练。此外，还有听-写训练、阅读-复述训练等，同时还需对听障儿童给予足够的心理关怀。

三、未来展望

医疗科学技术在探索中不断发展。出现了 MDT 多学科联合门诊的诊疗模式，一次门诊可以综合多个科室的意见、制定更加科学严谨的治疗内容。康复治疗的新技术也在不断地探索中，例如干细胞治疗，理论上来说如果能够控制人工培育的干细胞定向分化并将其与人体有效融合，可以治疗和改善很多出生缺陷疾病。但干细胞技术的临床应用仍处于实验阶段，真正有意义的应用到临床还是需要该技术有重大突破并明确了有效性、安全性、伦理合规等。医工交叉方面，脑机接口外骨骼机器人及相关辅助装置已经出现，通过人工智能链接大数据训练后的产品或许可以在患者运动功能康复和替代方面大有作为。

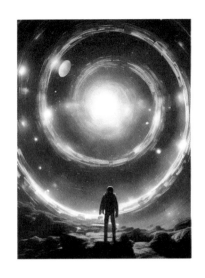

元宇宙技术可以让一部分患者在虚拟世界中实现在现实生活中无法完成的活动和精神体验，从而改变患者的心理、认知、思维、逻辑等。当然，任何新技术的发展都伴随着很多不确定性，需要在实验和应用中不断升级修正。正确看待新技术发展的两面性，也期望出现更具安全性、有效性、经济性的新康复技术。

（撰稿：张飞杭；审校：王光花）

第三节　医学康复

随着医学的进步，出生缺陷的医学康复为出生缺陷儿童带来了希望的曙光。本节重点介绍出生缺陷的药物治疗、物理治疗和功能训练。医学康复综合协调地运用各种治疗手段本着因人而异、循序渐进、持之以恒、主动参与、全面锻炼的原则并以提高儿童身体功能，生活质量，让其回归社会为最终目标。

一、药物治疗

药物治疗是使用各种药物来缓解症状、治疗、预防疾病的一种治疗手段。儿童独特的生理特点，各个器官功能处于不断变化的过程中，对药物有特殊的反应性，因此需严格遵医嘱用药。

（一）药物治疗的目的

1. 治疗疾病　针对特定疾病，使用药物来治疗。
2. 消除病因　针对病因进行治疗，以达到治愈疾病的效果。
3. 预防疾病进展　阻止疾病的进一步发展，防止并发症的发生。
4. 提高生活质量　改善患者的身体状况，提高生活质量。
5. 控制病情　使疾病处于稳定状态，减少疾病的复发。
6. 辅助其他治疗手段　与手术、放疗等其他治疗方法结合，提高治疗效果。

7. 缓解患者痛苦　减轻疾病带来的不适和痛苦。

8. 拯救生命　在一些紧急情况下，如急性中毒、休克等，药物治疗可能是挽救生命的关键。

9. 预防疾病传播　例如使用抗生素治疗感染性疾病，以防止疾病传播。

10. 调节生理功能　如调节内分泌、免疫等系统的功能。

（二）药物治疗的适应证

1. 感染性疾病　如细菌感染、病毒感染等

2. 呼吸系统疾病　如新生儿呼吸窘迫综合征。

3. 精神心理疾病　如抑郁症、焦虑症等。

4. 肿瘤　辅助手术、放疗等治疗方法。

5. 疼痛　缓解各种原因引起的疼痛。

6. 内分泌紊乱　如甲状腺功能异常等。

7. 神经系统疾病　如癫痫、注意缺陷多动障碍等。

二、物理治疗

应用物理因子（电、声、光、磁、冷、热、水和力等）治疗疾病的方法称物理治疗（physical therapy，PT）。

（一）概述

物理治疗是结合电、声、光、磁、热动力学等物理因子与现代科学技术治疗疾病的方法。常见的物理治疗包括电疗、水疗、传导热疗法、可见光疗法、超声波疗法、经颅磁刺激疗法、磁疗等。其为无创、无痛、不良反应少，儿童易于接受的治疗手段。

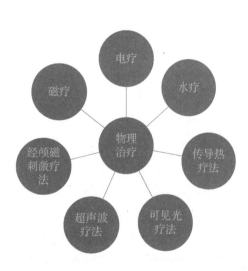

（二）常用的物理治疗

1. 电疗

（1）概述：电疗是利用直流电、

低频、中频、高频、静电疗法等医用电流刺激一定治疗部位治疗疾病的方法。儿童常用低频电疗法。

（2）低频电疗法分类：采用频率为 0～1 000 Hz 的电流治疗疾病的方法，包括感应电疗法、电兴奋疗法、经皮神经电刺激疗法、神经肌肉电刺激疗法、痉挛肌电刺激疗法、功能性电刺激疗法等。

（3）治疗作用：①兴奋神经肌肉，由于低频脉冲电流刺激细胞膜，使细胞膜通透性发生变化，膜内外离子浓度发生变化，产生动作电位，引起肌肉收缩。②促进血液循环，皮肤接触低频电流后释放代谢产物，引起血管扩张，促进血液循环。③镇痛，低频脉冲电流刺激与痛觉刺激同时上传至大脑皮质，在皮质相互干扰而起到镇痛效应。

（4）适应证：肌痛、扭挫伤、关节痛、神经痛、脊髓损伤、手功能障碍等。

（5）禁忌证：装心脏起搏器、意识不清、认知障碍等。

2. 水疗

（1）概述：水疗是指利用水的物理化学性质通过各种方式作用于人体，从而预防、治疗疾病的方法。

（2）水疗分类

按温度分类：①冷水浴，水温＜26 ℃；②凉水浴，水温 26～33 ℃；③不感温水浴，水温 34～36 ℃；④温水浴，水温 37～38 ℃；⑤热水浴，水温≥39 ℃。

按水疗设备或操作方法分类：可分为涡流浴、气泡浴、蝶形槽浴、步行浴等。

按水压分类：①低压淋浴，水压在 1 个大气压力以下；②中压淋浴，水压为 1～2 个大气压力；③高压淋浴，水压为 2～4 个大气压力。

（3）治疗作用：①温度刺激作用，温水浴和热水浴改善血循，疼痛减轻。热水浴有发汗作用。温水浴和不感温水浴有镇静催眠的作用。凉水浴和冷水浴使血管收缩，神经兴奋性增高，肌张力增强。②机械作用，静水压力可压迫胸廓、腹部，增强呼吸功能。由于水的浮力，在水中肢体易活动，有利于功能训练。③化学作用，水是较好的溶剂，溶解一些化学药物于水中，作用于人体皮肤，从而达到治疗疾病的目的。

（4）适应证：肥胖症、早产儿、脊髓损伤、脑性瘫痪、肌营养不良、神经炎、周围神经损伤、烧伤、癫痕、皮肤瘙痒症、银屑病等。

（5）禁忌证：外伤、活动性肺结核、恶性肿瘤、心肺肾脏功能不全、身体极度衰弱、有出血倾向等。

3. 超声波疗法

（1）概述：超声波疗法是指利用频率在20 kHz以上机械振动波作用于人体治疗疾病的方法。

（2）分类：单纯超声治疗、超声药物导入治疗、超声雾化治疗、超声联合其他治疗等。

（3）治疗作用：①温热作用，超声波通过组织时由机械能转变为热能；②机械按摩作用，引起膜渗透性增加，促进代谢产物的交换，改善细胞功能；③对神经系统的间接作用，提高痛阈，减轻疼痛；④对大脑可刺激神经细胞的能量代谢，加速侧支循环的建立，改善脑细胞功能。

（4）适应证：脑出血、脑外伤、软组织扭挫伤、瘢痕及粘连、颞下颌关节紊乱、骨关节病、注射后硬结、神经炎、神经痛等。

（5）禁忌证：活动性肺结核、儿童骨骺处、高热、出血倾向、败血症等。

4. 生物反馈疗法

（1）概述：生物反馈疗法是指利用电子技术将人体内不易觉察的生理活动通过仪器转化为可感知的视觉、听觉信号显示出来，人体通过反馈信号了解自身变化，并根据进行自我调节和控制，以校正异常活动、治疗疾病的方法。

（2）分类：包括肌电反馈、皮电反馈、脑电反馈等。

（3）治疗作用：①促进肌肉收缩，提高肌肉的紧张度，增强肌肉的收缩能力。②降低肌肉紧张度，缓解肌肉痉挛。③促进主动运动，提高兴趣和主动参与性，对运动功能进行诱导和强化。

（4）适应证：脑瘫、痉挛性斜颈、脊髓损伤后截瘫、失眠症等。

（5）禁忌证：严重心脏疾病、癫痫、有出血倾向、意识障碍、认知障碍等。

5. 光疗

（1）概述：应用红外线、可见光、紫外线治疗疾病的方法称为光疗法。红外线、可见光疗法多用于儿童治疗。

（2）分类：主要分为红外线、红光、蓝光、蓝紫光、紫外线疗法。

（3）治疗作用：红外线疗法可缓解肌肉痉挛、消炎、镇痛，可使渗出变性、组织表面干燥结痂。可见光疗法有温热作用，可增强血液循环。其中，蓝紫光可用于治疗核黄疸。

（4）适应证：红外线疗法常用于治疗慢性损伤、慢性炎症、肌肉痉挛等。蓝紫光疗法常用于新生儿黄疸。

（5）禁忌证：高热、急性扭伤早期、出血倾向、急性感染性炎症、活动性肺结核、严重动脉硬化、感觉障碍者。

6. 温热疗法

（1）概述：将各种热源的热能传导至病变部位以治疗疾病的方法。

（2）分类：石蜡疗法、热袋温敷法、蒸汽疗法。

（3）治疗作用：①温热作用，使局部血管扩张，消除局部肿胀，缓解疼痛，缓解肌肉痉挛；②石蜡的机械压迫消除水肿。③结合特殊的药物治疗作用，根据情况选择不同的化学药物结合温热疗法，以达病情治疗需要。

（4）适应证：软组织损伤恢复期、腱鞘炎、术后或外伤瘢痕增生、肌痉挛、疼痛。

（5）禁忌证：高热、开放性伤口、恶性肿瘤、活动性肺结核、出血倾向、软组织损伤早期、感觉障碍者等。

7. 冷疗

（1）概述：利用 0 ℃ 以上的寒冷刺激治疗疾病的方法。

（2）治疗作用：可止血，减轻水肿；降低新陈代谢，抑制炎症；缓解疼痛；使肌肉兴奋性下降，短时间冷刺激缓解痉挛。

（3）适应证：高热、中暑、鼻出血、关节炎急性期、急性软组织损伤早期、肌肉痉挛、神经痛等。

（4）禁忌证：动脉硬化、高血压、冷过敏、末梢循环障碍、开放性外伤等。

8. 其他疗法

（1）经颅磁刺激：是利用脉冲磁场作用于中枢神经系统，改变皮质神经细胞的膜电位，影响脑内代谢和神经电活动，从而引起一系列生理生化反应的磁刺激技术。目前运用最广的重复性经颅磁刺激（rTMS）具有无创、无痛等优点，并通过双向调节大脑兴奋与抑制功能之间的平衡来治疗疾病。目前此技术在注意缺陷多动障碍、孤独症、脑瘫等领域的疗效得到证实。禁忌证为急性脑外伤、脑出血、颅内有金属异物等。

（2）磁疗法：是利用磁场的物理特性作用于机体或穴位来治疗疾病的方法。其主要分为直接敷磁法、间接敷磁法、耳磁法、旋磁疗法、电磁疗法，具有镇痛、镇静、消肿、消炎、降压、止泻、软化瘢痕等作用。

三、功能训练

功能训练应根据儿童的身体结构和功能,在活动与参与、个人因素、环境因素等多方面的综合评估的基础上,选择合适的治疗方法。同时,需遵循儿童生长发育的规律。

1. 功能评估 早期判断小儿的神经发育是否正常,对于早期诊断,评估,治疗发育落后有着重要意义。目前筛查和诊断的工具(表7-3-1)有:全身运动质量评估(GMs)、Hammersmith 婴儿神经检查(HINE)、Gesell 发育量表(GDS)、Griffiths 精神发育量表(GMDS)、《中国儿童发育量表》等。

表7-3-1 神经发育常用评估方法和量表

量表	适用范围	优点
全身运动质量评估(GMs)	0～4 月	可靠性高,可超早期预测脑瘫,测试时间需 10～30 分钟
Hammersmith 婴儿神经检查(HINE)	2～24 月	评估神经发育水平,预测脑瘫,可用于脊髓性肌萎缩症,测试时间需 5～10 分钟
Gesell 发育量表(GDS)	4 周～6 岁	诊断和评估神经运动损伤和智力障碍,测试时间需 40～90 分钟
Griffiths 精神发育量表(GMDS)	0～8 岁	金标准诊断工具之一,适用于残障儿童,测试时间约 60 分钟
《中国儿童发育量表》	0～6 岁	适用于神经发育评估,测试时间 20～30 分钟

2. 正常发育规律及异常表现

(1) 0～3 月

正常发育规律:头部有一定控制能力,听声可转头,俯卧抬头 90°控制 5 秒以上,拉起抬头,肘支撑 5 秒以上,可追视,逗笑。

异常表现:追视、逗笑不能,听声不会转头,抬头困难,四肢张力过高或过低,易哭闹,易惊吓或过度安静,有睡眠障碍等。

(2) 4～6 月

正常发育规律:会翻身,前倾坐,会伸手取物,双手可配合(玩具从一只手换到另一只手),呼名有反应,可发"ba、ma"等音。

异常表现:6个月仍不会翻身,抬头不稳,双手无法拿取眼前物品,持续拇指内扣,握拳姿势,笑无声,发音少等。

(3) 7～9月

正常发育规律:独坐稳,手膝爬3步以上,扶两腋下可站立10秒以上,双手可把玩玩具,如拿花生米大小的玩具,传手,懂得简单指令,无意识发"baba、mama、dada"等音。

异常表现:异常姿势如扶两腋站时出现下肢交叉似剪刀,尖足,爬行如兔爬,坐位时常喜欢 W 形坐姿。

(4) 10～12月

正常发育规律:可扶物站,扶物迈步,部分小儿可独站10秒以上,牵手可行走,独走几步,可拇食指对捏小物并可有目的投放,可执行部分简单指令,有意识叫爸爸、妈妈,认出常见人或物。

异常表现:坐位不稳,不可扶站,无卧位到坐位的体位转换能力,10个月时无法用手指捏东西,双手无法协调运动,总用一只手,另一只手不活动。

(5) 1岁～1.5岁

正常发育规律:独走稳,从瓶中拿到珠子,可堆高4块积木,可指认五官,说10个以内字。

异常表现:1岁时仍无法扶站,1岁半时无法独站独走,1岁时不能理解日常用语,2岁后仍无法说单字,无法捏取、自如地拿取物品等。

3. 促通方法

详见表7-3-2至表7-3-5。

表7-3-2　0～3月促通训练

训练内容	项目	方法	用具
大运动	抬头,肘支撑	仰卧,小儿眼睛上方20厘米处用红球左右弧行移动训练眼和头随红球转动。俯卧位,双肘屈曲于胸前,家长在前方用玩具逗引,训练抬头、肘支撑	10厘米的带线红球,彩色带响声的玩具若干
精细	抓握	仰卧家长把细柄玩具放小儿手中,训练抓握,摇响玩具发出声音	彩色带响声细手柄的玩具若干
语言	听声	仰卧位,在小儿看不见的地方摇响玩具,训练听反应	彩色带响声的玩具若干

训练内容	项目	方法	用具
认知	注视，追视	仰卧，小儿眼睛上方20厘米处用红球逗引，并左右弧形移动，让其注意	10厘米的带线红球
社会行为	逗引	家长面对面用微笑和声音逗引	安静的房间

表7-3-3　4～6月促通训练

训练内容	项目	方法	用具
大运动	翻身，前倾坐	小儿仰卧，骨盆引带或上肢引带辅助翻身训练，后期用玩具逗引翻身。前倾坐位，可轻扣背部给予辅助	硬板床、彩色带响声的玩具若干
精细	取物，换手握物，玩具对敲	仰卧，坐位，让小儿手去取物，学会玩具从一手换到另一手。双手取物，且拿玩具对敲	彩色的玩具若干
语言	呼名，学"baba、mama"音	呼其小儿姓名，练其听反应，家长与婴儿面对面，夸张口形发"baba、mama"音	安静的房间
认知	注意	让小儿寻找掉落的玩具，找用毛巾盖住的玩具	彩色带响声玩具若干，小毛巾
社会行为	躲猫猫	家长把毛巾盖脸上，然后把毛巾拿开，说"喵"，逗引小儿	小毛巾

表7-3-4　7～9月促通训练

训练内容	项目	方法	用具
大运动	独坐，坐位平衡	小儿独坐于床面，家长用玩具逗引，使小儿左右转动身体且可保持平衡	硬板床、彩色带响声的玩具若干
精细	拇食指对捏	小儿面前放小馒头或葡萄干让其取	小馒头、葡萄干若干
语言	发"baba、mama"音，指出日常物品	训练发"baba、mama"音，对小儿说日常物品名称，让其指出	日常物品若干
认知	找玩具	玩具放手帕下或盒子里，让其寻找	玩具若干、手帕、盒子
社会行为	手势语	家长做挥手，拍手，飞吻让小儿模仿	—

表7-3-5　10～12月促通训练

训练内容	项目	方法	用具
大运动	独站,独走	独站于地毯上,家长在一旁保护。家长在前逗引,独走训练	毛毯、彩色带响声的玩具若干
精细	撕纸,小球投瓶	家长拿纸张在小儿面前撕破,让其模仿。家长将红色小球投入瓶中,让其模仿	彩色纸张,红色小球若干,瓶子
语言	懂3～4个物品名,懂人称,懂不要,能说双音节词	训练小儿懂日常生活物品,并把懂的物品放一起,家长说物品名让其指出。让小儿懂得家庭成员称呼。懂得说不,家长说不能或用手势表示不可以时小儿懂得停下来。教小儿说"wangwang、gaga"等音	日常生活物品若干
认知	投球,认识身体部位	家长与小儿面对面,抛接小球。用图片、镜子让小儿认识身体部位	小球,图片,镜子
社会行为	表示需要	训练小儿用手势或声音表示想要的东西	日常生活物品、玩具、糖果等

（撰稿：姚燕丽；审校：夏卫萍）

第四节　社会康复

本节主要介绍出生缺陷的社会康复方面的相关内容,可以帮助他们更好地融入社会。

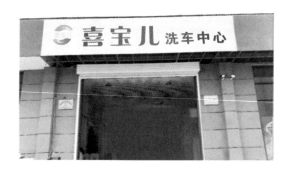

病案小故事

近期,江苏某地的"喜宝儿洗车中心"突然火了,这是一群"特殊"的人经营的一家洗车店。与其他洗车行不同,6名员工都是唐氏综合征青年,平均年龄24岁,心智却只有七八岁。

21-三体综合先天愚型,也叫做唐氏综合征,是人类最常见的一种染色体病。不论国家、种族和性别是否相同,其患者都具有特殊的呆傻面容,其面部特点都非常相似。智力发育不全、生长发育迟缓是该类患者最突出、最严重的表现,其他表现还包括学习能力、动手能力更低。在教他们擦车的过程中,一个动作教上百遍是常态。每个人就擦一辆车的一个面,从上往下,最底下的时候手要反过来擦,一点点细节去教,非常不容易。即使现在已经教好了,他们也能够完成得很好,可能休息两天再过来,他们就全忘了。虽然学得慢,但他们比普通员工要更细致。车店老板季辉说:"不在乎盈利,让这些'喜宝儿'们学会自食其力才是初心。"

近年来,关于出生缺陷者的社会参与情况的新闻报道并不鲜见:唐氏综合征患者就业的情况,如上海心智障碍青年支持性就业基地、喜宝儿洗车中心;"聋人"或"盲人"主导的咖啡店陆续开始营业。社会大众对出生缺陷者的印象可能是:生活无法自理、不能说话、上不了学等;成年后,也被当作特殊人群对待,常常受到歧视。其实,经过长期系统的训练,出生缺陷者可以明确地表达自己的需求、完成简单的生活自理活动、在学校里努力学习,从事一些简单的工作⋯⋯

出生缺陷不仅给患儿带来生理上的痛苦,更对其心理和融入社会产生深远影响。除了医学上的治疗和干预外,社会康复给予出生缺陷者社会层面的支持和帮助,促进出生缺陷者全面康复和融入社会;社会康复作为出生缺陷患者全面康复的重要组成部分,是为了帮助出生缺陷者尽量恢复社会功能、提高生活质量,旨在帮助这些特殊人群更好地融入社会,实现自我价值。

社会康复包括提供教育支持、就业培训、社会参与和法律保证等方面的帮助,尽可能减少因出生缺陷带来的社会障碍。在出生缺陷的社会康复中,医疗机构、学校、社区、政府部门等多方应共同努力,为他们及其家庭给予尽可能的支持和帮助。例如,医疗机构提供专业的医疗服务和康复指导,学校提供个性化的教育方案,社区提供心理支持和社会融入帮助,政府部门制定相关政策、提供经济补助和康复服务等。此外,社会康复还需要社会各界的关注和参与,让公众认识、理解出生缺陷,减少对出生缺陷者的歧视和排斥,提高社会参与度,为他们营造一个温馨、包容、支持的社会环境。总之,出生缺陷的社会康复是一个综合性的过程,需要多方面的支持和合作。

一、出生缺陷与教育就业

出生缺陷的分类多种多样,这些缺陷对出生缺陷者的教育与就业造成一定的挑战,而教育和就业对于出生缺陷患者的成长、独立生活和社会融入至关重要。合适个体化的教育资源和无障碍的就业环境可以显著提高他们的生活质量。教育行政部门应当保障残疾人享有平等接受教育的权利;国家及地方政府制定并不断完善相关法律法规保障出生缺陷者的受教育权与就业权,明确各方的责任与义务,确保出生缺陷者能够平等地接受教育与就业;并加强执法力度,确保相关法律法规得到有效执行。

为了确保出生缺陷者能够平等地接受教育,各级教育机构尤其是义务教育阶段时应提供相应适当的教育资源与支持,对不能到学校就读的适龄出生缺陷者,应当组织教师和志愿者采取社区教育、送教上门、网络教育等其他形式实施义务教育,并设立送教服务工作专项补贴。教育的实施需要结合中国的文化背景和社会实际,针对不同类型的出生缺陷者提供个性化的特殊教育服务和学习计划以满足不同的学习需求,如个性化学习计划的制订、个体化单独教学、小组合作学习、辅助器具的使用。其中,辅助器具在帮助出生缺陷者提高生活质量、增强学习能力以及促进职业发展方面发挥着重要作用。视觉障碍者可使用盲杖、助视器等辅助器具;听力障碍者可使用助听器、手语翻译等辅助技术。从教育资源方面考虑,应增加对特殊教育的投资,提高教育质量和教师的专业培训,例如无障碍设施的建设、特教老师的配备、心理咨询服务的提供等。此外,还应加强对家长的培训与指导,帮助他们更好地支持出生缺陷者的学习与发展。

随着年龄的增长,出生缺陷者逐渐面临从学校到职场的过渡,职业教育、技能学习以及就业培训显得尤为关键。应根据个体的兴趣与能力,提供适合的职业导向教育,同时加强培训,帮助他们掌握一技之长,为就业做好准备。

对于接受职业培训、取得培训合格证书的出生缺陷者,应给予一定的职业培训补贴。当正式进入职场后,出生缺陷员工可能面临更多的挑战。鼓励他们自主创业;对那些进入企业的出生缺陷者,为了帮助他们更好地适应职场环境,企业应积极提供必要的支持与帮助:提供无障碍工作环境、灵活的工作时间和特殊的工作设备、合理安排工作任务、提供职业辅导与培训等。加强员工之间的沟通与协作,共同营造一个包容、平等、互助的和谐工作氛围。劳动保障法律的严格执行,也能进一步保护出生缺陷者避免就业歧视。

目前,深圳、海口、成都、南京等地陆续开设了"唐宝宝洗车行"。通过这些成功案例与经验,激励更多的出生缺陷者及其家庭积极面对挑战、勇敢追求梦想,也可以为更多的教育机构、企业等提供有益的参考与借鉴,推动出生缺陷者教育与就业工作的不断完善与发展。

总之,出生缺陷者的教育与就业问题,不仅是社会的责任与担当,更是对他们平等权利的尊重与生活的保障。通过多方面的努力与支持,相信他们能够克服重重困难、实现自我价值,为社会做出应有的贡献。

二、促进社会参与

出生缺陷者的社会参与是一个对个体和社会都具有深远影响的重要议题。出生缺陷者可能因为身体、心理原因而受到周围人群的孤立和歧视,在面对身体或智力上的挑战时,往往需要更多的社会支持和帮助。然而,出生缺陷者同样拥有参与社会、贡献社会的权利和能力。他们的社会参与不仅仅是被动地接受帮助,更是他们自身更加积极融入社会、实现自我人生价值的重要途径。

对于出生缺陷者本身来说,社会参与是他们实现自我价值、提升自信心和自尊心的关键。通过参与社会活动、志愿服务等,他们不仅能够展示自己的能力和才华,还可以建立更广泛的社会联系,增强社会归属感。这样的参与和经历有助于他们更好地适应社会生活、提高生活质量,实现个人成长和发展。出生缺陷者的社会参与也对社会产生了积极的影响,他们参与社区建设、环境保护、公益活动等,为社会的和谐稳定做出贡献,这不仅促进了社会的包容性,使得社会更加关注和支持弱势群体的权益,还有助于推动社会的进步。例如,他们的社会参与经验可以激励更多的人关注出生缺陷和支持出生缺陷群体的权益,推动相关政策的制定和完善,从而进一步改善出生缺陷者的生活环境和条件。

一般而言，社会参与体现在政治参与、社区参与、志愿活动等方面，它们各自承载着独特的社会价值。

1. 政治参与 政治参与是实现民主治理的关键，指的是公民通过合法的途径和方式，对国家的政治构成、运作、决策和结果进行关心、表达利益和施加影响的行为及过程。政治参与是公民对政策制定和决策过程的一种直接影响。出生缺陷者作为特殊的公民，同样享有政治参与的权利，通过投票等方式，积极表达自身利益和诉求，确保政府的决策能够更全面地反映特殊群体的需求。政治参与也有助于提高政府政策的透明度和责任感，促进政府对出生缺陷者负责，增强他们对政府的信任和支持。

2. 社区参与 社区参与是指社区居民自觉自愿地参加社区各种活动或事务，表达自己的意见和建议，并影响权利持有者决策的行为。社区是社会的微观单元，社区参与有助于建立紧密的社区关系，增强社区凝聚力和归属感。出生缺陷者通过参与邻里聚会、社区体检、社区文化活动、选举社区决策人员等，可以更好地融入社区，增进与周围人群的相互理解和信任。这样的参与不仅有助于改善出生缺陷者的生活环境，还可以提高他们的生活质量，促进社区的和谐稳定。

3. 志愿活动参与 是社会参与的一种重要形式，它体现了公民对社会的无私奉献和责任感。出生缺陷者通过互相教育支持、环境保护、公益讲座等志愿活动，可以为出生缺陷的科普做出实际贡献，也有利于提升自身的公民意识和社会责任感。出生缺陷者还可以参与与出生缺陷相关的研究与科研项目，为出生缺陷的预防和治疗提供科学依据和支持。开展"一对一"式专业贴心的健康指导可以让出生缺陷者更加关注自身健康，提高生活质量。志愿者还可以为受出生缺陷影响的家庭提供心理支持和情感关怀，让他们感受到社会的关爱和温暖。

出生缺陷者的社会参与是一个双赢的过程，既有助于他们自身的成长和发展，也能促进社会的包容和进步。鼓励和支持出生缺陷者积极参与社会活动，为他们提供更多的机会和平台，让他们为社会的和谐与发展贡献自己的力量。不仅如此，加强社会宣传和教育，提高公众对出生缺陷者的认识和理解，营造更加良好的社会参与环境，用爱守护未来。

三、法律保障

出生缺陷者作为社会中的一部分,同样享有基本的法律权利,出生缺陷者的公民权利和人格尊严受法律严格保护。

1. 健全的法律制度　健全出生缺陷相关法律是保障出生缺陷权益、推动出生缺陷事业发展的重要举措。《中华人民共和国残疾人保障法》是维护残疾人权益的基本法律。为了维护和确保出生缺陷者的合法权益,保障他们平等地充分参与社会生活,共享社会物质文化成果,根据《中华人民共和国残疾人保障法》和其他有关法律、行政法规,各地结合实际情况,制定相关保障办法。政府制定相关政策,为出生缺陷患者提供经济补助、医疗保障等支持,减轻他们的经济负担。

2. 反歧视法律　主要体现在对出生缺陷者的权利保护上。我国有明确的法律规定,国家保障残疾人享有平等参与文化生活的权利,各级人民政府和有关部门鼓励、帮助残疾人参加各种文化、体育、娱乐活动,积极创造条件。法律也禁止基于残疾的歧视,包括侮辱、侵害残疾人,以及通过大众传播媒介或者其他方式贬低损害残疾人人格的行为。《残疾人权利公约》中明确规定,保证残疾人获得平等和有效的法律保护,使其不受基于任何原因的歧视。这意味着,不仅出生缺陷者本身,还包括他们的家属、生活伴侣、工作单位以及所属的团体组织,都不应受到歧视。确保出生缺陷者在基本的教育、就业、医疗和社会服务等方面不受歧视至关重要,然而实际上具体的法律实施和保障措施仍需要进一步完善和加强。

3. 法律援助和咨询　出生缺陷者在面对社会、生活、医疗等多个方面时,往往因为自身条件限制或信息不对称而陷入困境。法律援助是由专门机构为出生缺陷当事人无偿提供法律服务的一项法律保障。对出生缺陷者而言,法律援助的重要性不言而喻。他们可能由于家庭经济困难、社会地位较低等原因,无法承担高昂的法律费用,而法律援助可以为他们提供免费的法律帮助,确保他们的合法权益得到维护。法律咨询是指专业人士为出生缺陷者们提供法律方面的建议、解答和指导。通过法律咨询,他们可以更好地了解自己的权益和义务,避免因不了解法律而遭受利益侵害。法律咨询还能为出生缺陷者提供一定程度的心理支持,帮助他们跨过难关,积极面对生活困境。对于出生缺陷者而言,法律援助和服务是他们维权的重要途径。完善健全法律援助和咨询制度意义重大。

4. 法律知识普及　针对出生缺陷群体,我们需要开展广泛而深入的法律知识普及活动,包括举办法律知识讲座,让他们了解自身权益、法律义务以及维权途径;开设专门的培训课程;发放图文并茂、简单易懂、适用于特殊人群的宣传科普材料;设立免费法律咨询热线、定期举办法律宣传活动,提高他们的法律意识和维权能力。发动全社会的力量,通过多种类型的教育和宣传活动提高出生缺陷者及其家庭对法律权利的认识,确保他们的权益得到充分保障。

5. 政策执行　相关法律法规政策的落实首先依赖于广泛而深入的政策宣传与教育。通过各类线上线下社会媒体、社交平台、社区活动和医疗机构,向公众普及出生缺陷知识,提高民众对出生缺陷的认知和重视程度。其次,加强法律的执行力度和违规惩处力度,对侵犯出生缺陷者利益的违法行为进行严厉打击和处罚,确保他们的正当权益不受侵害。同时,还需要建立健全的监督机制,对执行情况进行定期检查和评估,确保正确实施。

出生缺陷者的社会康复是一个长期、艰巨而复杂的过程,需要全社会的共同努力,医疗机构、学校、社区、政府部门和公众等各方应积极参与。社会康复通过各种举措,帮助出生缺陷者建立社交网络,提高社交能力,更好地融入社会。社会康复不仅关注了出生缺陷患者的生理需求,更重视其心理和精神需求。通过教育和职业培训,帮助出生缺陷者实现自我价值,为社会做出贡献。通过政治参与、社区参与、志愿活动参与,让出生缺陷者有机会与其他群体交流,提高社交和生活能力。通过完善法律、加强执行和监督、提高残疾人法律意识和维权能力等措施,加强对出生缺陷者平等权利保障的宣传教育,提高全社会对出生缺陷者平等权利的认识和尊重,可以为他们创造更加公平、公正、包容的社会环境,促进其全面发展和社会康复。

（撰稿：王光花、颜妍；审校：夏卫萍）

第五节　心理康复

本节介绍了出生缺陷儿童进行心理康复的必要性、主要的理论和方法,主要围绕心理评估、心理辅导、心理支持等,为出生缺陷者及其家人以及相关服务人员提供参考信息。

　　出生缺陷儿童会有正常同龄人的心理问题,也会有基于生理障碍而造成的情绪和心态的负性改变。出生缺陷导致他们的心理健康问题更为凸显;心理健康问题的存在不但造成精神痛苦,也会大大影响生理功能的康复。所以在康复治疗中,心理康复是不可或缺的重要部分。

　　新的"生物—心理—社会"医学模式下,对疾病机制的理解和干预措施的落实,都强调关注心理问题,医学康复需与心理康复以及教育相结合。《国际功能、残疾和健康分类》(ICF)于 2001 年正式颁布,ICF 的诞生,意在弥补国际疾病分类标准编码(ICD)强调残障带来的生理障碍和聚焦躯体水平康复干预的不足之处。ICF 作为另一种重要的分类标准和 ICD 配合使用,强调心理康复和教育的重要性。在分析缺陷儿的身体功能和结构层面的受损程度、活动和参与层面的受限程度的同时,还要考虑外在的环境因素和内在的个人因素对其目前状态的影响。最后设计个体化的康复治疗方案,从而促成更好的功能恢复和最终回归社会。在新的医学模式下,出生缺陷者可以尽早得到全面的干预,达到更好的身心适应水平,可以接受学校教育和就业,甚至拥有较大的成就。

病案小故事

　　大林的儿子出生后,家人逐渐发现儿子长得既不像爸爸也不像妈妈,有着鼻子上翘、人中长、阔嘴厚唇、小下巴和眼睑水肿的"小精灵面容"。体检的时候也发现有明显的心脏杂音,医生建议转诊到儿童心脏专家处进一步检查评估。专家根据儿童的特殊面容、心血管问题以及心理行为的发育落后,建议进行基因检查,最终确诊是威廉姆斯综合征。

　　专家对儿童的治疗建议包括了如下三个部分。

　　药物治疗:针对心律失常、血压问题等,开具相应的药物进行治疗。

　　手术治疗:因发现主动脉瓣狭窄、二尖瓣关闭不全,进行了瓣膜置换、修补等手术。

　　康复治疗(包括心理行为康复):感觉统合训练、肌力及核心稳定性训练、游戏治疗、活动观察训练等。帮助改善运动、语言、认知等方面的功能,提高生活自理能力。对注意力缺陷障碍、焦虑情绪等情绪行为问

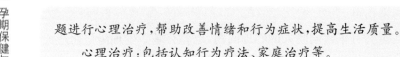

题进行心理治疗,帮助改善情绪和行为症状,提高生活质量。

心理治疗:包括认知行为疗法、家庭治疗等。

一、定义

心理康复,又称康复心理治疗,对出生缺陷者进行心理干预,目标在于消除负性情绪反应,促进出生缺陷者适应性行为的发展和人格成长。通常同时会提供家庭教育和辅导,帮助家庭成员更好地理解出生缺陷者的心理康复需求以及辅助康复过程。

ICF 的工作框架基于多学科的工作团队的合作,包括医学、心理学、教育学、社会工作等方面的工作者参与其中,针对出生缺陷儿童的具体情况,通过动态的综合评估,制订多维度的康复方案。在我国,特殊教育领域,部分特殊教育学校已经设置有心理康复工作体系。

二、家人的心理反应和来自家庭的支持

一旦出生缺陷儿童最终发展成为智力/能力残疾,将会给个体和家庭带来巨大的压力;故出生缺陷的发生,对于个体和家人来说都是重大的应激事件:面临出生缺陷的发生/发现,家人会出现典型的特征性应激反应并经历相应的调整阶段。应激是个体察觉身心负担和社会系统负担过重时的心理现象,应激引起的反应可能是适应性的,也可能是适应不良的。不同阶段的心理反应应该采取不同的干预方案。

(一)应激反应 4 阶段

根据 Horowitz 等的理论,应激反应分为 4 个阶段:冲击阶段/震惊阶段、防御阶段/否定阶段、解决阶段/适应阶段、成长阶段。

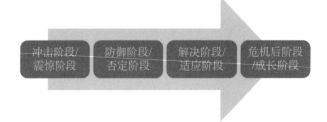

冲击阶段/震惊阶段　防御阶段/否定阶段　解决阶段/适应阶段　危机后阶段/成长阶段

1. 冲击阶段/震惊阶段 知晓"坏消息"后不久或当时,对突然和巨大的打击还未来得及整合,"大脑一片空白",表现为情感上的麻木。

2. 防御阶段/否定阶段 应激事件超过了应对或成熟能力,为了维持心理上的稳态,会本能采用心理防御机制,对残酷的现实加以否定、退缩和回避,或是逃跑,或是漠视,或是控制悲伤的表达,以免引起心理上太大的痛苦。

3. 解决阶段/适应阶段 一段时间过后,焦虑和抑郁等负性情绪减轻,自信增加,能够采取更为积极的态度,开始在认知上、情感上和行动上采取更为成熟的应对策略。

4. 危机后阶段/成长阶段 多数人经历了心理危机后会变得更为理性和成熟,获得积极的应对技能。也有少数人会消极应对,出现持续的负性情绪和问题行为。

(二) 家庭支持

1. 家庭支持的具体内容 家庭支持在康复过程中起着至关重要的作用。无论是身体上的康复还是心理上的康复,家庭支持都能够给予缺陷儿更多的力量,促进康复的进展。在康复过程中,家庭支持可以提供情感支持、物质支持和信息支持,为缺陷儿打造一个稳定和温暖的康复环境。

首先是情感上的支持。康复是一个艰难而漫长的过程,缺陷儿可能会面临着身体上的痛苦和心理上的困惑。在这个时候,陪伴和关爱可以给予缺陷儿心灵上的慰藉。家人的关心和鼓励可以激发缺陷儿的积极性,让他们更有信心地面对康复过程中的挑战。

其次是物质上的支持。康复过程中,可能需要进行各种治疗和康复训练,可能需要购买康复设备或者药物。家庭的经济支持可以为缺陷儿提供必要的物质条件,让他们能够顺利进行康复治疗。此外,家庭成员还可以照顾缺陷儿的生活起居,减轻缺陷儿的负担,让他们更专注于康复。

最后是信息上的支持。家人可以帮助缺陷儿寻找合适的康复中心或专业医生,了解康复治疗的最新信息和方法。他们可以与医生和治疗师进行沟通,了解康复计划和进展,为缺陷儿提供最新的康复信息和指导。在康复过程中,家人的信息支持可以帮助缺陷儿更好地了解自己的康复情况,制定更科学的康复计划。

2. 如何获得家庭支持来更好地进行康复

首先,家庭沟通,明确缺陷儿的短期需求和长期期望。如具体情况、康复需求和康复目标和计划。沟通中应给予家人关心和支持,邀请他们参与患儿的康复过程。

其次,提供家庭教育和辅导,邀请家人一起参加康复训练或康复活动,亲身体验康复过程,增进对康复的理解和支持。

此外,还可以邀请家人参与专业的康复治疗过程。陪同当事人参与康复治疗,与治疗师一起制订和实施康复计划。这样不仅可以增加家人的参与感和责任感,还可以让缺陷儿感受到更多的支持和关爱。

总之,家庭支持对于康复来说至关重要。通过情感支持、物质支持和信息支持,家庭可以为缺陷儿提供更好的康复环境和条件。缺陷儿可以通过与家人的沟通、寻求专业的帮助和邀请家人参与治疗过程,获得更多的家庭支持,更好地进行康复。在这个过程中,家庭的陪伴和支持将成为缺陷儿康复之路上的重要力量。

三、心理反应调整阶段的心理康复方法简介

心理反应各阶段的心理康复方法如下图。

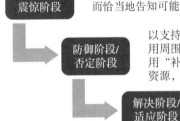

冲击阶段/震惊阶段 支持疗法为主,支持的方法有**解释**、**安慰**、**鼓励**、**保证**等。慎重而恰当地告知可能的预后,强调共情理解,给予温暖和支持

防御阶段/否定阶段 以支持疗法为主,支持鼓励调动自身潜在的调节能力;鼓励运用周围的环境优势来改善困境,可结合**合理情绪疗法**,巧妙运用"补偿""升华"等心理防御机制,让家人看到可以用到的资源,运用尚存的特长,补偿残疾的不足

解决阶段/适应阶段 把生活自理、**独立和自强的精神**贯穿到缺陷儿的生活和康复训练中;帮助缺陷儿学会生活自理,自我管理,并学习力所能及的谋生技能

危机后阶段/成长阶段 需要继续保持**积极的态度**,不断学习和提升。学会感恩和分享,将经验和教训分享给身边的人,惠及他人

心理反应调整阶段流程图

总之,心理康复对缓解缺陷儿童和家人的情绪压力,减少或消除负性行为,消除来自自身或外界的各种消极因素,增强康复信心和依从性,改善人际关系、提高心理调节能力和问题解决技巧,使个体处于积极的情绪状态和参

与状态，发展新的适应性行为，最终回归社会。

四、出生缺陷儿童的心理发展和心理支持

布朗芬布伦纳于 20 世纪 80 年代提出发展心理学的"生态系统理论"，认为儿童心理发展处于一个复杂的系统之中，该理论为儿童的心理成长提供了新的视角。基于这种视角，认为可以通过改变儿童成长的环境，改善儿童的身心功能。出生缺陷儿童如果能与社会环境良好互动，其环境系统如果能发挥支持性力量，那么生理功能的康复和心理健康的维护都会更为顺利；而且，即使出生缺陷儿童在结构和功能没有完全恢复的情况下，若增加其社会参与，也可以很好地改善其社会融合。

社会支持是稳定的关系和良好的心理健康的重要组成部分，包括可以获得的专业资源，以及在有需要时求助的家庭和亲友的网络。在面临压力的时候，社会支持可以使缺陷儿及其家庭振作和坚持，使缺陷儿可以尽可能地健康成长。

1. 专业资源的支持　对缺陷儿童的干预，工作团队需涉及多个学科，包括医疗、康复、教育、心理。多学科下，多视角的全面帮助可以关注到儿童身心的需要，充分恢复社会功能，实现潜能。其中，心理相关的工作除了需要对缺陷儿进行心理干预外，还需要对相关教育工作者开展心理健康问题的理论和干预措施的培训。不管是家庭干预、康复机构还是特殊学校的训练和教育，都在身体功能康复的同时结合心理康复；如能有专门的心理工作者参与其中，则更能保证心理康复工作的开展。

2. 家人的支持和参与　出生缺陷带来的形态和功能的受损会给家人带来压力，与此同时家人尤其是父母也是缺陷儿恢复和维持身心健康的重要支持；家人需顺应缺陷儿的特征，调整心态，接纳并支持儿童，扬长避短，帮助他们胜任生活和学习。

3. 社区的支持　社区是缺陷儿日常生活的重要场所，且和家庭联系紧密，如能提供足够的资源则能够更方便且全面地满足缺陷儿的各种需要，直接关系到缺陷儿的身心健康。社区作为社会和家庭之间的过渡和纽带，充分利用社区丰富的资源将会有利于出生缺陷儿童的身心康复和社会融合，可为出生缺陷儿童走出家庭，融入社会起到非常重要的作用。

4. 同龄人社交支持　目前针对出生缺陷儿童的教育包括了特殊教育和

融合教育,其中融合教育强调包容和接纳,让缺陷儿童和同龄人真正融合交往,对两者都有重要价值,是特殊教育改革的方向。对非缺陷儿童,他们能在帮助有特殊需求的同龄人的过程中学会助人和分享,更理解残障人群的需求,对其人格发展的成熟也具有非常重要的作用。与此同时,出生缺陷儿童可以从非缺陷儿童身上进行潜移默化的学习,认知能力和社交技能都有非常生动和及时的互动学习,感受到被接纳和无差别对待,真正参与社会生活。

需要注意的是,到了一定年龄阶段,出生缺陷儿童的朋辈交往将超越和父母的日常互动,成为他们社交生活的最重要部分。缺陷儿童和非缺陷儿童都将在此过程中学会互惠式互动,与他人建立起积极的社会关系,充分发展出更好的自我统一性。

5. 通过适宜的无障碍环境以及个别化干预提供积极支持 社会各界都需要参与其中,为缺陷儿童提供适宜的生活和学习环境,进而有效改善缺陷儿童的身心健康。例如,基于缺陷儿童的需求,对物质环境和信息交流设置等细节进行改造,为其提供方便,在被尊重和照顾的环境中平等参与生活。此外,应注意到,缺陷儿童除了在融合的环境中接受适宜教育的同时,也应有条件接受更为个别化的康复干预。如:言语障碍的儿童可以在言语康复的过程中借助科学方法使其掌握更多语言的和非言语的基本技巧,锻炼其具有更好的交流能力。孤独症儿童,因其刻板和难以适应变化的特征,需在干预中注意环境保持相对稳定。对于学习障碍儿童,需要降低其学习任务的难度、简化其学习程序以及增加针对性辅助手段等方式,使其更好地参与生活和学习,在能力的范围内尽可能体验和参与,最终取得进步和发挥应有的潜力。

个别化干预小故事

小萌目前就读于幼儿园中班,平时不太爱与人接触,父母忙于工作,主要由祖父母照顾。家人提到,小萌很小的时候情感反应就偏弱,自言自语不知所云。老师在幼儿园发现,中饭的时间到了,小萌会绕着桌子转圈,绕到一定程度才能坐下来就餐。幼儿园的集体活动只能短时间跟随,小萌特别排斥大而突然的声音,会因此显得十分烦躁不能安静下来。

在结合心理康复的融合教育中,运用游戏、艺术、言语训练以及行为塑造等方法,通过游戏发展小萌的"象征性理解",促进对事物间关系的理解,帮助其理解社会角色,在游戏的过程中,非指导性地和小萌一起探讨解决问题的方式,使其感受到被尊重并察觉到他人情绪。在行为塑造上,当小萌出现良好的行为即给予大红花和笑脸贴纸,并真诚和明确地给予表扬;对其轻微的不良行为给予冷处理。发现小萌有音乐的才能,于是在集体活动中让小萌能够有机会表现,帮助建立自信心和营造被接纳和肯定的氛围。

经过一年半结合心理康复的融合教育,小萌在集体生活中的适应明显进步,情绪行为趋于稳定。

五、心理康复的方法

心理康复需借助各种心理治疗的方法,能在出生缺陷人群进行运用的方法介绍如下。

1. 支持性心理治疗　支持性心理治疗,又称支持疗法,是最基本的心理治疗技术之一,是运用心理治疗的基本原理帮助克服心理挫折的治疗方法。一般通过积极倾听让患者感受到关心和理解,引导和鼓励表达情绪,从而减轻心理压抑和烦恼。该疗法可以支持和加强当事人和家人的防御功能,调动其自身的动力,增加安全感,减少焦虑和不安。基本方法包括解释、安慰、鼓励和保证,其中以解释最为重要,根据当事人具体情况进行解释,解除顾虑,树立信心。解释语言应通俗易懂,避免曲解和误会,解释时应避免争执,不能强迫当事人和家属接受治疗师的意见,可允许其思想反复。发现缺陷儿及家人对健康和前途疑虑不安时,应以事实为根据作出保证,帮助其振作精神。既需要坚定有力,以事实为依据,又不可以轻易许诺,以防当保证不能兑现时,破坏当事人和家人对干预的信心。

2. 认知疗法　认知疗法产生并形成于1960—1970年的美国,具体的方式有贝克的认知疗法、埃里斯的合理情绪疗法(RET)等。认知疗法认为认知过程及其导致的错误观念是行为和情感的中介。不同的认知过程及结论(信念)与态度会产生不同的情绪反应。改变了认知的结论和态度,情绪问题就会得以改变。与此同时,还应注意,某些适应不良的行为发生,是因为缺乏知识经验,如果提高认知水平或纠正错误观念,就能改善行为适应能力以及消除问题行为。

认知疗法适用于认知功能正常或者轻度受损的缺陷儿。这些缺陷儿的认知问题包括对其出生缺陷或障碍缺乏客观和科学的认识，或者存在性格缺陷和不良价值观、人生观，从而影响他们从健康角度把握自己、照顾自己的能力，对其将来的生活发展带来危害。因此，可通过认知疗法改善其不良认知并提高其认知水平。

3. 行为治疗　行为治疗起源于1950年，是基于现代行为科学的一种心理治疗方法。行为主义理论认为，任何适应性和非适应性的行为，都是通过学习形成的，也可以通过学习来增强和消除。行为疗法是基于学习心理学以及实验心理学的理论和方法进行反复练习进而矫正适应不良的行为。常用的原则和方法有以下几种。

（1）强化：包括正性强化和负性强化，其中正性强化是在出现良好行为时立即给予奖励，该行为就能增加或保持下去。负性强化是一旦出现良好的行为时立即减少或者是撤除惩罚，从而使得好行为增加。设计强化物时应考虑缺陷儿问题的严重程度、条件强化学习时间的长短以及当事人年龄等因素。

（2）消退：在出现不良行为时，采取不予理睬的态度，从而使不良行为减少，直到消除。消退适用于非破坏性的不良行为。

（3）惩罚：对不良行为给予不愉快的刺激，从而使该行为减少。需注意的是惩罚只是使不良行为暂时被抑制，惩罚需在大量正性强化（奖励良好行为）的基础上结合适用。特别需要注意的是切莫体罚，以免影响儿童的自尊以及避免使其习得攻击行为。建议的惩罚是撤除其享有的福利，如暂停零食点心或游乐的时间。

（4）行为塑造：是运用强化的方法，将目标行为的训练过程分成若干步骤，利用逐步升级的行为作业，循序渐进塑造目标行为的方法。在行为塑造中，需多采用正性强化的手段，当良好行为开始出现，就及时给予强化，直到新行为建立为止。

（5）生物反馈疗法：人的紧张与焦虑情绪和肌肉放松是两个相互对抗的过程，可利用电传感器接收人体的生物学信息，并通过声、光的形式反馈给缺陷儿童，使缺陷儿童学会调节生理参数，达到减缓压力性情绪身心反应的目的。

（6）森田疗法：森田疗法最基本的治疗原则是顺应自然，旨在帮助儿童接受生活的现状并改善其感受以及功能。让儿童意识到情感活动有其自身的规律，即发生、发展达到高峰，以后逐渐消失，回避和否认只会使负性情绪得到强化；使儿童学会顺应性应对恐惧、焦虑等情绪，而不是主观地去压抑和回避。

（7）系统脱敏疗法：又称交互抑制法，是 20 世纪 50 年代由沃尔普创立和发展的。该疗法诱导儿童缓慢地，循序渐进地暴露于引起焦虑或恐惧的刺激物，并通过心理的放松状态来对抗焦虑和恐惧，从而达到消除恐惧情绪和回避行为的目的。

（8）冲击疗法：又名满灌疗法。该疗法出现于 20 世纪中期，属于暴露疗法的一种。其特点是强烈和长时间暴露于引起焦虑或痛苦的刺激，直接让患者进入最使他恐惧的情境中，且不允许其回避。引发心跳加剧、呼吸困难等自主神经系统反应，并让其意识到最担心的可怕灾难并没有发生，恐惧反应即逐渐减轻，甚至最终消失。该方法流程简单，耗时短、收效快，但忽视了儿童的心理承受能力，因痛苦大实施较难，因此不宜滥用和首选。

（9）厌恶疗法：是一种将令人不快的刺激和不良行为结合，当不良行为即将出现或正在出现时，当即给予痛苦刺激，使其产生不适感。如一旦上课站起来时掐自己的皮肤，反复实施后不良行为和不适感建立了条件反射，为避免不适感而放弃不良行为。因为人为施加痛苦存在伦理的问题，厌恶疗法已较少使用。

4. 认知行为治疗　该疗法将认知疗法和行为疗法结合起来。通过该疗法，识别思维、情绪反应或行为的不适应模式，错误的想法被识别、挑战，并被更客观、更现实的想法所取代，从而建立更具适应性的认知和应对模式。具体形式包括个体治疗和团体治疗。

5. 其他心理干预方法

（1）叙事治疗：是由新西兰的治疗师怀特和爱普斯顿在 20 世纪 80 年代发展起来的，认为当一个人经历事件时会赋予这些经历意义，赋予的意义会反过来影响一个人如何看待自己和世界。一个人对自己的经历故事的叙事不等同于实际的生活经验，甚至自己生活经验的重要部分和叙事会互相矛盾，从而产生心理问题。叙事治疗中儿童先讲出和自尊、能力、关系等有关的故事，再通过治疗师进行再次编辑，对患者的故事重新建立产生新的角度、新的态度,重新建立新的世界观。

（2）游戏治疗:适用于幼龄儿童,利用儿童爱玩的天性,通过游戏使得他们更自然地表达情绪和想法,同时了解周围的世界并学习如何处理困难的情况。

（3）艺术治疗:艺术治疗有许多不同的方式,如舞蹈运动心理治疗、音乐治疗、素描、绘画和手工艺治疗。通过创作艺术作品来帮助儿童改善认知和感觉运动功能,培养自尊和自我意识,培养情绪适应力,促进洞察力,提高社交技能,减少和解决冲突和痛苦。

（4）家庭治疗:家庭治疗把着眼点放在整个家庭系统当中,以了解儿童症状特点,并实施治疗促使家庭发生变化,从而改善儿童的行为和情绪。

六、心理康复的过程

心理康复程序的核心是通过了解和分析,从缺陷儿的大量的心理需求中选择最主要的、最关键的需求作为要解决的问题,作为心理康复的目标,最终确定最佳干预手段,其流程如下。

1. 评估　首要环节是心理康复评估。可以通过观察、访谈、心理测验、评定量表等方法,收集有关缺陷儿各种心理现状和需要的信息。可以通过对缺陷儿的直接观察以及从知情人处了解的信息,结合标准化评估工具得到的结果,了解缺陷儿的心理现状和心理需求。如当缺陷儿的某些需要得不到满足,会通过心理反应来表达,如发脾气、生闷气等,此时要善于捕捉、及时发现、正确判断所观察和收集的信息。

2. 诊断　即心理康复诊断。诊断中分析缺陷儿的需要,不同缺陷儿在不同的时期都会有各种各样的需要,对于这些需要进行归纳分析,才能更好地解决问题。例如,有的缺陷儿爱清洁,怕在医院里受到交叉感染而产生生物学上的安全需要;有的缺陷儿对医疗环境感到陌生甚至惧怕而产生心理上的安全需要。这些都需要在深入的交往中进而分析其内在原因。

3. 计划　即康复决策阶段。提出心理问题的解决方法,是运用专业知识来解决具体问题的关键步骤。根据了解和分析的结果,以主次先后排序,优先解决最迫切或最被患儿和家人关注的问题,明确心理康复目标,根据患儿和家庭的特征设计解决问题的心理干预手段。

4. 措施　即心理康复的行动阶段。具体贯彻执行计划中的各种方案和心理干预措施;也是"问题—解决"的思路付诸实践的过程。除了决策的正确性之外,心理康复的技巧在这里起决定作用。此阶段应做好干预记录,便于动态评估和作为下阶段干预实施的依据。

5. 评价　心理康复的效果评价,即评估计划执行情况和心理康复的效果。在此阶段分析缺陷儿对心理康复的反应,判断心理康复的目标是否实现,如果没有有效实现,就要分析原因,是哪一个环节发生了问题:是了解和评估不全面,还是分析和诊断不正确;是干预方案决策出了问题,还是实施行动上的不足? 最终根据评价调整和提出下阶段的新要求。

心理康复虽然可以分解为这样的 5 个步骤,但是在具体实施的过程中是作为一个整体并动态地进行的,且需要和康复团队中其他专业的工作人员密切合作,从而实现全面康复的目标。

(撰稿:夏卫萍;审校:张飞杭)

第六节　心理关爱的益处和注意事项

本书主要介绍心理关爱在出生缺陷儿康复中的益处和注意事项,有助于缺陷儿的康复和回归社会。

一、益处

心理关爱可帮助出生缺陷儿克服康复的压力和成长的困惑,提升其自尊心和独立性,有能力适应其身体功能、情绪情感的变化,顺利解决其发展过程中的心理问题和心理危机,改善出生缺陷儿童的生活质量。

心理关爱不仅可帮助缺陷儿童改善生理功能和健康状态,还能促进其心理健康和社会功能。因此,出生缺陷儿童的整个康复工作可借助心理康复提供全人、全程的健康管理。心理关爱不仅能改善其在器官、系统层面的功能,还使其在心理上、学习/职业上和社会生活上获得更全面而整体的康复,以确保出生缺陷儿童尽可能保持独立,有效参与教育、工作和有意义的社会角色,促进其重返社会。

病案小故事

9岁的男生小利在3岁的时候确诊为孤独症,从此父母四处就医和寻求康复。母亲甚至放弃了工作,全家带着他租住在某大城市的康复机构附近。目前小利由母亲全天候照料,仅在进食行为上可以自理。且时常有情绪和行为问题,如不顺心时会显得激动甚至打头、撞墙和攻击他人。因背井离乡租住在外地,很少参与社区活动,缺乏同龄人的互动和支持,内心退缩敏感,抗拒社交沟通。目前亟需扩大社会支持,且逐渐在真实世界(非仅在机构康复的场合)学习操练简单的社交技能和正确表达需求。

在评估中发现:小利喜欢画画,且细节完整逼真,可通过引导和训练其基于兴趣爱好的技能,增强其自信心和效能感。心理康复需着眼于小利的情绪问题,教会其简单的情绪表达技巧,并给家庭赋能,增加父母的应对技巧和促进家庭的良性互动。邀请小利和父母参加社区活动、小组活动,增加小利和家人的社会支持,慢慢融入社区群体。

在具体心理康复的过程中;心理康复工作者悉心探访,收集信息,耐心沟通,通过观察、积极倾听、共情和接纳等专业技巧,与其建立了专业的信任关系。

心理康复中不断挖掘小利的兴趣爱好和能力的长处,借助优势能力为其找到缓解不稳定情绪的方法。并且在陪伴其兴趣爱好活动的过程中,顺其自然地沟通起来;对于家人,心理康复提高了他们的监护意识和教养技能,有意识地进行基本技能和简单社交的促进,促进形成良好的家庭互动形式。在融入社区群体上,陪同引导参与社区活动以及各种志愿者活动,为缺陷儿童和家庭扩大了社会支持。

总结:心理康复中关爱缺陷儿童和家人,关注如何解决问题,而不是发现和暴露问题的原因;强调缺陷儿童和家人有充分的能力和动力在引导下解决自己的问题。

二、注意事项

心理关爱的基础是尊重、平等和接纳,国际功能残疾和健康分类(ICF)的分类系统将所有处于不同健康状态的人考虑其中，而不是将缺陷/残疾人群加以区分；更偏重事实描述和功能改变，而不是做出推论；并且强调信息收集使用中性的语言。基于此，对出生缺陷儿童进行心理关爱工作需要明确，出生缺陷儿童在尊严、价值和人格上和常人无异。出生缺陷儿童并不是被动改造的个体，而是有个性，有充分自主能动性的完整个人，其"特殊性"不应被隐瞒和否认，应以非歧视性的态度，客观、中立、科学地和缺陷儿童进行工作，有利于对出生缺陷儿童进行心理康复并取得实效的基础。

1. 强调积极关注的工作态度　心理关爱工作的前提是积极关注，所谓积极关注是对求助者的积极、光明、正性的方面予以关注，且客观认识求助者的基本特征和心理需求，不轻易判断好坏对错和对问题成因做出责任和原因推断，促求助者自我价值的发展。目标不仅是促进求助者的心理健康问题恢复，且着眼于增强其自我效能感和整体健康状态水平。ICF 的工作框架也基于类似的理念，强调探讨问题的原因不是重点，以问题为中心的导向，解决问题和实现功能进步才是工作的根本。

对于出生缺陷儿童的心理关爱，需要关注其特殊之处，为其提供特别关照和重视，但真正达到良好的社会适应不需要将其"特别化"为需要呵护的弱势群体，而是在理解其困难和需求的同时，关注他们的优势长处和潜能，关注他们自我实现的需要。正如 ICF 的工作框架，不是关注出生缺陷儿童的缺失，而是积极寻找并努力帮助他们发掘和发展自己的潜能和外在的资源，加强培养技能和素质，促进其个人成长。

2. 建立平等合作的工作关系　在信任和支持的情感态度下，取得缺陷儿童和家人的配合。心理关爱工作的第一步是建立平等合作的关系，这种工作关系是基于心理工作设置的框架，其关系的基本特征是共情、尊重、热情和真诚。将这几个要素相结合，才能建立安全和接纳的氛围，使出生缺陷儿童和家人可以最大程度地表达自己，且在积极的工作氛围下激发自尊和自信，最终循序渐进解决心理健康问题。

其中共情需要倾听和理解，体验缺陷儿童的内心感受，而不轻易做出判断和建议世界，并将这种理解传达给缺陷儿童。

尊重指的是平等和无条件接纳缺陷儿童，接纳和爱护其现状、价值观、人格和权益，包括积极的和消极的，也包括其所有的成败对错。

热情的态度应贯穿心理康复工作的始终，心理康复工作的热情是有节制的适度热情,不越界,摆脱"助人情结",不把自己当作他人的救星,意图帮他们解决所有问题,在守护缺陷儿童的同时做到节制自己的欲望和行为。

心理关爱工作中应保持表里一致和真诚可信,避免"假面具",表达适度,适当时给予反馈。

3. 充分了解患儿身心状况　任何的工作都基于真实和详尽的现状了解,借助多种评估方法,充分了解出生缺陷儿童身体和心理的实际情况,因势利导,合理设定目标和要求,扬长补短。

4. 对于非典型和严重的偏差也应了解和涉及　如可能存在的不良生活习惯、常见的社交沟通问题、对于身心干预的不切实际期望,以及家庭互动中可能存在的问题,都应加以关注和客观分析,并给予反馈和必要的指导,帮助其修正和调整,形成更具适应性的行为习惯,更好地融入各种大大小小的场合、环境乃至最终融入社会。

5. 具体心理关爱工作需出生缺陷儿童和家庭全过程摆脱被动配合的心态,并且积极参与,这是个人以及家庭成长的需要,而不是他人的要求。心理康复是通过"助人自助",使得出生缺陷儿童和家人最终能有意识地调节自身情绪,有效实施改善和保持心理健康的技巧和活动。

（撰稿：夏卫萍；审校：张飞杭）

结　　语

一、出生缺陷预防的重要性和紧迫性

儿童的健康关系到国家的明天与"中国梦"的实现。每个家庭都渴望迎来健壮、充满活力、惹人喜爱的孩子。然而,出生缺陷可能引起死产、新生儿死亡、婴幼儿死亡以及先天性残疾等问题。这些问题不仅对儿童的生存和福祉构成威胁,还会给家庭带来沉重的心理和经济负担。此外,它们也可能对国家的人口素质和经济、社会的持续健康发展产生不利影响。因此,我们有必要深入了解出生缺陷预防的重要性和紧迫性。

出生缺陷直接关系到个体的心身健康和生存质量。它导致的生理、心理上的障碍可能会严重影响儿童的生长发育和日后的生活质量。一些严重的出生缺陷甚至可能导致永久性残疾甚至死亡。例如,心脏缺陷、神经管缺陷等严重出生缺陷需要长期的治疗和康复,并对患儿的生活产生长期影响,给家庭带来巨大的痛苦和负担。因此,出生缺陷预防可以有效地降低这些风险,保障每个儿童的健康和幸福。其次,出生缺陷预防关乎社会的整体健康和发展。大量出生缺陷儿童会增加医疗资源的负担,同时降低劳动力市场的参与率,影响社会经济的可持续发展。面对出生缺陷所带来的医疗支出和康复成本,不仅是家庭的负担,也是整个社会的负担。因此,出生缺陷预防可以有效地降低医疗资源的压力,促进社会的稳定发展,并有助于提高我国人口的整体素质,为国家的可持续发展提供有力支持。此外,出生缺陷预防也具有重要的道德和伦理意义。每个人都有权利享有健康和幸福的生活,出生缺陷不仅给个体带来痛苦,也违背了这一基本权利。作为社会的一员,我们有责任采取措施,尽力减少出生缺陷的发生,保障每个人的健康权利。

当前,我国生育政策已由限制生育转向鼓励生育,出生缺陷预防成为保障新生儿健康的重要手段。然而,随着时代的演进和生育政策的变更,高龄孕妇的比例显著增加，这导致胚胎发育异常、出生缺陷的发生率均有所提高，并使得预防和治疗出生缺陷的任务变得更加紧迫。近年来，随着工业化和城市化的加速发展，环境污染被认为是出生缺陷的重要原因之一。空气、水和土壤污染中的有害物质可能对胎儿的发育产生不利影响，增加出生缺陷的风险。此外，随着我国人口老龄化的加剧，出生缺陷儿童的抚养问题也日益突出。育龄人群不良的生活方式，如吸烟、酗酒、不健康的饮食习惯等，也增加了下一代出现出生缺陷的可能性。由于教育水平不够、信息传播不畅、医疗资源不足等原因，目前我国公众对出生缺陷预防的认知程度较低。缺乏基本的医疗常识和保健知识使得人们无法充分了解出生缺陷的预防方法和重要性，导致预防措施得不到有效落实。因此，提高公众对出生缺陷预防的认知程度，加强健康教育和宣传工作，加大对出生缺陷预防的投入，是十分必要的。

出生缺陷预防是一项长期而艰巨的任务，其重要性和紧迫性不容忽视。一个健康的人口组成是一个国家经济发展的重要基础，而患有严重出生缺陷的孩子可能无法参与社会生产和劳动，这将影响社会的整体生产力和竞争力。随着科学技术的不断发展，已经有了越来越多的手段来预防和减少出生缺陷的发生。例如，从孕前保健到生育环境的改善，从基因筛查到遗传咨询，我们有了更多的选择和机会来降低出生缺陷的风险。因此，我们在不断进行科普宣传让公众充分了解出生缺陷预防的有力措施，充分利用最新的医疗手段，积极参与加强出生缺陷预防的工作。通过预防出生缺陷，保障婴幼儿的健康，降低新生儿出生缺陷的发病率、新生儿死亡率，提高出生人口质量，促进社会的可持续发展，为社会的繁荣和发展打下坚实的基础。

二、鼓励育龄人群积极参与出生缺陷预防，给孩子无"陷"未来

作为育龄人群的一员，当谈到出生缺陷预防时，我们都会意识到出生缺陷不仅给患儿本身带来生理和心理上的困扰，也给其生活的家庭和社会带来沉重的负担。有幸的是，许多出生缺陷是可以在孕前、孕期和产后等不同节点通过积极的预防措施来避免的。这也是我们不断鼓励育龄人群积极参与出生缺陷预防的宣传和工作，为孩子们创造一个无"陷"未来的重要原因。

首先，育龄人群应该重视孕前保健。孕前检查是预防出生缺陷的第一道防线。通过孕前检查，可以了解夫妻双方的身体健康状况。夫妻双方在孕前

就应该开始关注自己的健康状况，包括保持健康的体重、均衡饮食、避免暴露于有害物质等。此外，定期进行体检和咨询医生也是至关重要的，发现潜在问题后应及时采取应对措施。

其次，定期产检至关重要。产检是监测孕妇和胎儿健康状况的重要手段，孕期女性应按照医生的建议，进行规律产检。如果出现新发状况，应及时就诊，必要时还需增加自己产检的次数。怀孕期间，准妈妈还需要特别关注自己的生活习惯，例如保持健康的饮食结构、规律作息、参与适当的运动锻炼、在医生的指导下补充叶酸和其他重要营养素、避免酗酒和吸烟等，都是预防出生缺陷的关键步骤。孕育新生命的过程可能充满压力，育龄夫妇双方都需要从心理上进行调整，适应角色的转变，保持围产期心理健康。

此外，遗传咨询对于有遗传性疾病家族史的夫妇尤其重要。一些遗传病可以通过筛查提前发现。遗传咨询可以帮助夫妻双方了解自己的遗传风险，并采取相应的措施，减少出生缺陷的发生率。如果您家族中有遗传病史，应主动了解相关筛查方法，及早发现和处理可能存在的遗传问题，这样可以有效地降低孩子出现出生缺陷的风险。

我们还可以多关注相关政策法规，了解国家关于出生缺陷预防的相关政策。符合条件的家庭可以申请相关的政府救助，对有出生缺陷的新生儿、婴幼儿做到早筛查、早治疗、早康复。此外，重视环境保护工作，环境因素对胎儿的发育也有重要影响。减少暴露于有害物质，如化学物质、辐射等，可以降低出生缺陷的风险。因此，保护环境、减少污染是我们每个人的责任。

这些预防措施并不复杂，但能够有效降低出生缺陷的发生率。因此，育龄人群要养成良好的生活习惯，积极配合出生缺陷预防的检查，关爱自身健康。对于有生育过出生缺陷儿童或有遗传性疾病家族史的夫妻，应主动寻求遗传咨询，可避免新生儿缺陷的发生，为下一代的健康和幸福贡献出自己的一份力量。

（撰稿：晏紫君；审校：欧阳一芹）